지방세포 잠금해제
스타일스 다이어트

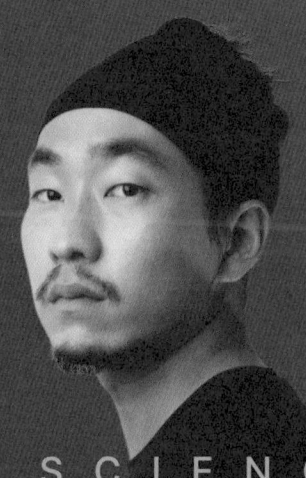

DIET SCIENCE 2022
다이어트 사이언스

다이어트 연구가 **최겸**

" 문제는 칼로리가 아니라
지방 세포를 열지 못한 것이다. "

보잘 것 없는 나에게 믿음과 도움을 준 사람들과

여기에 담긴 정보가 절실히 필요할 생명에게

이 책을 바친다.

아래의 QR 코드를 촬영하시면
더 많은 콘텐츠와 소식을 보실 수 있습니다.

목차 Contents

**프롤로그 |
문제를 해결해야 한다** 008

    1. 문제 해결의 시작 011

    2. 기존의 문제 정의 011

    3. 새로운 문제 정의 013

**CHAPTER 01 |
다이어트 생리학 기초** 019

    1-1 | 에너지의 원천 020

        1. 탄수화물 020

        2. 지질 032

        3. 단백질 054

    1-2 | 음식에서 에너지를 얻는 방법 065

        1. 전체 흐름 065

        2. 음식의 영양소로 에너지를 만드는 과정 066

    1-3 | 에너지를 저장하는 방법 069

        1. 글리코겐 069

        2. 체지방 072

        3. 근육 단백질은? 079

        4. 결론 083

CHAPTER 02 |
호르몬, 다이어트 성공의 열쇠 085

    1. 기본 이해 086

    2. 비만 관련 호르몬 이슈 095

CHAPTER 03 |
비만과 다이어트의 본질 135

    3-1 | 살이 찌고 빠지는 원리 136

    3-2 | 비만의 새로운 정의 140

    3-3 | 비만의 알고리즘 153

        1. 기존의 비만 모델 153

        2. 인공지능 알고리즘에서 얻은 영감 156

        3. 새로운 비만 모델 158

    3-4 | 살이 찌는 진짜 이유 164

        1. 인풋 레이어 164

        2. 인터널 레이어 170

        3. 아웃풋 레이어 175

        4. 숨은 배경 178

CHAPTER 04 |
판을 뒤집는 최근의 발견 183

    1. 케톤은 중요한 연료이며 건강에 유익하다 184

    2. 오토파지 : 세포에서 일어나는 청소 작용 200

CHAPTER 05 |
전통 패러다임의 오류 215

5-1 | 전통 다이어트 패러다임의 오류 216

    1. 배경 지식 216

    2. 칼로리 중심의 다이어트 패러다임 222

    3. 대사 적응 234

    4. 다이어트에 의한 식욕/포만감 이상 258

    5. 칼로리 균형 공식의 문제 261

5-2 | 전통 영양 패러다임의 문제 271

5-3 | 설탕 논란 종결 278

5-4 | 밀가루 논란 종결 304

CHAPTER 06 |
새로운 다이어트 패러다임 315

1. 소개 317
2. STILES : 6가지 습관 320

CHAPTER 07 |
스타일스 다이어트 가이드 349

1. Stop Eating Bad Food 나쁜 음식 끊기 350
2. Time Restricted Eating 시간 제한 섭취 363
3. Intermittent Fasting 간헐적 단식 367
4. Low Carb 탄수화물 섭취량 줄이기 384
5. Exercise 운동 409
6. Sleep 잘 자기 414

에필로그 423

부록 428

프롤로그 |
문제를 해결해야만 한다

 세월호. 이 단어를 꺼낼지 말지 오랫동안 고민했다. 고민했던 이유는 이 책에 담긴 내용이 정치적으로 다뤄지는 것을 원하지 않았기 때문이다. 하지만 2022년 1월, 나는 이 이야기를 하기로 결심했다. 지금 내게 가장 중요한 건 이 문제를 너무 늦기 전에 해결하는 것이기 때문이다.

 2014년, 한국인은 공통의 비극 하나를 목격했다. 진도 앞바다에서 배가 침몰했고, 많은 사람들이 육지로 돌아오지 못했다.

 인간의 삶에서는 이따금 안타까운 사고가 일어난다. 배가 침몰하거나 비행기가 추락하는 사고는 세계 역사 속에서 몇 차례 있었다. 그런데 세월호 사건이 일반적인 사고보다 더 마음 아픈 이유가 있다. 어쩌면 승객들 모두 살 수도 있었다는 것이다.

 처음 배에 문제가 생겼을 때 책임자들이 제대로 대처했다면 많은 사람이 배에서 나올 수 있었을 것이다. 시간이 한참 흘러 배가 기울고 있을 때조차도 승객들이 배 위로 빠져 나올 기회는 있었다. 하지만 그러지 못했다. 사고가 진행되는 과정에서 배의 책임자, 재난 구조 책임자, 정부의 책임자, 미디어가 제 역할을 하지 못했기 때문이다.

어떤 문제가 시작되는 시점부터 비극으로 이어지기까지 다양한 순간들이 있다. 그 순간마다 중요한 책임을 진 이들이 있다. 그들이 자신의 역할을 제때 수행하면 문제가 커지기 전에 해결할 수 있다.

문제를 해결할 수 있는 기회는 또 다른 사람에게도 주어진다. 문제를 목격한 사람이다. 어딘가에 작은 불이 난 것을 처음 목격한 사람이 바로 소화기를 집어 든다면 소방대원이 오지 않아도 화재를 막을 수 있다. 누군가가 길에서 심장마비로 쓰러졌을 때 제때 심폐소생술을 하면 응급차가 오기 전에 사람을 살릴 수 있다.

최근 50년간 전 세계에서 비만, 당뇨, 심혈관 질환, 암과 같은 대사 질환(metabolic disease)의 발병률이 크게 증가했다. 현대에 이런 대사 문제와 관련해서 일어나고 있는 일은 세월호 사건과 구조적으로 유사하다. 당신이 대사 질환의 본질을 제대로 바라본다면 내 표현은 전혀 과장이 아니라는 사실을 이해할 수 있을 것이다.

나는 이 책에서 우리가 음식과 관련해서 매일 내리고 있는 선택에 어떤 문제가 있으며, 그로 인해 발생한 대사 문제에 대해 새로운 관점을 보여줄 것이다. 그리고 그 문제를 해결하기 위한 새로운 방법론을 소개할 것이다. 이 내용은 여러분, 여러분의 소중한 사람들, 그리고 이후에 세상에 태어날 생명의 삶을 바꿀 수도 있다.

내가 이 책을 쓴 이유는 더 이상의 비극을 막기 위해서다. 나는 2016년 우연하게 문제 상황을 목격하고 문제의 본질을 이해하게 되었다. 이 문제는 지금도 많은 사람의 삶을 망가뜨리고 있다. 만약 이 상황을 지금이라도 바꾸지 못한다면 앞으로 더 많은 사람이 피해를 당할 것이 확실하다. 당신도 나도 또 다른 세월호를 원하지 않는다.

나는 당신의 도움이 필요하다. 당신이 이 책을 끝까지 읽어줬으면 좋겠다. 이건 내가 혼자서 외친다고 해결할 수 없다. 당신이 지금부터 또 다른 목격자가 되어 나와 함께 이 문제에 대해서 목소리 내어주었으면 한다. 우린 함께 역사의 방향을 바꿀 것이고, 훗날 역사는 오늘의 일을 정확하게 평가할 것이다.

> 혹시나 서두의 이야기를 정치적으로 다루고 싶은 분이 있다면 잠시만 그 생각을 넣어주셨으면 좋겠다. 이 책이 다룰 이야기는 많은 사람의 생명과 관련된 일이다. 이 사안은 사회 전체의 안전과도 관련이 있으며, 2년째 사회를 뒤흔들고 있는 코로나 팬데믹보다 더 큰 문제일 수도 있다. 나 최겸은 좋은 정보로 생명을 살리는 일에 인생을 던질 것이며, 정치적 중립을 유지할 것이다.
>
> 그러니 정중하고 간곡하게 부탁드린다. 앞으로 내가 다룰 이야기는 정치적으로 다루지 말아달라.

1. 문제 해결의 시작

이 책은 다이어트라는 주제를 다룬다. 다이어트는 기본적으로 비만이라는 문제를 해결하는 방법을 의미한다. 어떤 문제를 해결할 때 가장 먼저 해야 하는 것은 문제를 정확하게 이해하는 것이다. 간단한 질문에서 시작해보자.

비만이란 무엇인가?

지금 이 질문에 한 문장으로 답해보길 바란다. 답을 머릿속으로 떠올려도 좋고, 어딘가에 적어봐도 좋다. 이 책을 다 읽고 나서 이 질문에 다시 답해 보면 좋을 것이다.

2. 기존의 문제 정의

아마 많은 사람이 비만을 '살이 찐 상황'이라고 생각했을 것이다. 조금 더 구체적으로 표현하자면 '체지방이 과잉 축적된 상황'이다. 이런 관점은 일반 대중뿐만 아니라 헬스케어와 피트니스 분야의 전문가들에게서도 어렵지 않게 발견할 수 있다.

비만 = 체지방 과잉 축적

문제를 이렇게 정의하니 문제 해결은 간단해 보였다. 많이 쌓인 체지방의 양을 줄이는 것이다.

체지방량을 줄이는 방법은 무엇일까? 여기에 대해서 많은 사람이 식사량을 줄이고 운동량을 늘리면 부족해진 에너지만큼의 체지방이 줄어들 것이라고 생각한다. 어떤 전문가들은 물리학 법칙(열역학 제 1법칙)을 내세우며 이런 생각이 의심의 여지가 없는 과학적 진리인 것처럼 이야기했다.

현재의 주류 다이어트 패러다임은 다음의 두 문장으로 요약된다.
• 살찌는 이유 : 먹는 양이 늘거나 운동량이 줄어든다 ▸ 칼로리 과잉 ▸ 체지방 축적
• 살 빼는 방법 : 먹는 양을 줄이거나 운동량을 늘린다 ▸ 칼로리 적자 ▸ 체지방 분해

현재 주류 패러다임은 20세기에 어떤 사람들이 만들어 낸 '가설(아직 검증되지 않은 이론)'이다. 의학/영양학/피트니스 분야의 전문가들은 이 가설을 의심없이 받아들였다. 그들은 다양한 미디어를 통해서 이 내용을 일반 대중에게 전달했다. 사람들은 전문가들의 이야기를 감히 의심할 수 없었다. 그렇게 우리는 살이 찌는 이유와 살을 빼는 방법의 진실을 이미 알고 있다고 믿었다.

하지만 2022년 오늘, 주류 다이어트 패러다임에 오류가 있다고 주장하는 사람들이 있다. 사실 그들도 과거의 어느 시점까지는 주류 다이어트 패러다임이 사실이라고 믿고 살아왔다. 그런데 어느 날 그들은 각자만의 계기로 전통 다이어트 패러다임에 중대한 오류가 있다는 것을 깨닫게 되었다. 나도 그중 한 명이다.

나는 지금도 많은 사람이 살이 찌고 장기적으로 다이어트에 실패하는 이유가 문제를 잘못 정의했기 때문이라고 생각한다. 문제를 잘못 정의하면 문제 해결에 성공할 가능성은 현저히 낮다. 이건 세상의 이치다.

모든 문제 해결의 시작은 문제를 제대로 이해하는 것이다. 우리는 문제의 정의부터 바로 잡을 것이다.

3. 새로운 문제 정의

누군가가 지금 나에게 비만이 무엇인지 묻는다면 이렇게 답할 것이다.

비만 : 어떤 대사적 문제와 함께 과다한 체지방이 저장되고 있는 상태

내가 비만을 정의하는 방식은 기존의 비만/다이어트 패러다임의 그것과 근본적으로 다르다. 전통 비만 패러다임은 문제의 본질이 '칼로리 잉여에 의한 체지방 과다 축적'이라고 했다. 그런데 나는 문제의 본질이 '대사 시스템에 생긴 문제와 체지방 과잉 축적 등 증상의 진행'이라고 본다.

보통 다이어트를 이야기할 때 음식의 칼로리와 운동량을 중심에 두고 이야기한다. 20년 전, 10년 전, 5년 전에도 미디어에 나온 전문가들의 논리는 같았다. 당장 유튜브에서 검색되는 다이어트 관련 영상들을 봐도 이런 관점이 여전하다는 사실이 확인된다. 디테일에 약간의 차이가 있을 뿐이다.

반면, 나는 칼로리가 아니라 대사(metabolism, 신진대사/에너지대사)를 중심에 두고 다이어트를 이야기할 것이다. 대사란 몸에서 일어나는 다양한 화학적 반응을 의미한다. 칼로리는 그 안에서 일어나는 현상의 정도를 표현하는 단위일 뿐이다.

비만과 다이어트를 다룰 때 칼로리나 표면 증상(살찐 것)이 아니라 대사 건강을 중심에 둬야 하는 이유를 보여주는 예시를 들어보겠다. 가상의 건물 2개가 있다. 서로 다른 이유로 건물에 비슷한 문제가 생긴다.

	A : 창문을 안 닫고 며칠 휴가를 다녀왔다	B : 건물 옥상에 누수가 생겼으나 수년간 방치했다
원인	열린 창문	옥상 바닥의 빈틈
과정	비가 올 때 물이 집 안에 들어왔다.	비가 올 때마다 옥상의 틈새로 물이 흘러 들었다. 이 문제는 1년 이상 지속되었다.
결과	바닥과 벽지 일부가 젖었다.	바닥과 벽지 일부가 젖었고, 천장 위와 벽 너머 보이지 않는 곳도 젖었다. 벽지 여기저기에 곰팡이가 보인다.

A는 건강했던 사람이 단기적으로 살이 찐 것, B는 대부분의 비만한 사람들의 상황과 유사하다. A와 B의 표면 증상은 동일하다. 집 내부가 빗물에 젖은 것이다. 하지만 문제의 본질과 해결 방법은 전혀 다르다. A의 경우 바

닥과 벽에 있는 물기를 제거해주고 말려주면 문제를 해결할 수 있다. 하지만 B는 단순히 물기를 제거하는 것만으로 해결되지 않는다. 천장과 벽지를 뜯고, 물기를 제거하고, 썩은 부분은 교체하고, 곰팡이를 처리해줘야 한다.

그것만으로 끝나는가? 아니다. 문제의 근본 원인을 고치지 않으면 문제는 다시 반복될 것이다. 문제 재발을 막기 위해선 옥상의 누수 상태를 반드시 해결해야 한다.

이건 가상의 사례지만 다이어트를 평생의 숙제처럼 다뤄온 이들에게는 중요한 이야기다. 오늘도 많은 다이어터들이 몇 달간의 노력을 통해 '단기적' 감량에는 성공한다. 문제는 그중 많은 이들이 1~3년 사이에 다시 예전의 몸으로 돌아간다는 것이다. 심지어 일부 사람들은 다이어트를 시작하기 전보다 더 살이 찌기도 하고, 식욕이나 건강 상태에 문제가 생기기도 한다. 이는 단기적 증상만 해결하고 문제의 원인을 고치지 못했기 때문에 일어나는 일이다.

이번엔 사람의 예시를 들어보겠다. 몸이 건강한 근육질 남성이 3개월 동안 치즈볼을 많이 먹었다. 그 결과 자연스럽게 살이 많이 쪘고 컨디션이 나빠졌다. 하지만 아직 이 남성의 대사 시스템이 심각하게 망가지진 않았을 것이다. 이 남성이 식단을 조절하고 운동량을 늘린다면 이전의 체성분 상태로 돌아가는 건 그리 어렵지 않을 것이다.

반면, 살이 찐 상태가 오랜 세월 이어진 사람의 문제 상황은 이와 다르다. 그의 대사 시스템 어딘가에 고장난 곳이 있을 것이다. 세포와 장기 수준에 문제가 있으며, 호르몬과 신경 전달 체계에도 문제가 있을 가능성이 높다.

대사에 문제가 생긴 사람이 단순히 '칼로리 균형'을 조절하는 것은 누수가 있는 집에서 물기를 닦는 것과 같다. 이는 단기적으로 표면에 드러난 증상을 처리하는 것이지 문제를 제대로 해결하는 것이 아니다. 앞서 사례에서 건물 옥상의 누수를 고쳐야 했듯이 고장 난 세포와 호르몬 시스템을 고쳐야 한다. 이게 바로 문제를 제대로 해결하는 것이다.

> 💡 **최겸의 생각**
>
> 나는 비만을 정의할 때 '오랫동안 건강했는데 단기적(6개월 이내) 습관 변화로 인해 살이 찐 사람'은 일반적인 비만으로 분류하지 않는다. 왜냐하면 건강한데 잠시 살이 찐 상황과 건강에 문제가 있으며 살이 찐 상태가 오랫동안 유지된 상황은 다르기 때문이다. 대부분의 비만한 사람들의 상황은 후자와 같다. 표면 증상은 비슷해 보이더라도 몸 내부의 상황은 전혀 다르다.

가끔 내게 어떤 일을 하는지 묻는 사람들이 있다. 보통은 비밀로 하는 편인데, 어떨 때는 잠시 고민을 하다가 다이어트를 연구한다고 솔직하게 말한다. 이때 어떤 사람들은 "다이어트가 다 거기서 거기 아닌가요? 운동하고 식단 조절하는 거죠."와 같은 맥락의 반응을 보였다. 여러분 중에서도 많은 분들이 비만과 다이어트의 원리가 이미 확실하게 밝혀져 있다고 생각하고 있을 것이다. 나도 그렇게 생각하던 시절이 있었다.

정답을 이미 알고 있다는 생각을 잠시만 내려보자. 알고 있다고 생각하면 현상을 제대로 들여다보지 않게 되며, 편견은 색안경처럼 현상을 왜곡한다. 당신이 어떤 직업, 학위, 유명세를 가졌는지는 중요하지 않다. 아무리 똑똑하고 아는 게 많아도 제대로 바라보지 않으면 볼 수 없다.

나는 지금 내가 완벽한 정답을 알고 있다고 생각하진 않는다. 하지만 나는 우리가 이 문제의 답을 찾기 위해서 어느 방향을 봐야 하는지는 알고 있다고 생각한다.

이제부터 나는 여러분들에게 비만과 다이어트에 대해 약간 다른 관점을 보여줄 것이다. 앞으로 내가 보여줄 약간의 관점 차이는 결과를 완전히 바꿀 것이다. 1도의 나침반 각도 차이를 따라서 멀리 나아갔을 때 전혀 다른 곳에 도착하듯 말이다.

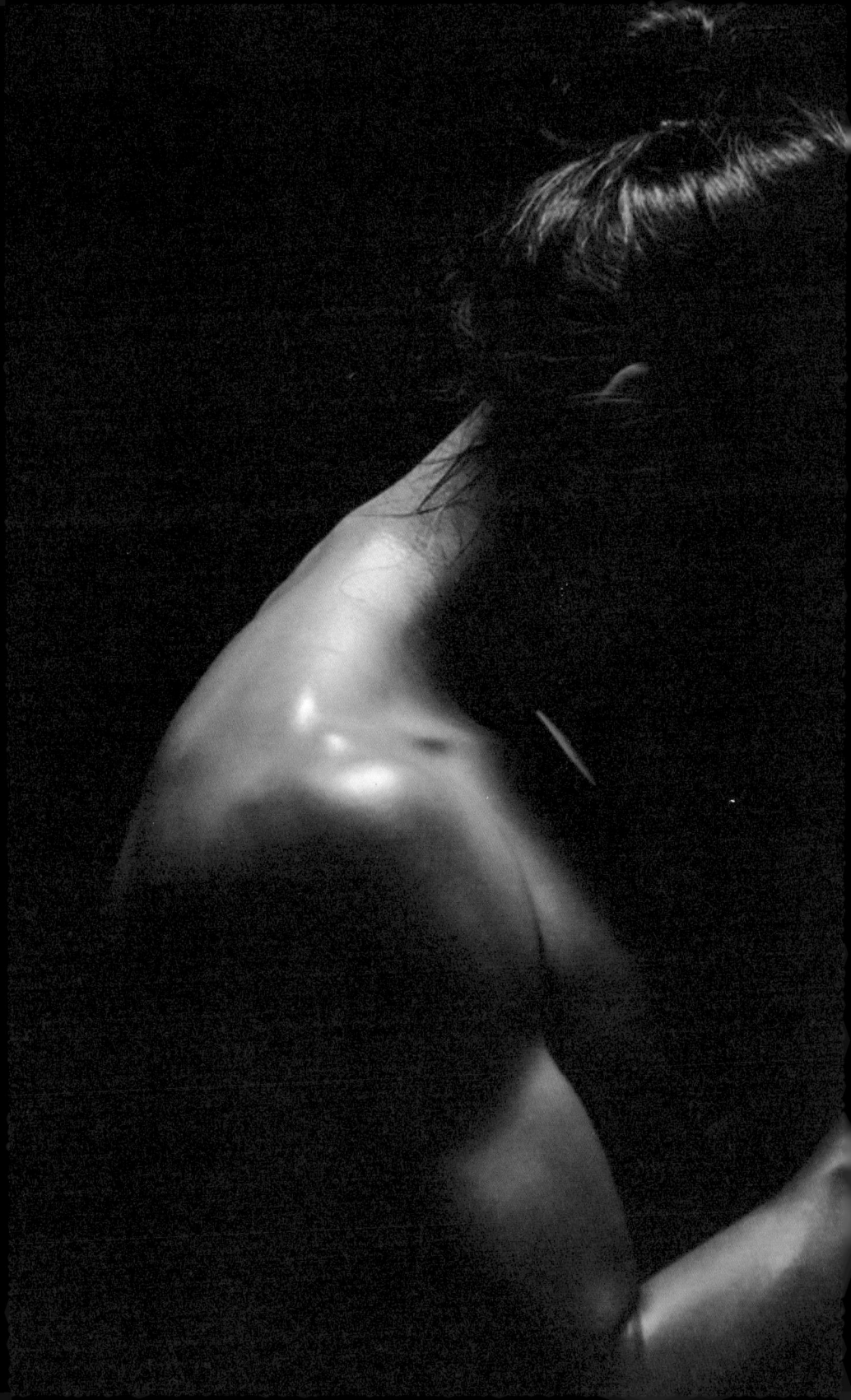

CHAPTER 01.
다이어트 생리학 기초

1-1 | 에너지의 원천

우리는 왜 음식을 먹을까? 또 다른 중요한 질문이다. 음식을 입에 넣는 행위의 본질은 생명 활동에 필요한 재료를 얻는 것이다. 몸은 음식에 담긴 영양소를 분해해서 에너지를 만들고 신체 구성 물질을 합성한다.

인체에 필요한 다양한 영양소 중에서 인체가 기능하고 활동하는데 많이 필요한 영양소가 있다. 이를 다량 영양소라고 한다. 인체는 다량 영양소를 이용해서 에너지를 만들고 신체 성분이나 대사 과정에 필요한 물질을 만든다.

다량 영양소에는 탄수화물, 단백질, 그리고 지질이 있다. 지금부터 이것들에 대해서 간단히 이해해보자.

1. 탄수화물

1) 소개

작은 당 분자(포도당, 젖당, 과당) 1개 또는 2개 이상이 결합한 물질이다. 당의 집합 또는 당 덩어리라고 보면 된다. 당, 녹말, 식이 섬유 등의 형태로 곡물, 채소, 과일, 설탕 등의 식품에 포함되어 있다.

2) 기능

- 에너지 공급 : 포도당은 세포에서 에너지를 만들 때 쓰이는 재료 중 하나다.
- 신체 구성 물질의 재료 : 효소, 핵산, 중성지방 등을 만들 때 재료로 쓰일 수 있다.
- 식이 섬유 : 식이섬유는 인간은 제대로 소화할 수 없지만 장에 사는 미생물의 먹이가 될 수 있다. 그래서 프리바이오틱스 Prebiotics 라고도 부른다.

3) 단당류

단당류는 당 분자 하나로 구성된 물질로 탄수화물의 가장 작은 단위다. 단당류에는 포도당, 과당, 갈락토스가 있다.

(1) 포도당

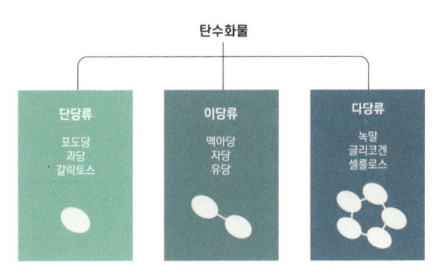

- 전신의 다양한 세포에서 에너지를 만드는 데 쓰이는 당 분자다. 우리가 일반적으로 섭취하는 탄수화물의 대부분은 소화 과정을 거쳐 포도당으로 바뀐다.
- 포도당은 케톤과 함께 뇌의 중요한 에너지원이다.
- 사람의 몸은 하루에 160g 정도의 포도당을 소모하며, 그중에서 뇌가 하루에 100~120g 정도를 소모하는 것으로 알려져 있다.

- 포도당은 당뇨라는 질병과 깊은 연관이 있다. 당뇨는 탄수화물을 먹었을 때 몸에 흡수된 포도당이 제대로 처리되지 못하는 상태를 의미한다. 당뇨와 관련해서 많이 언급되는 단어인 '혈당'은 혈액 속에 있는 포도당을 의미한다. 혈당 수치가 높다는 것은 혈액 속 포도당의 농도가 높다는 것이다. 흔히 중년 이후의 분들이 당이 높게 나온다는 말은 이 증상을 표현하는 것이다.

💡 매일 탄수화물을 100g이상 섭취해야만 할까?

일반적 조건에서 뇌는 하루에 100~120g 정도의 포도당을 쓴다. 이 사실은 한국 영양학회가 사람이 매일 탄수화물을 100g 이상 섭취해야 한다고 주장하는 근거이기도 하다. 하지만 이 주장은 타당하지 않다. 여기에는 2가지 근거가 있다.

우선, 몸은 100g보다 훨씬 많은 양의 포도당을 탄수화물 없이도 합성하고 있다. 이 작용을 '포도당 신생합성'이라고 한다. 그렇기 때문에 반드시 탄수화물을 먹어야만 포도당을 공급할 수 있는 게 아니다. 참고로 단식(탄수화물 섭취량 = 0g) 중인 사람의 뇌에서 사용되는 포도당의 70%가 간에서 합성되는 것으로 알려져 있다.

그리고 탄수화물 섭취량이나 공복 시간을 적절하게 조절하면 몸에서 케톤이라는 물질이 원활하게 합성된다. 케톤은 뇌의 또 다른 에너지원으로 쓰일 수 있다.

(2) 과당

- 과일에서도 발견되는 당분이라서 과당이라고 불린다.
- 과일이나 설탕 등에 포도당과 함께 들어 있다.
- 과당이 몸에 들어왔을 때 처리되는 방식과 몸에 미치는 영향은 포도당의 그것과 상당히 다르다. 과당이 흡수되면 인슐린의 분비가 충분히 자극되지 않기에 랩틴이라는 포만감 호르몬의 분비가 촉진되지 않는다. 그래서 고과당 식품을 먹었을 때 정상적인 포만감을 느끼기 어려운 것이다. 밥을 충분히 먹고 나서도 달콤한 디저트나 가당 음료는 쉽게 먹을 수 있는 이유 중 하나가 여기에 있다.

> 💡 **과당은 과일에서 발견되는 물질이니까 건강하다?**
>
> 많은 사람이 과일에서 발견된다는 이유로 과당을 건강한 물질이라고만 생각한다. 참고로 코카인이라는 마약도 자연에서 얻을 수 있는 '천연' 유래 물질이다. 코카인은 코카 잎에서 환각을 일으키는 성분을 고도로 정제하고 농축한 물질이다. 이 흰색 가루는 뇌의 쾌락 회로를 강력하게 흥분시키고 문제를 일으킨다. 자연에서 발견되는 물질을 가공한다고 해서 건강하거나 안전한 물질이 되는 것은 아니다.
>
> 현재 과당이 만들어지는 방식과 섭취되는 방식은 많은 현대인의 몸에서 대사 문제를 유발하고 있다. 현대인이 섭취하고 있는 과당의 출처, 양, 노출 기간, 그리고 다른 탄수화물이 과다하게 섭취되는 상황은 몸이 감당하기 어렵다. 흥미롭게도 설탕이라는 흰색 가루는 코카인과 유사한 원리로 중독을 유발한다.

참고로 톨 사이즈(약 350ml) 카페모카 한 잔에는 딸기 44개, 180ml 병에 든 오렌지 주스 한 잔에는 딸기 33개 분량의 당(당류)이 들어있다. 인류의 조상은 어쩌다 한 번씩 그 계절에 나는 과일을 소량 따먹을 수 있었을 것이다. 그런데 현대인은 상당한 양과 빈도로 과당을 섭취하고 있다. 심지어 이제는 과일뿐만 아니라 설탕과 액상과당을 통해서도 다량의 과당이 섭취되고 있다.

여기에 탄수화물 중심의 식단을 통해 몸에 포도당이 과잉 공급되고 있는 맥락도 무시할 수 없다. 최근 통계를 보면 한국인은 매일 300g 이상의 탄수화물(밥 4공기 분량)을 섭취하고 있다. 포도당과 과당이 함께 많이 들어오는 상황은 몸에 더 큰 문제를 일으킨다.

(3) 갈락토스

포도당과 함께 젖당을 구성하는 당분이다. 여기에선 갈락토스가 포도당과 과당과 함께 단당류에 속하는 탄수화물이라는 것만 기억하고 넘어간다.

4) 이당류

앞서 소개한 단당 분자 2개가 결합하면 이당류가 된다. 이당류는 단당류와 함께 단순 탄수화물로 분류된다.

(1) 설탕(포도당 + 과당)

- 하얀색 가루 형태의 단맛을 내는 감미료다.
- 포도당과 과당이 1:1의 비율로 결합한 형태다.

- 사탕수수나 사탕무를 짜면 나오는 즙을 고도로 농축하고 정제해서 만들어진다.
- 체내 흡수 속도가 상당히 빠르다. 섭취 후 10~20분 정도면 상당량의 포도당이 혈액 속으로 들어오고 과당의 대부분은 간으로 직행한다.

(2) 액상과당(포도당 + 과당)

- 고과당 옥수수 시럽(High Fructose Corn Syrup), 옥수수 시럽, 요리당 등의 이름으로도 불린다.
- 이름 때문에 액체 상태의 순수한 과당으로 오해되지만 그렇지 않다. 액상과당은 포도당과 과당의 혼합물이다.
- 화학적 가공을 통해 시럽 속 포도당의 일부를 과당으로 변환시켜서 만들어진다. 액상과당이 강한 단맛을 내는 이유는 이러한 화학적 구조에 기인한다. 액상과당을 섭취했을 때 몸에서 일어나는 효과는 설탕과 동일하다고 봐도 무방하다.
- 가장 널리 쓰이는 액상과당 중 하나인 HFCS 55(과당 55% + 포도당 42%)는 주로 탄산음료에, HFCS 42(과당 42% + 포도당 53%)는 주로 음료수, 시리얼, 제과 제품 등의 가공식품에 쓰인다.
- 주원료가 옥수수라서 설탕에 비해 원가가 저렴하고 수급이 안정적이라는 장점이 있다.
- 1960년대 중반, 일본에서 고과당 옥수수 시럽 상용화 제조 기술이 개

발되었다. 그때부터 2000년대 초반까지 전 세계에서 액상과당의 섭취량이 급격하게 증가했다. 국내 식품업계에서도 1960대 후반부터 액상과당이 본격적으로 사용되기 시작했다.
- 설탕의 대체재다. 1970년대까지 미국에서는 설탕, 꿀, 시럽 등이 주된 감미료로 사용되었지만 1970년대에 액상과당이 상용화되면서 설탕 섭취량은 감소했다..
- 최근 수십 년간 이루어진 수많은 연구가 액상과당의 섭취와 현대에 미친듯이 증가하는 비만과 각종 질병의 연관성을 보여주고 있다.

(3) 꿀
- 꿀벌이 꽃의 자당(설탕 성분)을 꿀주머니에 담았다가 꺼낸 끈적하고 달콤한 액체다.
- 꿀주머니 안에 담긴 자당은 효소에 의해서 과당과 포도당으로 분해되어 새로운 특징을 가진 액체가 된다
- 주요 성분은 과당 38%, 포도당 31%, 수분 17%다. 수분 함량 때문에 다른 감미료에 비해서 당의 밀도는 낮은 편이다.

(4) 아가베 시럽(포도당 + 과당)
- 멕시코 등지에서 재배되는 용설란을 이용해 만들어진다.
- 높은 농도의 과당(과당 70~90%, 포도당 10~30%)을 담고 있다.

- 상대적으로 과당 비율이 높아 설탕보다는 혈당을 덜 올린다. 앞서 언급했듯 과당은 혈당을 올리기보다 간에서 대부분 대사되기 때문이다. 이런 효과 때문에 아가베 시럽이 설탕의 건강한 대체재라고 생각하는 사람들이 있다. 하지만 과당이 간에서 일으키는 문제를 이해한다면 그것은 사실이 아니다.

(5) 맥아당(포도당 + 포도당)

- 두 분자의 포도당이 결합한 형태다.
- 물엿의 주성분이며 맥주나 위스키의 양조 과정에서 사용된다.
- 녹말이 분해되면 맥아당이 된다. 그래서 쌀밥(녹말)을 입으로 오랫동안 씹으면 약한 단맛을 느낄 수 있다.

(6) 유당(포도당 + 갈락토스)

- 포도당과 갈락토스가 결합한 형태다.
- 동물의 젖에서 주로 발견되기에 젖당으로도 불린다.
- 유당불내증을 가진 사람들은 유제품을 먹으면 장에서 문제 증상(설사, 복부 가스, 복부 팽만 등)이 일어난다. 이는 장에 유당을 분해하는 효소가 부족하기 때문에 발생한다. 최근 유제품에서 발견되는 락토 프리 Lactose-free라는 단어는 유당 Lactose이 들어있지 않다는 의미다.

5) 다당류

다당류는 3개 이상의 단당 분자가 결합한 탄수화물이다.

(1) 녹말

- 식물이 광합성을 통해 만든 포도당을 저장한 것이다.
- 포도당이 길게 연결된 구조로 되어 있다. 소화되는 과정에서 이 연결이 하나씩 끊어지면서 포도당으로 분해된다.
- 쌀, 밀, 옥수수, 감자, 고구마 등에서 발견되며, 이를 가공해서 만든 밥, 면, 빵, 과자 등을 통해서 주로 섭취된다.

(2) 셀룰로스

- 우리가 보통 식이섬유라고 부르는 성분으로 채소나 과일의 구조적 형태를 잡는 고분자의 섬유 성분이다.
- 녹말과 마찬가지로 포도당이 길게 연결된 분자 구조로 되어 있지만, 인체의 소화 효소는 셀룰로스를 제대로 분해하지 못한다. 그래서 대부분 그대로 대장까지 이동한다.
- 참고로 일부 초식 동물이 풀만 먹고 살 수 있는 이유는 식이섬유를 분해할 수 있기 때문이다. 초식 동물의 위와 장에 있는 미생물과 효소는 식이섬유를 분해해서 당분과 지방을 내놓는다.
- 주로 잎채소 또는 줄기채소를 통해서 섭취된다.

(3) 글리코겐

- 체내에 저장된 포도당 덩어리다. 포도당이 길게 연결된 형태가 녹말의 화학적 구성과 유사해서 동물의 녹말이라고도 불린다.
- 전신의 근육과 간에 400~500g 정도 저장되어 있으며 이는 대략 1,600~2,000kcal 정도의 에너지다. 이는 사람이 하루에 모두 쓸 수 있는 정도의 에너지다. 글리코겐 저장량은 개인의 신체적 특성과 최근의 행동에 따라서 변동성이 크다.
- 특정 조건이 갖춰지면 포도당으로 분해해서 쓸 수 있다.
- 유/무산소 운동 또는 에너지 결핍 상황에서 쉽고 빠르게 에너지를 공급한다.
- 물과 결합한 상태로 저장된다. 많은 다이어트의 초반에 체중이 적지 않게 줄어드는 것은 체내 글리코겐 저장량이 감소할 때 수분도 함께 배출되기 때문이다.

6) 포도당의 운명

탄수화물 섭취를 통해서 몸에 흡수된 포도당의 운명은 크게 다음의 세 가지로 나눠진다.

① 당장의 에너지 공급 : 세포에 전달되어 당장 필요한 에너지를 만드는 데 쓰인다.

② 글리코겐으로 저장 : 근육과 간에 여유가 있으면 포도당의 일부는 글리코겐으로 저장된다.

③ 지방으로 저장 : 나머지 포도당은 지방으로 바뀌어 저장된다. (지방을 먹지 않아도 살찔 수 있는 이유는 이것 때문이다)

몸에 들어온 포도당의 처리 방법을 결정할 때 가장 중요한 역할을 하는 것은 인슐린이라는 호르몬이다. 인슐린은 탄수화물을 섭취했을 때 췌장에서 분비가 크게 자극된다. 분비된 인슐린은 세포가 포도당을 에너지를 만드는 데 쓸 수 있게 하거나, 체지방 또는 글리코겐의 형태로 저장하게 만든다.

💡 식품 표기의 탄수화물 함량 제대로 읽는 법

식품 포장지에 표기된 영양 정보를 확인하면 해당 제품에 어떤 영양소가 얼마나 들어 있는지 알 수 있다. 표기된 여러 가지 항목 중에서 탄수화물과 관련된 항목은 '탄수화물', '당류', '식이섬유' 등이 있다.

- 탄수화물 : 총 탄수화물의 함량을 나타내며 당류, 식이섬유 및 기타 성분을 포함한다.
- 당류 : 총 탄수화물 중 단당류와 이당류가 차지하는 성분이다.
- 식이섬유 : 총 탄수화물 함량에는 포함되지만 몸에 거의 흡수되지 않는 섬유질이다.

최근에는 설탕의 대체재로 다양한 감미료가 식품에 사용되고 있다. 대체 감미료는 혀에서 단맛을 내지만 대부분 몸이 흡수되지 않고 체외로 배출된다. 대표적인 대체 감미료에는 스테비아, 에리스리톨, 나한과 추출물, 알룰로스, 수크랄로스, 아스파탐, 사카린, 아세설팜칼륨이 있다. 일부 영양 정보 표시란에서는 감미료 함량을 알 수 있게 당알코올 또는 알룰로스라는 항목으로 표기된다.

음식에 식이섬유 함량이 많거나 대체 감미료가 들어갈 경우 실제로 몸에 흡수되는 탄수화물의 양은 별도로 계산해야 한다. 순 탄수화물은 총 탄수화물 함량에서 식이섬유 함량을 뺀 값이다. 이 값은 몸에 실질적으로 흡수되는 탄수화물의 양을 나타낸다.

순 탄수화물 = 탄수화물 − 식이섬유 − 대체 감미료

2. 지질

1) 소개

- 물에 녹지 않는 기름 성분의 생체 분자를 총칭하는 이름이다.
- 중성지방, 지방산, 콜레스테롤, 인지질 등이 여기에 속한다.
- 에너지로 쓰이거나 몸을 구성하는 재료로도 쓰인다.
- 유지류(일반 식용유, 버터, 라드 등), 육류, 생선, 달걀, 견과류, 씨앗류 등에 들어 있다.

2) 기능

- 세포막의 재료 : 인지질은 세포막의 주요 성분이다.
- 에너지 저장 : 중성 지방은 에너지를 고밀도로 저장하고 있다.
- 호르몬의 재료 : 콜레스테롤은 스테로이드 호르몬의 원료로도 쓰인다.
- 물질의 운반과 흡수 보조 : HDL(고밀도 지단백질), LDL(저밀도 지단백질)과 같은 지단백질은 혈액 속에서 중성지방, 콜레스테롤, 인지질 등의 물질을 운반한다.

3) 종류

우리가 일상에서 기름 성분을 칭할 때 지방이라는 단어를 편하게 쓰지만 사실 이는 모호한 표현이다. 지방이 기름 성분의 집합 전체인 '지질'을 지칭하는 것일수도 있고, 지질 중 하나인 '중성지방'을 지칭하는 것일 수도 있기 때문이다. 여기에서 지질에 대해서 정확하게 이해해보자.

(1) 중성지방

- 중성지방은 지방산 분자 3개가 글리세롤 뼈대에 결합한 안정적인 형태의 에너지 분자다. 기름 성분의 에너지 덩어리라고 생각하면 된다.

중성지방의 분자 구조 예시

- 우리가 살이 찌고 빠진다고 표현하거나 음식을 이야기할 때 표현하는 지방은 대부분 중성지방이다.
- 중성지방이 분해되는 과정에서 지방산이 글리세롤에서부터 하나씩 떨어져 나온다.
- 우리가 '체지방이 탄다'고 표현하는 것은 지방 세포에서 글리세롤에 붙어 있던 지방산이 떨어져 나와서 에너지를 만드는 데 쓰인 뒤 호흡이나 수분으로 배출되는 것이다.

(2) 지방산

- 여러 탄소 분자들이 길게 연결되어 있는 것을 수소가 둘러싼 형태의 분자다.
- 탄소가 길게 연결되는 만큼 많은 에너지를 담을 수 있다.
- 구조에 따라서 포화지방산 또는 불포화지방산으로 분류된다.

(3) 포화지방산과 불포화지방산

많은 사람이 포화지방산과 불포화지방산에 대해서 들어는 봤어도 정확하게는 모를 것이다. 지금 만약 '포화지방'이라는 표현에 어떤 문제가 있는지 설명하지 못한다면 정확하게 모르는 게 맞다. 포화지방산과 불포화지방산의 본질에 대해서 이해하는 것은 다이어트를 떠나 건강한 삶을 위해서라도 굉장히 중요하다. 사실 포화지방과 불포화지방에 대해서 잘못 만들어진 인식이 우리가 현재 믿고 있는 영양학, 다이어트 패러다임, 그리고 식품 환경의 많은 것을 엉망으로 만들어 놓았다고도 볼 수 있다.

어려울 것 같지만 전혀 어렵지 않다. 쉽게 설명해보겠다.

(4) 포화/불포화 개념에 대한 이해

탄소(C) 분자 하나는 총 4개의 팔을 가지고 있다. 탄소 분자들은 양쪽으로 팔을 뻗어서 옆에 있는 탄소 분자 2개와 손을 잡을 수 있다. 이렇게 한 방향으로 팔을 하나만 내민 결합을 단일 결합(-)이라고 한다.

탄소 분자는 남은 팔 2개를 위아래로 뻗어서 수소(H) 분자 2개와도 손을 잡고 있다.

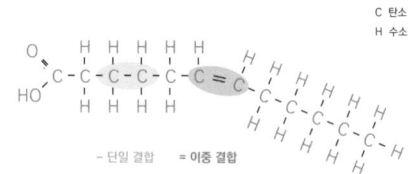

그런데 간혹 옆에 있는 탄소끼리 사랑에 빠지는 경우가 있다. 이웃이 연인이 되는 것이다. 커플이 된 탄소들은 일반적인 탄소와 달리 서로에게 양팔을 뻗어 잡고 있다. 커플이 된 탄소들이 양팔로 손을 맞잡은 것을 이중 결합(=)이라고 한다.

하나의 탄소가 자신의 4개의 팔 중 양팔을 한 방향에 써버리면 원래 붙잡을 수 있었던 수소 분자를 하나 놓치게 된다. 이건 마치 누군가에게 연인이 생기면 주변 사람에게 소홀해지는 것과 비슷하다. 어쨌든 이중 결합이 1번 발생할 때마다 전체 지방산 구조 안에서 수소 분자 2개가 비게 된다.

이렇게 이중 결합한 탄소(탄소 커플)의 존재 여부에 따라서 포화지방산과 불포화지방산이 나뉜다. 포화 또는 불포화를 구분하는 기준은 탄소 사슬 주변에 수소가 가득 채워져 있는지다. 포화지방산에서는 모든 탄소가 서로 단일 결합을 하고 있어서 수소가 가득 차(포화) 있다. 반면, 불포화지방산에서는 탄소 중 일부가 이중 결합을 해서 수소가 덜 차(불포화) 있다.

(5) 이중결합이 만드는 특징 2가지

이중결합은 지방을 불안정하게 만든다. 연애하는 탄소 커플들이 서로를 양팔로 잡느라 빈틈이 생기기 때문이다. 불포화지방산의 이런 구조적 특징은 2가지 결과를 낳는다.

첫째, 불포화지방산의 비율이 높은 지방은 상온에서 액체 상태로 존재한다. 이는 커플이 된 탄소들이 줄을 바르게 서지 않고 가까이 붙어 있느라 지방산의 구조가 휘기 때문이다. 많은 사람이 식용유로 사용하는 식물성 기름(대두유, 카놀라유, 올리브유, 참기름 등)이 상온에서 액체인 이유는 여기에 있다. 식물성 기름은 불포화지방산의 비율이 높다 보니 구조적으로 불안정(유동적)한 편이다. 반대로 버터나 라드와 같이 상대적으로 포화지방산의 비율이 높은 지방은 상온에서도 고체 상태를 유지한다.

둘째, 불포화지방산은 포화지방산에 비해 쉽게 산화된다. 식물성 기름은 산패에 취약하다는 말을 들어본 적이 있을 것이다. (어떤 물질이 산소와 만나는 것을 산화라고 하고, 산화로 인해서 물질에 문제가 생기면 산패라고 한다) 그 이유는 이중결합 때문에 수소가 빠져서 생긴 빈틈에 산소가 결합할 가능성이 높기 때문이다. 불포화지방산이 많은 지방일수록 산소와 노출되거나 열에 노출되었을 때 변질할 리스크가 높다.

지방산의 불포화, 포화라는 단어의 의미를 이해했다면 이제 지방산 전체를 살펴볼 때가 되었다.

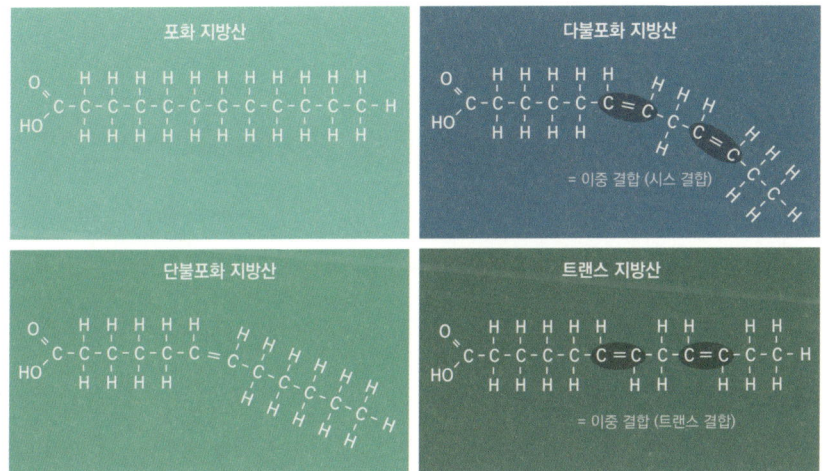

다양한 지방산의 구조

(6) 포화지방산

- 수소 분자가 탄소 분자에 빈틈 없이 결합하고 있어서 수소가 포화 상태인 지방산이다.
- 불포화지방산에 비해 구조적 안정성이 높고 산소와 만나 산화될 가능성이 낮다.
- 동물성 지방, 코코넛 오일 등에 상대적으로 많이 들어 있다.
- 보유하고 있는 탄소$_{Carbon}$의 개수에 따라서 알파벳 C에 숫자를 붙여 표기하기도 한다. 예를 들어, C4(뷰티르산)는 탄소가 4개, C16(팔미트산)은 탄소가 16개인 포화지방산이다.

- 탄소 사슬의 길이가 짧을 수록(탄소 개수 12개 이하) 소화 과정에서 간으로 바로 흡수되어 에너지로 활용될 가능성이 높다. ⓜ 소장 → 간
- 탄소 사슬의 길이가 길면 일반적인 소화 경로를 거쳐서 흡수된다.
  ⓜ 소장 → 림프관 → 혈액 → 간
- 중성지방을 구성하는 포화지방산의 탄소 개수에 따라서 3가지로 분류된다.
- 단쇄 지방 Short Chain Triglycerides : 탄소가 6개 미만인 포화지방산이 지방산의 과반수를 차지하는 중성지방
- 중쇄 지방 Medium Chain Triglycerides : 탄소가 6~12개인 포화지방산이 지방산의 과반수를 차지하는 중성지방
- 장쇄 지방 Long Chain Triglycerides : 탄소가 13개 이상인 포화지방산이 지방산의 과반수를 차지하는 중성지방
- 몇 년 전부터 국내에도 많이 알려진 방탄커피는 에스프레소에 천연 버터와 중쇄 지방 MCT 오일을 믹싱한 커피다. 여기에 사용되는 오일은 장에서 흡수되면 간으로 빠르게 이동해서 에너지를 만드는 데 쓰일 가능성이 높다.

(7) 단불포화지방산

- 하나의 이중결합이 있는 지방산이다. 탄소 커플이 1쌍만 있는 지방산이라고 생각하면 된다.
- 올리브유, 아보카도, 견과류 등에 상대적으로 많이 들어 있다.

(8) 다불포화지방산

- 2개 이상의 이중 결합이 있는 지방산이다. 탄소 커플이 2쌍 이상 있는 지방산이라고 생각하면 된다.
- 한 번쯤 '오메가3 지방산'과 '오메가6 지방산'에 대해서 들어봤을 것이다. 이 두 가지 지방산은 다불포화지방산의 일종이다. 오메가3 지방산과 오메가6 지방산이 건강 분야에서 자주 언급되는 이유는 이 2가지가 필수 지방산이기 때문이다. 필수 지방산이란 몸에서 합성될 수 없어서 음식을 통해서 충분히 섭취해야 하는 지방산을 의미한다.
- 오메가6 지방산 예시 : 리놀레산(Linoleic Acid, R18:2) ✤ 탄소 18개, 이중결합 2개
- 오메가3 지방산 예시 : 알파 리놀렌산(Alpha-Linolenic Acid, R18:3) ✤ 탄소 18개, 이중결합 3개

고대 그리스어에서 오메가 ω는 마지막 철자라서 끝이라는 상징적인 의미를 가진다. 이 사실을 이해하면 오메가 지방산을 이해하는 게 쉬워진다.

지방산의 한쪽 끝(메틸기 기준)에서부터 몇 번째 탄소에서 처음으로 이중결합이 등장하느냐에 따라서 오메가 뒤에 붙는 숫자가 정해진다. 오메가3 지방산이라는 것은 한쪽 끝에서부터 3번째 탄소와 4번째 탄소 사이에서 처음으로 이중결합이 일어났다는 뜻이다. 쉽게 이야기하면 어떤 다불포화지방산에 여러 커플이 있는데 누가 1호 커플인지 봤더니 3번째 4번째 탄소였다는 것이다.

메틸기로부터 몇 번째 탄소에 첫 이중결합이 있는가?

위의 지방산에는 3번째, 6번째 탄소에 이중결합이 있습니다.
처음으로 등장한 이중결합이 3번째 탄소에 있으므로 오메가3 지방산에 속합니다.

(9) 포화지방은 나쁘고 불포화지방은 괜찮다?

누군가가 "포화지방은 몸에 나쁘다"거나 "불포화지방이 몸에 좋다"고 말

포화지방? 불포화지방?

하는 것을 본 적이 있을 것이다. 올리브유의 지방은 불포화지방이라서 좋은 기름이고, 고기의 지방은 포화지방이라서 심장병을 유발한다는 등의 표현도 비슷한 논지에서 나온다. 그런데 이런 표현은 논리적으로도 과학적으로도 타당하지 않다.

우선, 세상에 포화지방이나 불포화지방은 존재하지 않는다. 포화지방산이나 불포화지방산이 존재할 뿐이다. 지방산은 보통 중성지방의 형태로 저장되어 있는데 중성지방에는 포화지방산과 불포화지방산이 섞여 있다. 위의 그림에서 예시로 든 중성지방의 지방산 3개 중 2개는 포화지방산이고 나머지 1개는 다불포화지방산이다. 이 중성지방은 포화지방이라고 불러야 할까, 불포화지방이라고 불러야할까? 둘 다 아니다. 굳이 표현하자면 포화지방산이 불포화지방산보다 1개 더 많은 중성지방일 뿐이다.

그럼 누군가 이렇게 질문할 수 있다. 어떤 음식의 지방이 포화지방산으로만 구성되어 있으면 포화지방이고, 반대로 불포화지방산만으로 이루어져 있으면 불포화지방이라고 부를 수 있지 않을까? 좋은 질문이다.

만약 그게 가능했다면 그렇게 부를 수도 있었을 것이다. 그런데 실제로 자연에 있는 지방은 그렇게 존재하지 않는다. 자연식품(육류, 달걀, 올리브유, 콩기름, 참기름 등)의 지방에는 포화지방산과 불포화지방산이 섞여 있다.

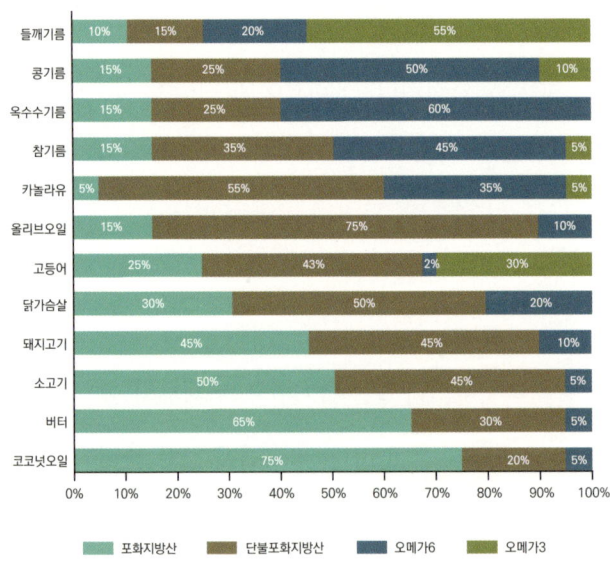

위의 그림은 대표 식품별 포화지방산과 불포화지방산의 조성 비율을 나타

낸 것이다. 이 표는 서로 다른 식품별로 같은 양의 중성지방 안에 포화지방산과 불포화지방산이 어느 정도의 비율로 들어 있는지 보여준다. 동물성 식품은 포화지방산의 비율이 '상대적으로' 높고, 식물성 식품은 불포화지방산의 비율이 '상대적으로' 높다. 과거에 누군가가 이런 사실을 교묘하게 이용해서 식물성 지방은 곧 불포화지방이고, 동물성 지방이 곧 포화지방인 것처럼 인식시키고 선과 악의 패러다임을 씌웠다.

> **잘못된 지질 프레임**
>
> 식물성 지방 = 불포화지방 [심혈관 건강에 좋은, 착한 지방]
>
> 동물성 지방 = 포화지방 [심장병을 유발하는, 나쁜 지방]

이런 프레임이 이상한 또 다른 이유를 설명해보겠다. '착한' 식물성 지방으로 알려진 올리브 오일과 '나쁜' 동물성 지방으로 알려진 돼지고기의 지방을 비교해보자. 올리브오일 100g과 돼지고기의 지방 100g을 먹었을 때 포화지방산과 불포화지방산을 얼마나 섭취하게 되는지 아래의 표에 정리했다.

식품	포화지방산	불포화지방산
돼지고기 지방 100g(A)	24g	37g
올리브오일 100g(B)	13g	83g
차이(A-B)	11g	-46g

이상하지 않은가. 분명 많은 전문가들이 돼지고기는 포화지방(산)이 많으니까 나쁘다고 경고했다. 대신에 건강한 지방인 올리브유를 충분히 먹으라고 했다. 그런데 올리브유 100g을 먹었을 때 섭취되는 포화지방산의 양은 돼지고기 지방 33g(돼지고기 100g 정도를 먹으면 섭취하게 되는 지방)을 먹었을 때보다 많다.

포화지방산이 나쁜 지방이라면 올리브유도 많이 먹으면 몸에 나쁜 지방이 된다. 그런 논리라면 우리는 어떤 천연 기름도 먹으면 안 된다. 오늘도 어떤 의사는 심장 질환 위험이 높은 이에게 삼겹살 섭취를 끊거나 줄이라고 조언할 것이다. 하지만 의사는 건강을 위해서 지방 섭취가 필수라는 것을 안다. 그렇기에 어떤 전문가들은 지중해 식단이 건강하다고 말하며 올리브유나 생선은 충분히 섭취할 것을 제안한다. 이런 이야기를 들은 환자는 포화지방은 피하려고 노력하면서 올리브유나 생선을 먹으면서 자신도 모르게 포화지방산을 섭취한다. 코미디다.

포화지방산이나 동물성 지방이 나쁘고, 불포화지방산이나 식물성 지방이 좋다는 선악 패러다임 자체가 말이 안 된다. 지질 섭취가 심혈관 질환을 유발한다는 가설Lipid Hypothesis은 1950~60년대부터 힘을 얻고 전해져왔다. 그런데 오랜 세월이 지났음에도 불구하고 이 가설은 여전히 입증되지 못했다. 오히려 다양한 연구를 통해서 이 가설이 틀렸다는 사실이 입증되어 왔다.

현재에도 의료/영양 현장의 전문가 중 많은 이들이 이 말도 안 되는 가설을 진실이라고 믿고 있다. 지금 여러분의 집이나 편의점에서 아무 가공 식품을 집어서 포장지 뒷면을 보길 바란다. 지방 중에서도 포화지방산의 함량과 그 함량이 하루 총 권장량에서 차지하는 비율이 적혀 있을 것이다. 참고로 지금 식품의약품안전처가 권고하는 일일 포화지방(산) 섭취 기준량은 15g이다.

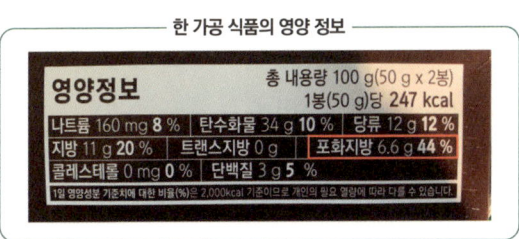

현재 상황은 국가의 식품과 의약품의 안전 관리에 있어서 가장 큰 책임을 가진 조직이 이렇게 말하고 있는 것이다.

- "포화지방은 몸에 나쁩니다."
- "식품 업체들은 포화지방산의 함량과 하루 권장량 대비 비율을 영양 정보란에 표시하세요."
- "소비자분들은 음식을 고르실 때 포화지방 함량을 확인하시고 포화지방을 많이 섭취하지 않도록 주의하세요."

포화지방산이 인체에 유해하다는 근거는 무엇이며, 기준 섭취량 15g의 설정 근거는 무엇인가? 사실 1950년대부터 지금까지 많은 이들이 포화지방이 유해하다는 가설을 입증하려 했다. 하지만 이는 아직도 입증되지 못했다. 여기에 대해 자세한 이야기가 궁금한 사람은 니나 타이숄스Nina Teicholz가 쓴 〈지방의 역설The Big Fat Surprise〉을 읽어보길 바란다. 만약 자신이 의료/영양 전문가라면 그 책에서 인용된 논문들까지 읽어보길 바란다.

나는 포화지방산 그 자체는 유해하지 않다는 것을 수 많은 논문을 통해서 확인했다. 만약 포화지방산이 유해하다는 것을 증명할 수 있는 분이 있다면 내게 메일(gyumchoi@gmail.com)로 연락 바란다. 억측이나 의혹 제시가 아니라 적절한 논증을 담았다면 답변 드릴 것이다. 자신이 믿고 싶은 걸 증명하고 싶은 게 아니라 진심으로 팩트가 무엇인지 확인하고 싶은 사람이라면 자유롭게 이야기 나눠보자. 나도 같은 것을 원한다.

> 💡 **중성지방과 지방산 핵심 요약**
>
> 1. 중성지방은 지방산과 글리세롤이 결합한 안정적인 에너지 분자다.
> 2. 음식에 있는 지방과 뱃살에 있는 지방의 대부분이 중성지방이다.
> 3. 지방산은 많은 탄소가 사슬처럼 연결되고 이를 수소가 둘러싼 구조를 가지고 있다.
> 4. 지방산은 이중 결합한 탄소의 유무에 따라서 포화지방산과 불포화지방산으로 분류된다.
> 5. 지방을 함유한 음식에는 포화지방산과 불포화지방산이 섞여 있다.

6. 포화지방산이 나쁘다거나 불포화지방산이 좋다는 선악 패러다임은 말이 되지 않는다.
7. 동물성 지방이 나쁘거나 식물성 지방이 좋다는 주장도 말이 되지 않는다.

(10) 트랜스지방산

- 트랜스지방산은 트랜스 결합을 가지고 있는 지방산이다.
- 트랜스 결합도 이중결합의 일종이다. 앞서 살펴본 불포화지방의 이중결합은 이중 결합 탄소에 붙은 수소 2개가 서로 나란히 위치하는 '시스$_{Cis}$ 결합'이다. 반면 트랜스지방산의 이중결합은 이중 결합 탄소에 붙은 수소 2개가 서로 반대쪽에 위치하는 '트랜스$_{Trans}$ 결합'이다.
- 트랜스 결합의 구조적 특징은 트랜스지방산이 많은 기름의 안정성을 높인다.
- 트랜스지방산은 크게 3가지 방법을 통해 생성될 수 있다.
  ① 화학적 가공 : 식물성 기름에 화학적 공정을 가해서 비어 있는 수소 자리에 수소를 붙이는 것이다. 이 공정을 수소화 또는 경화라고 부른다. 수소화라는 단어는 수소를 첨가하는 과정을, 경화라는 단어는 딱딱해지는 특징을 강조한 것이다.
  ② 튀김 또는 고온 가열 : 기름을 고온에 가열해서 지방산에 변성이 일어나는 것이다. 음식을 튀기거나 기름을 지나치게 고온으로 가열할 때 트랜

스지방이 생성된다.

③ 천연 생성 : 소와 같은 반추동물의 소화관에서 자연스럽게 만들어지는 트랜스지방이 있다. 이는 천연 버터와 같은 유제품에서 바세닉산이라는 형태로 발견된다. 구조적 특징 때문에 트랜스지방산으로 분류되지만 몸에 미치는 효과는 인공 트랜스지방산과 다르다. 지금까지 확인된 연구를 봤을 때 이런 천연 트랜스지방은 몸에 문제가 되지 않다고 판단된다.

(11) 식품 업체는 왜 트랜스지방산을 쓰는가?

트랜스지방산이 다량 함유된 대표적인 식품은 쇼트닝(부분 경화유)과 마가린(식물성 버터)이다. 식품 업체들이 쇼트닝과 같은 경화유를 사용하는 이유는 경제성과 상품성 때문이다.

① 원료로 사용되는 기름은 식물성 기름이기에 동물성 기름에 비해 저렴하다.
② 수소화 공정을 통해 식물성 기름에 트랜스지방산을 만들면 쉽게 상하지 않고, 튀김과 같은 고온 조리가 가능하다.
③ 경화유가 만들어 내는 바삭한 식감은 기름에 튀기는 과자나 도넛과 같은 음식의 매력을 높인다.
④ 제품 생산 후에도 오랫동안 바삭함을 유지할 수 있다.

경화유를 만드는 기술은 20세기 초 식품 업계에서 혁신적이었다. 트랜스지방을 함유한 기름은 저렴하고, 맛있고, 보존성까지 좋으니까. 그래서 많은 식품 업체들이 이 기름을 선택했다.

　식물성 경화유가 식품에 널리 쓰이는 데는 일부 의료/영양 전문가, 정치인, 그리고 행정가의 활동도 주요했다. 1950~1960년대 미국에서 동물성 지방은 포화지방산이 많아서 몸에 나쁘고 식물성 지방은 불포화지방산이 많아 몸에 좋다는 가설이 힘을 얻기 시작했다. 이 가설을 믿은 전문가들이 보기에 동물성 식품인 버터는 몸에 나쁘지만 식물성 식품인 마가린은 건강해보였다. 실제로 미국에서 일부 의사들은 광고에 나와서 마가린을 홍보하고 환자들에게도 권장했다.

　40대 이상의 독자라면 한국에서도 마가린이 추천되고 널리 쓰여 왔다는 것을 기억할 것이다. 어렸을 때 나의 어머니께서도 아침에 마가린을 사용해서 구운 토스트에 딸기잼을 발라주시곤 했다. 마가린으로 만든 토스트는 향이 좋고 고소하며 바삭했다. 하지만 만약 당시 어머니께서 마가린이 유해하다는 것을 알았다면 그런 음식을 자녀에게 주시진 않으셨을 것이다.

　국내 요리 분야에서 가장 유명한 인물인 백종원 님은 자신의 유튜브 채널에서 길거리 토스트 레시피를 소개한 바 있다. 백종원 님은 이 레시피에서 마가린을 사용했다. 이 영상 초반에 마가린에 대한 그의 생각이 드러나는데, 이는 현대인이 경화유에 대해서 가지고 있는 인식을 상징적으로 보여준다. (그가 식재료나 음식에 대해 가진 지식이 일반 대중에 비해 월등히 많다는 것을 생각하면 이런 발언은 더 주목할 만하다)

백종원 : "토스트는 근데 확실히 마가린에 해 먹는 게 더 맛있더라구요. 근데 여러분들 마가린하고 버터의 차이는 아세요? 마가린은 싸고 버터는 좀 비싼 거고 그렇죠. 그렇게만 아시면 돼요. 마가린은 동물성~이 아닌 식물성에서도 만든답니다. 식물성 기름으로도 만들기도 하고 한다는... 아이고 아 어려워요."

출처 : 유튜브 '백종원의 요리비책 Paik's Cuisine', 〈햄, 치즈, 달걀 환상조합 국민 간식 토스트, 신박하게 쉬운 방법~! | 백종원의 쿠킹로그〉, 00:43~01:03

그런데, 인류는 트랜스지방의 유해성을 알게 되었다. 다양한 연구에서 트랜스지방산이 몸에 문제를 일으킨다는 사실이 드러났다. 트랜스지방은 염증을 유발하고 심혈관 질환 위험을 높인다. 반복되는 트랜스지방산 섭취는 당뇨, 심혈관질환, 암(대장암, 유방암 등), 자가면역질환, 뇌 질환 모두의 위험을 높일 수 있다.

그래서 현재 다양한 국가의 정부는 트랜스지방을 정책적으로 규제하고 있다. 일례로 최근 미국과 홍콩에서는 앞으로 가공식품에 트랜스지방을 쓰는 것을 법으로 금지했다. 한국 정부도 나름의 방식으로 트랜스지방을 규제했다. 트랜스지방산이 몸에 좋지 않다는 인식이 어느 정도 퍼지면서 현재는 이를 피하는 사람이 많아졌다.

그런데 나는 아직도 문제가 해결되지 않았다고 본다. 우리가 일상에서 먹고 있는 많은 음식에 여전히 트랜스지방이 들어 있다. 지금 이 순간에 마트,

편의점, 또는 집의 찬장에 있는 과자, 베이커리, 간편식 제품의 성분을 확인해보길 바란다. 생각보다 너무 많은 식품에서 '쇼트닝', '경화', '에스테르화유' 등의 단어를 발견할 수 있을 것이다.

쇼트닝과 같은 부분 경화유가 식품에 사용되는 것이 금지되는 것은 당연한 일이다. 경화유와 튀긴 음식이 문제가 되는 진짜 이유는 지방 섭취량이나 칼로리 섭취량이 늘어서가 아니다. 경화유를 만들거나 음식을 튀길 때 생성되는 트랜스지방은 질병을 유발한다.

인터넷, 마트, 또는 편의점에서 가공 식품을 살 때는 뒷면의 성분 표시를 반드시 확인해야 한다. 원재료 목록에 '경화'라는 단어가 있는지 반드시 확인해야 한다. 부분 경화유, 팜핵경화유, 정제야자경화유, 식물성유지(경화유), 쇼트닝 등의 단어가 발견된다면 그 제품은 내려놓아야 한다.

참고로 성분을 볼 때 확인해야 하는 단어가 한 가지 더 있다. '에스테르화'다. 에스테르화 공정은 수소화 공정처럼 식물성 기름을 단단하게 만든다. 부분 경화유와 차이가 있다면 에스테르화 공정은 식물성 기름을 트랜스 결합이 없는 완전히 포화한(완전 경화) 구조를 만든다는 것이다. 그래서 이 공정을 거친 기름은 트랜스지방산이 없다.

하지만 이런 기름은 트랜스지방이 만들어진 기름과 다를 바 없이 유해하다. 식품의 원재료 목록에서 '팜에스테르화유' 또는 '완전 경화유'가 발견되었을 때도 그 제품은 내려놓아야 한다.

(12) 콜레스테롤

- 몸속 다양한 성분의 재료가 되는 지질 성분이다.
- 세포막, 호르몬, 담즙산, 비타민D 등의 재료로 쓰인다.

지방에 대한 오해와 마찬가지로 콜레스테롤도 나쁜 물질이라는 오해가 만연하다. 이런 생각을 하는 사람들에게 알려줄 팩트가 하나 있다. 우리 몸의 다양한 세포에서 많은 양의 콜레스테롤이 만들어진다. 사실, 우리가 음식으로 먹는 것보다 더 많은 양의 콜레스테롤이 몸에서 만들어진다. 이는 그동안 콜레스테롤 섭취를 조심해야 한다고 믿고 살았던 분들에겐 어이가 없는 사실일 것이다.

콜레스테롤에 대해 중요한 사실은 다음과 같다.

- 몸은 하루에 800~1200mg의 콜레스테롤을 생성한다. 이는 몸에서 공급되는 콜레스테롤의 70~80%를 차지한다.
- 합성되는 콜레스테롤의 20~25%는 간에서 만들어지고, 나머지는 전신의 거의 모든 세포(부신피질과 성호르몬샘 제외)가 만든다.

- 각 세포는 각자가 기능에 필요한 만큼 상황에 맞게 콜레스테롤을 만들어 낸다. 특히 간의 콜레스테롤 생산량은 식단에 따라 유동적으로 변한다.
- 간은 많은 양의 콜레스테롤을 만들 뿐만 아니라 콜레스테롤이 모이는 곳이기도 하다. 콜레스테롤은 담즙산염에 저장되어 있다가 쓸개 계통으로 넘어가고 이어서 위장계로 넘어간다.
- 장은 음식을 통해서 섭취된 콜레스테롤과 합성된 콜레스테롤 중 어느 정도를 재흡수할지 결정한다.

> **콜레스테롤 핵심 요약**
>
> 1. 콜레스테롤은 몸에서 굉장히 중요한 물질이다.
> 2. 인체는 필요한 콜레스테롤 중 많은 양을 직접 합성하고, 나머지를 음식을 통해서 얻는다.
> 3. 체내 콜레스테롤 저장량은 공급 상황에 따라서 적절하게 조절된다.

3. 단백질

1) 소개

단백질은 다양한 아미노산이 결합한 덩어리다. 주로 몸을 구성하는 다양한 물질의 재료로 쓰이며, 일부는 포도당으로 바뀌어 에너지를 만드는 데 쓰인다.

2) 기능

(1) 체조직의 구성 성분

단백질은 다양한 장기나 근육의 주요 성분이며 그 외에도 뼈, 피부, 손발톱, 세포막의 재료다. 인체의 전체 단백질 구성에서 각 신체 구성 요소들이 차지하는 대략적인 비율은 다음과 같다.

- 근육 50%
- 뼈/연골 20%
- 세포/체액 20%
- 피부 10%

(2) 효소

단백질은 다양한 효소의 재료다. 효소란 체내 화학적 반응을 선택적으로 유발하는 촉매다. 몸에서 일어나는 다양한 반응이 다양한 효소의 연쇄 반응으로 인해 일어난다.

(3) 호르몬

단백질은 갑상선 호르몬, 인슐린, 아드레날린과 같은 호르몬의 재료다. 호르몬은 몸에서 서로 다른 요소들이 긴밀하게 협업하기 위해 주고 받는 신호 물질이다.

(4) 영양소 운반

우리 몸에서 산소나 영양을 운반하는 물질도 단백질로 이루어져 있다. 우리가 숨을 쉬면 폐를 통해 몸 안으로 산소가 들어온다. 이 산소를 혈액 속에서 운반해서 필요한 세포에 전달하는 것이 헤모글로빈이며 헤모글로빈은 단백질로 이루어져있다. 그리고 지방이 혈액 속을 이동할 때에도 단백질과 결합한 지단백질의 형태로 이동한다.

(5) 세포 수용체

세포 외부와 내부의 신호를 중계하는 세포 수용체는 단백질로 이루어져 있다. 신경세포(뉴런) 사이에서 인접한 신경 세포로부터 신호를 받고 다른 신경세포로 신호를 전달하는 신경전달물질 수용체도 단백질이다. 일례로 엔돌핀이라는 신호분자가 뇌세포 표면의 특정 신경전달물질 수용체 단백질에 결합하면 이어지는 반응이 우리가 행복감을 느끼고 통증을 덜 느끼게 만든다.

(6) 면역

면역 반응에서 중요한 역할을 하는 항체(면역 글로불린 단백질)도 단백질로 이루어져 있다. 면역 반응이란 우리 몸에서 문제로 인식되는 물질(항원)을 처리하기 위한 몸의 반응이다. 항원에 결합하고 무력화시키는 작용을 하는 요소가 항체다. 예를 들어 코로나 바이러스 백신을 맞으면 몸에서 바이러스(항원)에 대한 항체가 생긴다. 항체를 가지고 있으면 이후에 진짜 바이러스가 침입했을 때 몸이 바이러스에 잘 대처할 수 있는 것이다.

> 💡 **알러지 반응은 면역 반응이다?**
>
> 알러지 반응은 일종의 면역 반응이다. 포유류의 항체 중에서도 IgE(면역 글로불린 E)는 급성 알러지, IgG는 지연성 알러지와 관련이 있다. '어떤 음식에 알러지가 있다'는 것은 해당 음식물의 성분이 몸에 들어오면 면역 반응이 일어난다는 것이다.

(7) 에너지 재료로 사용

단백질은 간에서 포도당으로 바뀌어 에너지를 만드는 재료로 쓰이기도 한다. 대사 조건에 따라 변동이 크지만 일반적으로 전체 에너지 공급의 10% 정도가 단백질의 당신생합성을 통해서 이뤄진다고 볼 수 있다.

> 💡 **포도당 신생합성이란?**
>
> - 포도당 신생합성은 포도당이 아닌 재료로 포도당을 합성하는 작용이다.
> - 아미노산, 젖산, 글리세롤 등이 포도당을 만드는데 쓰일 수 있다.
> - 인체는 평소에도 이 작용을 통해 일정한 양의 포도당을 생산한다. 70kg의 성인 남성의 몸은 포도당 신생합성을 통해 매일 쌀밥 3~4공기 분량의 포도당(210~270g)을 만들어 낸다고 한다.
> - 섭취되는 탄수화물이 줄어들면 포도당 공급을 늘리기 위해 포도당신생합성 작용은 증가한다.
> - 북극의 이누이트족이나 아프리카의 마사이족처럼 탄수화물을 거의 섭취하지 않는 집단의 사람들은 별 이상 없이 살아간다. 그 이유는 탄수화물을 섭취하지 않아도 몸은 포도당 신생합성을 통해 필요한 포도당을 공급할 수 있기 때문이다.

3) 아미노산

(1) 소개

- 아미노산은 단백질을 구성하는 가장 작은 단위다. 몸을 하나의 건물에 비유한다면 단백질은 벽돌이고, 아미노산은 벽돌을 구성하는 흙 알갱이라고 볼 수 있다.
- 세상에는 다양한 아미노산이 있는데 그중에서 인체 단백질에 쓰이는 아미노산은 약 20개다.

- 아미노산은 우리가 음식을 통해서 반드시 섭취해야 하는지에 따라서 필수 아미노산과 비필수 아미노산으로 분류된다. (필수, 비필수 여부와 상관없이 모든 아미노산을 충분하게 섭취하고 몸에 공급하는 건 중요하다)
- 필수 아미노산 : 전혀 합성되지 않거나 합성량이 아주 적어서 반드시 음식물로부터 섭취해야 하는 아미노산

성인(8종)	발린, 류신, 아이소류신, 메싸이오닌, 트레오닌, 라이신, 페닐알라닌, 트립토판
어린이(10종)	성인의 필수 아미노산 8종에 히스티딘과 아르기닌이 더해진다. 히스티딘과 아르기닌은 성인이 되면 몸에서 합성할 수 있게 된다.

- 비필수 아미노산 : 체내의 다른 아미노산에서 합성할 수 있는 아미노산

10종	알라닌, 아스파라긴, 아스파르트산, 글루탐산, 글루타민, 글리신, 시스테인, 세린, 타이로신, 프롤린

(2) 단백질은 아미노산의 결합이다

- 아미노산이 다른 아미노산과 결합하는 방식을 펩티드 결합이라고 부른다.
- 결합의 층위 : 아미노산 → 펩타이드 → 폴리펩타이드 → 단백질
- 다양한 아미노산(흙 알갱이)들은 다양한 방식으로 결합하면서 약 10만 가지가 넘는 종류의 단백질(벽돌)이 만들어진다. 다양한 단백질은 각자만의 특징에 따라서 몸의 다양한 구성물질을 만드는 데 쓰인다.

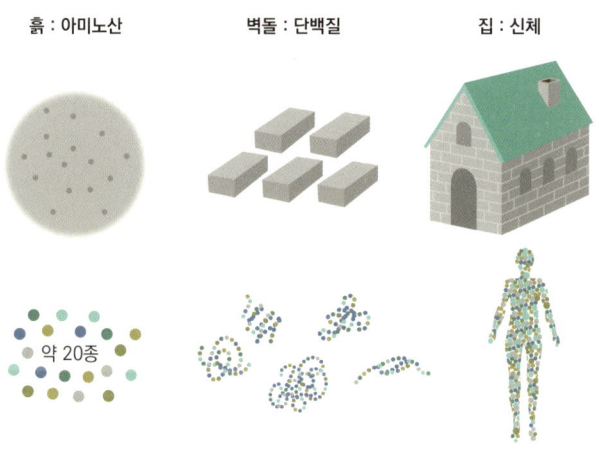

4) 단백질 공급 방법

(1) 음식 소화

단백질 식품을 먹으면 위에서부터 본격적인 소화가 시작된다. 위산과 위에서 분비된 효소인 펩신은 단백질을 소화하기 쉽게 변성시킨다. 덕분에 췌장에서 분비된 소화 효소는 단백질을 더욱 쉽게 분해할 수 있게 된다. 이어서 장에서도 다양한 단백질 소화 효소들이 큰 아미노산 덩어리를 작은 단위로 분해한다. 이렇게 장에서 흡수된 아미노산은 혈액 속을 이동하여 필요한 조직에 공급된다. 이는 단백질 및 기타 생체 분자를 합성하는 데 사용되거나 포도당 합성의 재료로 쓰인다.

(2) 아미노산의 대사회전

 우리의 몸은 겉으로 보면 정적으로 유지되고 있는 것처럼 보인다. 하지만 지금도 몸 안에선 다양한 요소들이 분해 및 합성되고 있다. 무수한 단백질 벽돌이 계속해서 부서지고 메워지고 있는 것이다. 새롭게 들어온 흙에서 벽돌이 만들어지기도 하고, 부서진 벽돌이 새로운 벽돌로 바뀌거나 에너지를 만드는 데 쓰이기도 하며, 어떤 흙은 몸 밖으로 내보내진다. 이게 바로 아미노산의 '대사회전'이다.

 몸 안의 벽돌이 깨지고 손상된다니 조금 무섭게 들릴 수 있지만 이는 자연스러운 현상이다. 문제가 생기거나 쓸모가 없는 단백질이 생기면 분해해야 새롭게 만들 수 있다.

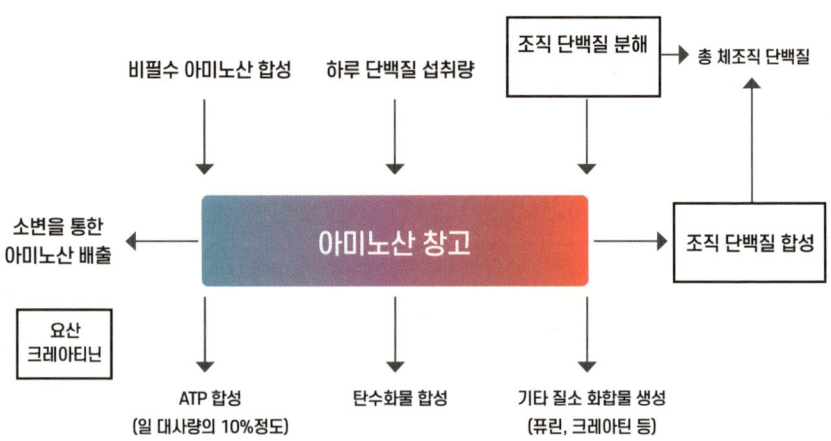

아미노산의 대사회전

몸에 있는 단백질에 문제가 생기는 대표 이유 3가지는 다음과 같다.

① 다양하고 역동적인 대사 작용 속에서 체내 구성 물질 어딘가는 마모되고 손상된다. 마치 핸드폰을 아무리 조심스럽게 써도 흠집이 나거나 고장 나듯 말이다. 특히 소화나 대사 조절과 같이 역동적인 프로세스에 관여하는 단백질일수록 수명이 짧은 편이다.

② 합성되는 과정에서 문제가 생겨서 불량 벽돌이 생기기도 한다. 화학적으로는 이를 단백질이 잘못 접혔다고 말한다.

③ 우리가 일상에서 내리는 선택으로 인해 단백질 손상이 일어나기도 한다. 대표적 원인으로는 과도한 활성산소에 의한 산화(산소에 의한 손상), 탄수화물 과잉 섭취에 의한 당화(고당분에 의한 변성), 염증 반응에 의한 손상 등이 있다. 왜 어떤 사람은 더 빠르게 늙고 병에 걸리는지 궁금하다면 반드시 방금 언급한 개념들(활성산소, 당화, 염증)에 대해서 이해해야 한다. 여기에선 이정도만 언급하고 넘어간다.

다행히도 문제가 생긴 단백질은 적절한 조건이 갖춰지면 다시 아미노산으로 분해되어 새롭게 만들어질 수 있다. 못 쓰게 된 벽돌을 흙으로 만들어서 재활용하는 것이다. 여러 가지 단백질 분해 경로 중 하나가 오토파지다. 오토파지는 건강 분야에서 간헐적 단식이 여전히 중요하게 다뤄지는 이유이기도 하다. 오토파지에 대해선 뒤의 다른 장에서 자세하게 다룰 예정이다.

단백질은 탄수화물 및 지방과는 달리 쓰고 남는 만큼 저장되지 않는다. 체성분 합성이나 에너지 생성에 필요 없는 단백질은 간으로 보내져서 요소로 전환된 뒤 소변으로 배출된다. 단백질 배출 작용은 음식을 통한 단백질 공급과 체내 대사 상태에 따라서 긴밀하게 조정된다. 이를 통해 전신의 흙 창고(보통은 아미노산 pool이라고 부른다)의 재고는 적절한 수준으로 유지될 수 있다.

> 💡 **단백질 핵심 요약**
>
> 1. 아미노산(흙)이 모여 단백질(벽돌)이 만들어진다.
> 2. 몸에는 아미노산 창고가 있다.
> 3. 우리가 단백질 식품을 먹으면 아미노산 창고에 아미노산이 추가된다.
> 4. 아미노산 창고의 아미노산은 대부분 신체 구성 물질을 합성하는 재료로 쓰이고, 소량은 포도당을 만드는 데 쓰인다.
> 5. 체내에 문제가 생긴 단백질이 있을 때 이걸 선택적으로 분해하는 작용이 있다.
> 6. 특정 단백질이 분해되면 다시 아미노산 창고에 들어온다.
> 7. 아미노산 창고에 들어온 아미노산은 다시 단백질의 합성에 쓰일 수도 있고, 분해되어 소변으로 배출될 수도 있다.
> 8. 몸에선 아미노산이 지속적으로 배출되고 있으며 아미노산의 배출 속도는 창고의 재고에 따라 조절된다.

(3) 단백질 분해는 나쁜 것일까?

건강 분야에서 '단백질 섭취', '근육 합성' 및 '근손실 방지'에 대한 강박을 어렵지 않게 볼 수 있다. 단백질 분해는 무조건 나쁜 것이고 단백질 합성은 좋은 것처럼 이야기하는 사람들이 있다. 오늘도 어떤 운동 인플루언서는 탄수화물과 단백질을 안 먹으면 근육이 빠진다거나, 근육을 늘리기 위해서 단백질을 지속적으로 먹는 것을 권장한다.

이런 생각은 단백질 분해와 합성에 대한 오해에 기인한다. 단백질 분해는 그 자체로 나쁜 게 아니며 오히려 건강하게 몸을 유지하는데 굉장히 중요한 작용이다. 단백질 합성이 많이 일어난다고 마냥 좋은 게 아니다. 앞서 설명했듯 몸에서는 계속해서 무언가 손상되고 고장 나며, 세포에 단백질 쓰레기가 쌓인다. 이걸 처리하고 고치기 위해선 단백질이 분해되어야 한다.

그런데 단백질 합성을 촉진하는 조건 (탄수화물 섭취, 단백질 섭취, 인슐린 자극)에서는 단백질 분해가 어렵다. 단백질 분해가 가능한 조건을 적절하게 만들지 못하면 몸에서 불량품, 노폐물, 쓰레기가 계속 쌓이기만 한다.

만약 당신이 보디빌더 또는 운동을 전문으로 하는 선수라면 단백질과 근육 합성에 대한 집착을 어느 정도 이해할 수 있다. 그게 당신의 직업이기에 근육량이나 운동 수행 능력을 늘리는 게 삶에서 상당한 우선 순위를 가질 것이다.

그런데 건강하게 살면서 적당히 좋은 몸을 갖기 위해서 운동을 하는 일반인이라면 우선 순위 조정이 필요하다. 아니, 사실 운동을 전문으로 하는 사람이라도 우선 순위를 조정할 필요가 있다. 누구도 병에 걸리거나 건강이 망가지는 것을 원하진 않을 것이기 때문이다.

우리에게 필요한 건 적절한 단백질 합성과 분해 사이의 균형이다. 단백질 분해는 그 자체로 나쁘거나 위험한 게 전혀 아니다. 우리 몸에선 원래 단백질 분해가 꾸준하게 일어나고 있고 그래야만 한다. 단백질이 적절하게 분해되고 적절하게 합성될 때 몸은 건강한 상태를 유지할 수 있다. 어떤 건물에 벽돌과 흙이 많다고 마냥 좋은 게 아니며, 적절한 양의 벽돌을 잘 유지하고 관리하는 게 더 중요하듯 말이다.

> 💡 **근육 단백질 분해 ≠ 근손실**
>
> 근육 단백질 분해가 곧 근손실이라고 생각하는 사람들이 있는데 이는 사실이 아니다. 근육의 단백질은 원래 꾸준히 분해도 되고 합성도 되고 있다. 근손실이라는 것은 근육 단백질 분해 자체가 아니라 근육 단백질이 분해되는 양이 합성되는 양보다 많아서 총 근육 단백질량이 감소하는 것을 의미한다.

1-2 |
음식에서 에너지를 얻는 방법

1. 전체 흐름

① **음식 섭취** : 단백질, 지질, 탄수화물, 비타민, 미네랄 등의 영양소가 담긴 음식이 몸에 들어온다. 이는 다양한 호르몬과 효소의 반응을 유발한다.

② **소화** : 입에서부터 장까지 이어지는 소화계에서 일어난다. 음식물은 당분, 아미노산, 지방산, 비타민, 미네랄 등의 형태로 분해된다.

ⓐ 탄수화물 : 포도당, 과당, 식이섬유 등

ⓑ 지방 : 중성지방

ⓒ 단백질 : 아미노산

ⓓ 비타민과 미네랄 : 다양한 화학 반응에 이용된다.

③ **영양소 흡수** : 흡수된 영양소가 혈액 속으로 들어왔을 때 진짜 몸 안으로 들어오는 것이다.

④ **사용/저장** : 연료 또는 재료로 단기적으로 쓰거나 나중에 쓸 수 있게 저장한다.

⑤ **배출** : 배설물이나 불필요한 요소 등은 체외로 배출된다.

2. 음식의 영양소로 에너지를 만드는 과정

(1) ATP는 에너지 화폐다

포도당과 지방산은 에너지를 담고 있지만 그대로 에너지로 쓰일 수는 없다. 여기에 담긴 에너지는 적절한 형태로 변환되어야 한다. 그 형태가 바로 인체의 에너지 화폐인 ATP다.

ATP는 아데노신 삼인산Adenosine Triphosphate의 약자다. 아데노신Adenosine이라는 물질에 3개(tri-)의 인산(phosphate)이 붙었다는 뜻이다. ATP는 인체가 생명을 유지하고 활동하는데 필요한 에너지의 형태이자 에너지 운반체다.

(2) 음식의 탄수화물, 지방, 단백질은 소화 후 모습을 바꾼다

앞서 소개했던 것처럼 음식이 소화되면서 다양한 영양소가 흡수된다. 그중에서 에너지를 만드는 주재료로 쓰이는 것은 포도당과 지방산이다. 포도당은 해당과정Glycolysis을 거쳐 피루브산이 되었다가 아세틸 코에이가 된다. 지방산은 미토콘드리아에서 베타 산화를 거쳐 아세틸 코에이가 된다. 그리고 아미노산과 글리세롤의 일부는 간에서 소량의 포도당을 만드는 재료로 쓰인다.

- 포도당 : 해당 과정을 거쳐 피루브산이 되고 아세틸 코에이가 된다.
- 지방산 : 미토콘드리아에서 베타산화를 거쳐 아세틸 코에이가 된다.

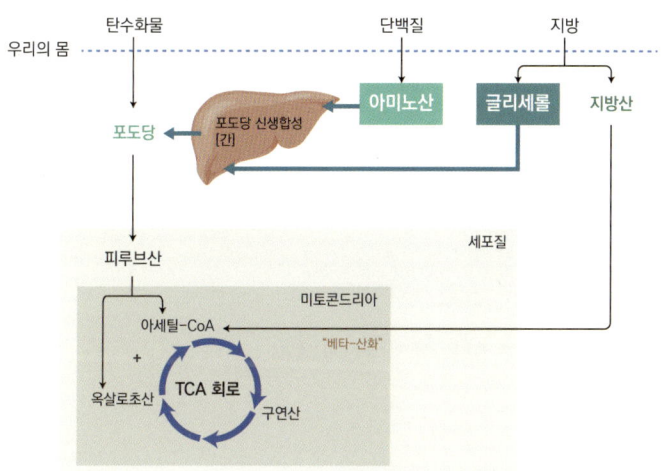

복잡해 보이지만 이것만 기억하면 된다. 탄수화물이든 지방이든 단백질이든 에너지(ATP)를 만드는 데 쓰이기 위해서는 아세틸 코에이로 바뀌어야 한다.

(3) 미토콘드리아에서 ATP가 만들어진다

세포 안에는 미토콘드리아라는 에너지 공장이 있다. 미토콘드리아는 영양소를 몸이 사용 가능한 형태의 에너지인 ATP로 바꾼다. 이 공장이 에너지를 만들 때 사용하는 원료가 아세틸 코에이다. 이는 마치 발전소에서 화력, 원자력, 풍력 등의 다양한 원천의 에너지를 동일한 전기 에너지로 바꾸는 것과 비슷하다.

미토콘드리아가 에너지를 만들 때 사용하는 발전기를 TCA 회로~Tricarboxylic Acid Cycle~ 또는 크랩스 회로~Krebs Cycle~라고 한다. 아세틸 코에이가 TCA 회로에 들어가면 여러가지 반응을 거치며 ATP가 만들어진다. 우리가 음식을 통해서 흡수한 에너지가 마침내 ATP로 바뀌는 것이다.

- TCA 회로 : 발전기
- 아세틸 코에이 : 발전기의 원료
- ATP : 발전기가 만들어 내는 에너지

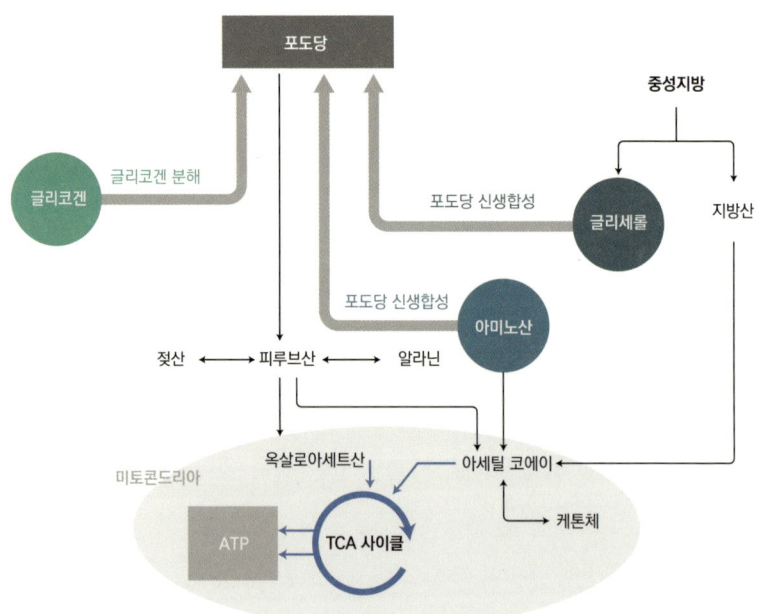

미토콘드리아에서 에너지가 만들어지는 과정

1-3 | 에너지를 저장하는 방법

인간을 포함한 동물들은 자연 상태에서 언제 다음 식사를 할지 알 수 없는 맥락에서 살아왔다. 원래 인간은 간헐적으로 장시간 굶었다. 그런데 일정 시간동안 음식을 먹지 못하더라도 생명을 유지하고 활동하기 위해선 몸에 에너지가 필요하다. 그래야 다음 식사를 위한 음식도 구할 수 있다.

다행히도 인간의 몸에는 흡수한 에너지의 일부를 미래에 사용할 수 있도록 저장하는 방법이 2가지 있다. 여기에 대해서 살펴보자.

1. 글리코겐

1) 소개

글리코겐은 포도당이 길게 연결된 덩어리다. 필요할 때 쉽게 꺼내어 쓸 수 있도록 포도당이 단기적으로 저장된 형태다.

2) 기능과 특징

① 간과 근육에 저장되어 있다.
② 쉽고 빠르게 꺼내어 쓸 수 있다.
③ 근육을 동원하는 격렬한 운동을 하거나 공복 시간이 길어질 때 초반에 활발하게 쓰인다.

④ 성인의 간과 근육에 총 350~550g 정도 저장되어 있다. 이는 약 1,400~2,200kcal 정도의 에너지로 여성의 하루 대사량 정도의 에너지다.

⑤ 글리코겐 저장량은 개인의 신체 구성에 따라 크게 다르며, 개인의 대사 습관에 따라 유동적으로 변한다.

3) 분포에 따른 분류

(1) 간 글리코겐

- 간에 저장된 글리코겐은 전신에 필요한 포도당을 안정적으로 공급하는 역할을 한다.
- 일반적으로 글리코겐 저장량이 500g인 사람을 기준으로 100g 정도의 글리코겐이 간에 저장되어 있다.
- 일반 식단을 하는 사람은 평소 체지방 분해가 제대로 이루어지지 못하는 경우가 많다. 이때 간 글리코겐 저장량을 충분히 줄여야 체지방 분해를 활성화시킬 수 있다. 이는 간의 글리코겐이 원활하게 분해되면서 혈당과 인슐린 농도가 충분히 떨어지지 않기 때문이다.
- 공복이 16시간 이상으로 길어질 때 글리코겐 저장량이 충분히 줄어들고 체지방 분해가 활성화되기 시작한다.
- 간헐적 단식이나 저탄수화물 식단을 시작하면 초반 24시간에는 글리코겐이 에너지로 활발하게 소모된다.

(2) 근육 글리코겐

- 단시간의 격렬한 활동에 효과적으로 에너지를 공급한다. 근력을 동원하는 고강도의 운동을 할 때 근육의 글리코겐이 분해되며 에너지가 공급된다.
- 글리코겐 저장량이 500g인 사람 기준으로 전신의 근육에 400g 정도의 글리코겐이 저장되어 있다.

4) 글리코겐의 합성과 분해

(1) 합성

글리코겐 합성 과정에서 인슐린의 역할이 중요하다. 인슐린이 촉발하는 다양한 반응은 저장되어 있던 글리코겐에 포도당이 결합할 수 있게 한다. 글리코겐이 합성되는 것이다.

(2) 분해

글루카곤, 에피네프린, 노르에피네프린 등의 호르몬은 글리코겐 분해를 촉진한다. 글리코겐 분해효소가 활성화되면 글리코겐의 끝부분에 있는 포도당을 하나씩 떼어낸다.

> 💡 **최겸의 생각**
>
> 몸의 에너지를 돈에 비유한다면 글리코겐은 지갑과 비슷한 점이 많다. 가까이에 두고 필요할 때 쉽고 빠르게 꺼내어 쓸 수 있다. 단, 저장할 수 있는 양이 많지는 않다.

2. 체지방

1) 소개

　체지방은 중성지방의 형태로 몸에 저장된 에너지 덩어리다. 대부분의 지방은 지방 세포 안에 저장되어 있으며 일부는 장기와 근육 세포 사이에도 저장된다. 안정적 에너지 공급을 위해 에너지를 저장하는 것 외에도 생명 유지에 중요한 역할을 수행한다.

2) 기능

(1) 에너지 저장 및 공급
- 지방 세포는 상당히 많은 양의 에너지를 저장할 수 있다.
- 지방 세포에 담긴 에너지는 평소에 기초 에너지를 공급하는 데 쓰일 수 있고, 장시간의 공복 상황에서는 가장 중요한 주 에너지 공급원으로 쓰인다.

> **💡 최겸의 생각**
>
> 인간을 포함한 자연의 동물은 언제 다음 식사를 할 수 있을지, 얼마나 할 수 있을지 불확실한 상황에서 살아왔다. 장시간 음식을 먹을 수 없는 상황은 다양했다. 음식을 구하기 힘든 계절이나 날씨, 사냥/채집 실패, 전쟁, 장거리 이동, 수면, 질병 또는 부상으로 섭식이 어려운 상황 등이다. 인간이 먹을 수 있을 때 충분히 먹고 에너지를 저장해뒀다가 꺼내어 쓰는 것은 생존과 직결된 일이었다.

(2) 단열

- 체지방은 몸의 단열재인 동시에 열을 내는 기관이다. 내부 열이 밖으로 빠져 나가지 않게 하는 동시에 열을 생성하는 것이다.
- 체지방량이 적은 경우 체온 유지가 어렵고 추위를 쉽게 느낄 수 있다.

(3) 장기와 뼈 보호

- 체지방은 외부 충격으로부터 체내 구성 요소들을 보호한다.

(4) 식욕/대사량 조절

- 지방 세포는 전신의 대사 상황을 감지하고 전신에 영향을 미치는 기관이다. 지방 세포는 체내 에너지 공급 상황을 감지하고 랩틴이라는 호르몬을 분비한다. 이 호르몬이 뇌 시상하부에 전달되면 포만감을 느끼게 되며, 전신의 활성도가 증가하고 대사량이 증가한다.
- 보통 음식을 먹었거나 몸에 에너지가 충분할 때 랩틴의 분비가 활성화된다.

(5) 염증 신호 물질 분비

- 지방 세포는 사이토카인이라는 물질을 분비한다. 사이토카인은 염증이나 감염에 대한 면역 반응에 관여하는 신호 물질이다.
- 염증 반응이 과다해지면 정상적 대사 시스템에 교란이 생기거나 어딘가에 손상이 발생할 위험이 커진다. 과다한 염증은 비만을 포함한 다양한 대사 문제를 유발한다.
- 염증으로 인해 체지방이 많아지면 더 많은 염증 반응이 일어날 수 있다. 이렇게 염증과 대사 문제들은 악순환 관계를 맺고 있다.

(6) 성인의 체지방 저장량

- 성인 남자 정상 체지방률 범위 : 약 10~25% (70kg 남성 기준 : 체지방 7~18kg)
- 성인 여자 정상 체지방률 범위 : 약 20~30% (55kg 여성 기준 : 체지방 11~17kg)

(7) 체지방에 담긴 에너지

- 체지방 1g에는 8.7kcal 정도의 에너지가 담긴다. (이 수치는 연구마다 조금씩 차이가 있다)
- 체중 50kg, 체지방량 10kg 여성이 있다면 그녀의 체지방률은 20%로 계산되며, 몸에 87,000kcal의 에너지가 중성지방의 형태로 저장되어 있는 것이다.

3) 분포에 따른 분류

분포 위치에 따라서 크게 피하지방과 내장지방으로 나뉜다.

(1) 피하지방

- 피부 밑에 있는 지방이다.
- 인체의 단열재로서 체온 유지에 중요한 역할을 한다.
- 적정량을 유지하는 게 중요하다. 피하지방량이 지나치게 많은 것은 문제지만 일정 수준 이하로 감소할 경우에도 수명이 짧아지는 것을 보여주는 데이터가 있다.

(2) 내장지방

- 배 안쪽 장기 주변에 쌓인 지방이다.
- 간과 췌장에 지방이 지나치게 쌓이면 대사 문제가 발생할 가능성이 높다.

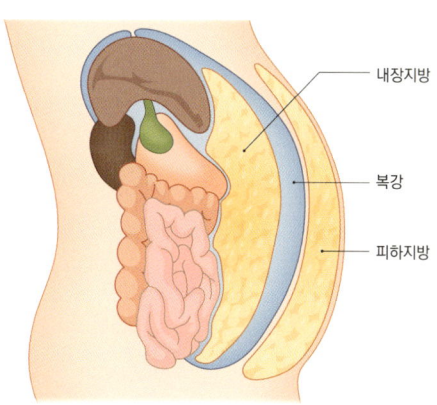

4) 합성과 분해

(1) 합성

체지방 합성에 필수적인 조건은 충분한 혈중 인슐린 농도다. 이는 지방 세포 표면의 지단백질 분해 효소를 활성화해서 혈액 속의 지방이 분해되어 지방 세포 안으로 들어갈 수 있게 한다. 그렇게 지방 세포 안으로 들어온 지방산은 다시 중성지방의 형태로 합성된다.

(2) 분해

체지방 분해에 필수적인 조건은 혈액 속의 인슐린 농도가 충분히 낮게 유지되는 것이다. 이때 체지방 분해를 촉진하는 호르몬들의 분비도 자극되면 체지방 분해 작용이 촉진된다. 이렇게 조건이 갖춰지면 지방 세포 내의 지방 분해 효소들의 작용이 활성화된다. 이는 중성지방의 지방산이 하나씩 떨어져 나가게 만든다.

5) 체지방에 대한 현대의 관점에 대해

현대에는 몸이 에너지를 저장하는 능력의 중요성이 간과되고 있다. 많은 사람들이 체지방을 부정적으로 보는 경향이 목격된다. 어떤 사람들은 자신의 체지방을 원망하며 없애고 싶어한다. 어떤 사람들은 SNS에서 낮은 체지방률의 몸을 통해 자신의 '건강함'을 어필한다. 확실히 사람들은 체지방을 싫어한다.

현대인이 체지방에 대해서 부정적인 생각을 갖게 된 결정적인 이유는 배고픔과 추위로부터 어느 정도 자유로워졌기 때문이다. 앞서 살펴봤듯이 체지방의 주요한 기능은 에너지 저장과 체온 유지다. 그런데 현대에는 산업과 경제의 발달로 이 기능의 중요성이 많이 떨어졌다.

많은 사람들의 집의 찬장이나 냉장고에 음식이 있고, 집 근처 편의점이나 마트에도 비싸지 않은 돈으로 구매 가능한 음식이 있다. 도시에서는 앱으로 버튼만 눌러도 문 앞에 음식이 도착하게 할 수 있다. 많은 사람들에게 추위를 피할 집이 있고, 집에는 난방장치가 있으며, 각자 두꺼운 외투도 있다. 이제 배고픔과 추위로 인해서 사망하는 사람은 많지 않다.

인류가 이렇게 음식의 풍요와 따뜻한 환경에서 살게 된 것은 수 백 만년 인류 역사에서 채 100년이 되지 않은 일이다. 일부 귀족을 제외한 대부분의 대중은 항상 춥고 배고팠으며, 먹고 사는 일은 중요한 과제였다. 조부모님이나 부모님께 어렸을 적에 어떻게 먹고 사셨는지 여쭤보면 알 수 있을 것이다.

체지방 자체에는 문제가 없다. 체지방은 오히려 우리가 건강하게 사는데 굉장히 중요한 신체 기관이다. 체지방은 단순히 에너지를 저장할 뿐만 아니라 전신의 대사에도 관여한다. 중요한 것은 적절한 체지방을 가지고, 이 체지방이 정상적으로 기능할 수 있게 만드는 것이다.

문제는 현재 우리의 어떤 습관이 체지방을 중심으로 작동하는 대사 시스템에 문제를 만들고 있는 상황이다. 그 습관이 무엇이며 어떻게 이를 해결하는지는 이 책의 핵심이며, 뒤에서 자세히 다룰 것이다. 여기에선 체지방에 대해서 명확한 관점을 가지는 것만으로도 충분하다.

> **최겸의 생각**
>
> 지방 세포는 통장과 비슷하다. 정확하게는 휴대전화 앱으로도 출금이 가능한 요즘의 통장과 비슷하다. 단, 지방 세포에서 에너지를 꺼내 쓰기 위해선 잠금 비밀번호를 입력해야 에너지를 쓸 수 있다. 대부분 현대인의 몸은 비밀번호를 잊어버린 모바일 통장과 비슷하다. 은행으로 몸을 '움직여야' 돈을 꺼낼 수 있다.
> 하지만, 적절한 대사 조건만 조성한다면 우리는 평소에도 체지방의 에너지를 꺼내어 쓸 수 있다. 그 방법에 대해선 뒤에서 설명한다.

3. 근육 단백질은? (근손실의 맥락)

근손실은 근육에 저장된 단백질이 다량 분해되며 근육량이 감소하는 현상이다. 전통적인 다이어트 방법을 따를 경우 근육의 단백질이 에너지로 쓰이면서 근손실이 발생하는 케이스가 다수 발견된다. 그래서 지금도 많은 다이어터, 피트니스 전문가, 또는 운동을 좋아하는 사람들이 근손실을 걱정한다.

그런데 앞서 소개한 에너지 저장 시스템을 이해한다면 근손실의 상황은 다소 이상하게 보인다. 인간의 몸에는 체지방이 있으며, 체지방의 핵심 기능은 에너지를 저장해놓고 필요할 때 공급하는 것이다. 그리고 대부분의 사람들의 지방 세포에는 충분한 지방이 있다. (체지방 10kg = 30일 이상 쓸 수 있는 에너지) 다이어트 과정에서 에너지 결핍을 만들 때 왜 굳이 체지방이 아닌 소중한 근육이 에너지로 쓰이는 걸까?

이 상황을 이해하기 위해선 인슐린의 작용에 대한 기본 이해가 필요하다. 탄수화물 섭취는 인슐린 분비를 크게 자극하고, 인슐린은 체지방 분해를 억제한다. 다시 말해, 탄수화물을 먹어서 혈액 속의 인슐린 농도가 높아져 있을 때는 에너지 창고인 지방 세포의 문이 잠긴다. 인슐린 자극을 충분하게 제한하지 않으면 사용 가능한 에너지가 부족하더라도 체지방에서 에너지를 제대로 꺼내어 쓰지 못한다. 이건 논란의 여지가 없는 팩트다.

전통 영양 패러다임의 중요한 명제 하나는 탄수화물을 많이 그리고 자주 먹어야 한다는 것이다. 1980년대 이후 영양 전문가들은 탄수화물을 전체 열량의 55~70%로 구성한 식단이 '균형 잡힌' 식단이라고 했다. 영양 전문가들은 사람이 하루에 탄수화물을 100g 이상 먹지 않으면 뇌에 문제가 생기며, 끼니를 거르는 것은 몸에 문제가 된다고 경고했다.

다이어트 전문가들은 주류 영양 패러다임에 기반해서 다이어트를 처방했다. 그래서 섭취 칼로리를 줄이더라도 탄수화물을 중심으로 먹으라고 했다. 대신 백미나 밀가루보다는 고구마나 통곡물을 먹을 것을 권장했다. 이런 탄수화물은 상대적으로 흡수 속도가 느리고 혈당을 덜 올린다는 이유였다. 그리고 일부 건강 전문가들은 음식을 조금씩 여러 번 나눠서 먹는 것을 추천했다.

그 결과 다이어터들은 여전히 '적지 않은 양'의 탄수화물을 '자주' 섭취했다. 이런 식단 때문에 다이어터들의 몸은 섭취 칼로리를 줄이고 칼로리 소모량을 늘려도 체지방 에너지를 꺼내어 쓰는 것이 쉽지 않았을 것이다. 불가능했다는 의미는 아니고, 쉽지 않거나 제대로 이루어지지 않았을 것이란 의미다. 깨어 있는 시간 중 대부분의 시간 동안 인슐린 분비를 충분히 낮추지 못했기 때문이다. 체지방 분해를 막는 동시에 체지방 분해를 위해 노력한 것이다. 이는 창고의 문을 자물쇠로 잠가 놓고 안의 물건을 꺼내려고 하는 것과 비슷하다.

그런데, 전통적 방법을 따르는 다이어터의 몸에도 지방 창고의 자물쇠를 살짝 열 수 있었던 순간이 있었다. 먹는 양을 엄청 줄였을 때, 운동을 많이 했을 때, 또는 아침 공복에 운동했을 때가 대표적이다. 그때는 잠시나마 체지방 분해가 열렸을 것이다. 하지만 운동이 끝나고 과일 주스를 마시든, 단백질 쉐이크를 마시든, 가당 단백질바를 먹든, 가당 그래놀라가 든 요거트를 먹든, 고구마를 먹든 그 순간 체지방 창고의 자물쇠는 다시 잠겼을 것이다.

> **💡 최겸의 생각**
>
> 사실 전통적 다이어트를 하는 과정에서도 자연스럽게 탄수화물 섭취량을 줄어든다. 일단 식사량 자체가 줄어들면 당연히 그 안에 있는 탄수화물의 양도 줄어든다. 닭가슴살 샐러드가 다이어트에 효과가 있었던 이유도 자신도 모르게 저탄수화물 식단을 하게 만들었던 데 있다. 닭가슴살의 단백질과 샐러드의 식이섬유는 이전의 일반 식사와 달리 인슐린 분비를 크게 자극하지 않는다. 덕분에 닫혔던 체지방 창고의 문이 그나마 열릴 수 있었던 것이다.

체지방 분해는 억제되어 있는데 사용 가능한 에너지가 모자랄 때 몸이 대응하는 방법이 2가지 있다. 하나는 전신 구성 요소들의 활성도를 떨어뜨려서 에너지 소비를 절약하는 것(대사량 저하)이고, 다른 하나는 근육의 단백질을 분해해서 포도당으로 바꿔 쓰는 것(근단백질 분해)이다. 체지방 분해를 제대로 열지 못하면서 다이어트를 하니까 몸이 근육을 분해할 가능성이 높아지는 것이다. 이를 이해한다면 전통적 다이어터들에게서 종종 근손실이 발견되었던 것과 다이어트/피트니스 전문가들이 근손실에 예민하게 반응하는 현상이 그리 이상하지 않다.

역사 속에서 모든 인간과 척추동물은 대부분의 시간 동안 간헐적으로 음식을 먹었다. 간헐적 단식이 아니라 간헐적으로 섭식을 한 것이다. 심지어 과거에는 음식을 구하기 위해선 상당한 양의 육체 활동을 직접 해야 했다. 그 육체 활동의 양과 강도는 지금 헬스장에서 1시간 정도 운동하는 것과 비교도 안 된다. 농사나 건설 노동과 같은 고강도의 육체 노동을 하루라도 해본 사람이라면 이를 알 것이다. 현대의 다이어터가 잠시 음식을 덜 먹는다고 몸이 다량의 근육을 분해해서 에너지로 써버리는 상황에는 문제가 있다.

나는 전통적 다이어터가 경험하는 근손실의 원인이 단순히 칼로리 부족만이 아니라고 생각한다. 전통적 다이어터의 근손실을 가장 잘 설명하는 키워드는 '탄수화물 과잉 섭취', '인슐린 과잉 자극', 그리고 '잦은 섭식'이다. 체지방 분해가 애매하게 일어나는 상황에서 칼로리 적자가 일어나면 근손실의 가능성은 높아질 수밖에 없다.

> **최겸의 생각**
>
> 몸을 목조 건물에 비유하자면 근육은 나무 기둥과 비슷하다. 모든 사람의 집에는 땔감 창고가 있고 여기에 충분한 땔감이 있다. 모든 집에 한 달 이상 쓸 수 있는 땔감이 저장되어 있다. 난방을 위해서 나무가 필요하면 땔감 창고의 땔감을 꺼내서 쓰면 된다. 근육을 분해해서 에너지로 쓰는 것은 땔감이 모자란 데 창고의 문이 잠겨서 나무 기둥을 잘라 쓰는 것과 비슷하다.

4. 결론

우리는 체지방과 글리코겐에 에너지를 저장하고, 필요할 때 적절하게 사용한다. 글리코겐은 단기적으로 빠르게 포도당을 공급한다. 체지방은 중요한 에너지 저장고일 뿐만 아니라 생존하고 건강하게 활동하는 데 중요한 역할을 한다. 근육의 단백질도 비상시에는 에너지로 쓰일 수 있지만 이는 결코 바람직한 상황이 아니다.

비만과 다이어트는 체지방과 관련된 이슈다. 체지방은 중요한 기관이며, 우리의 몸은 체지방량을 적절하게 조절할 수 있는 시스템도 가지고 있다. 그런데 왜 많은 현대인이 살찌고 있는 것일까? 많은 사람의 몸에서 체지방량을 조절하는 시스템에 문제가 생긴 이유는 뭘까?

문제 해결의 실마리는 호르몬에 있다. 다음 장에서 이어진다.

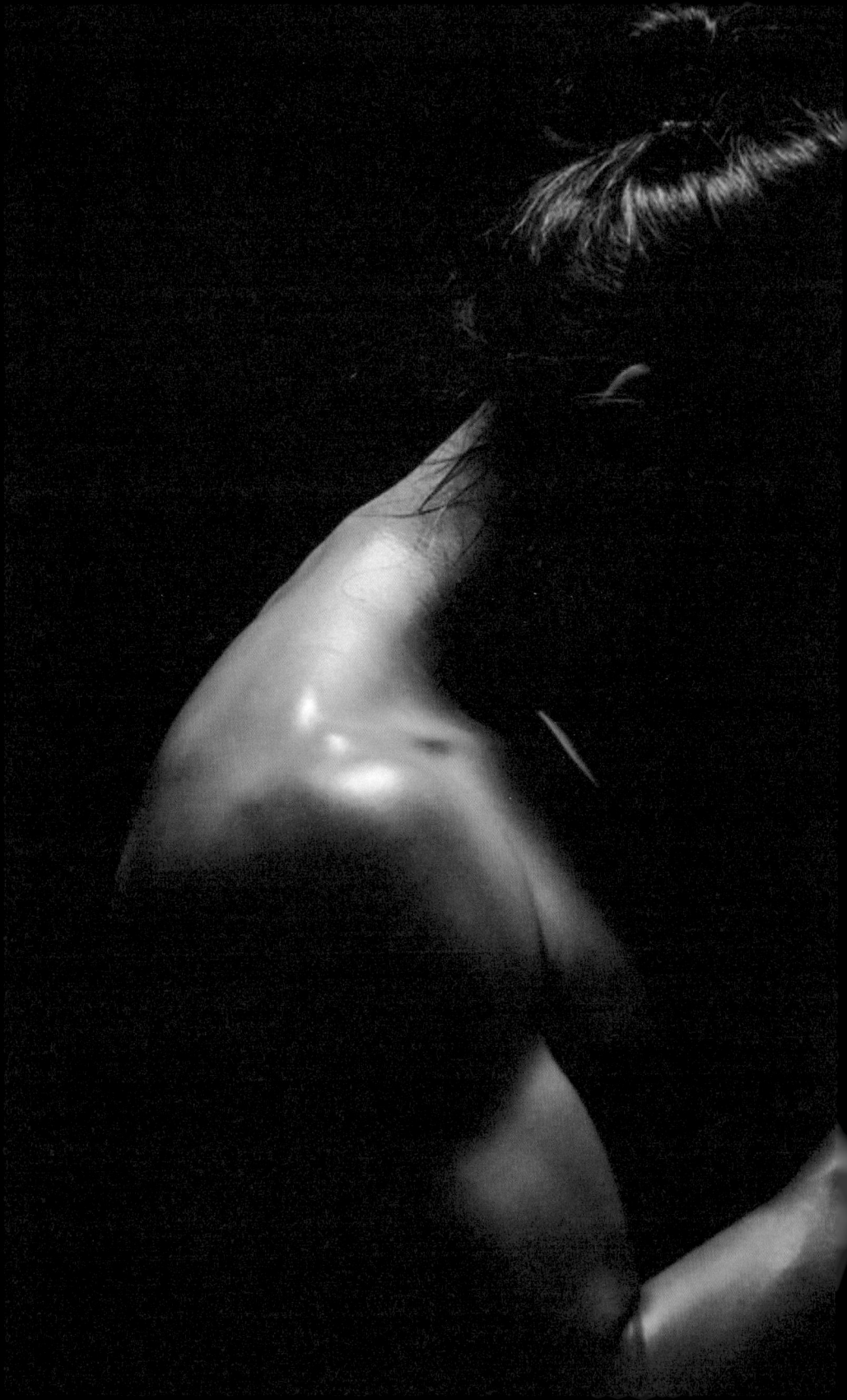

CHAPTER 02.
호르몬, 다이어트 성공의 열쇠

2 | 호르몬, 다이어트 성공의 열쇠

호르몬은 비만과 다이어트에 대해 많은 것을 설명한다. 호르몬 시스템을 고치지 못하면 다이어트에 장기적으로 성공하는 것은 불가능하다. 그동안의 비만 처방이 실패했던 결정적 이유는 칼로리 중심 사고에 매몰되어 호르몬을 제대로 바라보지 못했기 때문이다.

1. 기본 이해

1) 소개

호르몬은 가까이 또는 멀리에 있는 다른 세포에 특정한 신호를 전달하는 물질이다. 몸의 세포와 장기들은 이동할 수 없지만 멀리에서도 서로 소통하고 협동해야 한다. 그래서 신체 구성 요소들은 호르몬이라는 메신저를 사용한다.

호르몬 신호는 내분비샘(호르몬이 분비되는 곳)이라는 곳에서 분비되어 혈액에 담겨 혈관을 이동한다. 호르몬이 표적 세포(작용할 세포)에 도착하면 해당 세포의 호르몬 수용체에 결합한다. 이어서 세포 안에서 여러 가지 연쇄 작용이 촉발되고 특정한 대사적 반응이 일어난다.

> **예시) 스트레스 상황에 따른 투쟁/도피 반응**
>
> ① 위기 상황 인지
>
> ② 부신피질자극호르몬방출 호르몬 분비(@시상하부)
>
> ③ 부신피질자극 호르몬 분비(@뇌하수체)
>
> ④ 부신피질자극 호르몬이 부신피질 세포 수용체에 결합
>
> ⑤ 세포 내 여러 가지 반응
>
> ⑥ 결과
> - 혈압 상승 → 투쟁/도피 능력 상승
> - 혈당 상승 → 추가 에너지 공급
> - 소화/면역/생식 활성도 저하 → 불필요한 에너지 절약

2) 다양한 호르몬 분비 기관

(1) 시상하부

- 소개
  - 교감신경계와 호르몬계의 중앙 통제 센터다.
  - 몸 내외부를 통해 들어오는 정보를 바탕으로 특정한 지시를 내린다.
  - 대표적으로 체온, 배고픔, 갈증, 피로, 수면 그리고 일주기 생체 리듬 조절에 관여한다.

- 분비 호르몬
  - 갑상샘자극호르몬호르몬방출 호르몬
  - 부신피질자극호르몬방출 호르몬
  - 생식샘자극호르몬방출 호르몬

(2) 뇌하수체

- 소개
  - 시상하부의 지배를 받으며 다양한 호르몬의 분비를 총괄하는 곳이다.
- 분비 호르몬
  - 성장호르몬(GH)
  - 갑상선 자극 호르몬(TSH)
  - 부신피질자극호르몬(ACTH)
  - 황체형성호르몬
  - 젖분비호르몬
  - 항이뇨호르몬 : 수분, 전해질 균형 유지
  - 옥시토신 : 출산 시 자궁 수축

(3) 갑상선

- 소개
  - 목 중앙에 위치한 장기다.
  - 체온 조절, 에너지 대사 등 상당히 많은 항상성 조절에 관여하여 세포에 안정적인 환경을 조성한다.
  - 수분, 체온, 산소/칼슘/나트륨/콜레스테롤 농도 등 다양한 물질들의 균형을 조절한다.
- 분비 호르몬
  - 갑상선 호르몬(T3, T4)
  - 칼시토닌

(4) 부갑상선

- 소개
  - 목의 한가운데 앞으로 튀어나온 물렁뼈 아래쪽, 갑상선 뒤쪽에 위치한 나비 모양의 기관이다.
  - 칼슘 농도 조절을 포함한 항상성 조절에 기여한다.
- 분비 호르몬
  - 부갑상선 호르몬

(5) 부신

- 소개
  - 신장 위쪽에 위치한 장기다. 바깥쪽을 부신 피질, 안쪽을 부신 수질이라고 부른다.
  - 스테로이드 호르몬을 분비하고 대사, 면역 반응 조절에 기여한다.
- 부신 피질에서 분비되는 호르몬
  - 코르티졸
  - 알도스테론
  - 부신안드로겐
- 부신 수질에서 분비되는 호르몬
  - 에피네프린(아드레날린) : 스트레스 대항/혈압 조절
  - 노르에피네프린(노르아드레날린) : 스트레스 대항/혈압 조절

(6) 췌장(이자)

- 소개
  - 위의 아래쪽에 위치한 길이 15cm인 옥수수 모양의 암황색 신체 기관이다.
  - 각종 소화액이 포함된 이자액을 분비하여 십이지장으로 보내며, 인슐린과 글루카곤이라는 호르몬을 분비한다.
- 분비 호르몬
  - 인슐린

- 글루카곤
- 소마토스타틴
- 이자폴리펩티드

(7) 간

- 소개
  - 횡격막 아래 복부에 위치한 장기다.
  - 다양한 대사 작용과 해독 작용을 수행한다.
- 분비 호르몬
  - 안지오텐신
  - 인슐린 유사 성장인자(IGF-1)

(8) 심장

- 소개
  - 가슴의 중앙에서 약간 왼쪽에 치우쳐 있는 장기다.
  - 혈관을 통해 혈액이 이동할 수 있게 만드는 펌프 역할을 한다.
- 분비 호르몬
  - 심방성나트륨이뇨펩티드
  - 뇌성나트륨이뇨펩티드

(9) 난소

- **소개**
  - 자궁의 양쪽 아래쪽에 위치한 장기다.
  - 에스트로겐을 포함한 여러 성 호르몬을 분비하고 난자를 생성한 뒤 자궁으로 배출한다.
- **분비 호르몬**
  - 에스트로겐
  - 프로게스테론

(10) 정소

- **소개**
  - 남성의 고환 안에 쌍으로 존재하는 생식 기관이다
  - 테스토스테론과 정자를 생성한다
- **분비 호르몬**
  - 테스토스테론

(11) 신장

- **소개**
  - 복부 뒤쪽 척추 양쪽에 위치한 장기다.
  - 대사 산물을 여과하여 배설하고, 재흡수 작용을 조절해 체액의 항상성을 유지한다.

- 분비 호르몬
  - 레닌
  - 에리트로포이에틴
  - 활성형 비타민D

(12) 소화관

- 소개
  - 입에서부터 항문에 이어지기까지 음식물을 소화하는 데 관여하는 다양한 장기들을 의미한다.
- 분비 호르몬
  - 세로토닌 : 장에서 분비 / 감정, 식욕, 수면 조절
  - 가스트린 :
  - 세크레틴
  - 위억제성 폴리펩티드
  - 글루카곤 유사 펩티드(GLP-1)
  - 콜레시스토키닌(CCK)
  - 혈관작동성 장관 폴리펩티드
  - 그렐린

(13) 지방 세포

- 소개
    - 피부 아래와 내장 주변을 포함해서 전신에 분포된 지방 주머니다.
    - 에너지를 저장하는 것을 포함해 생존과 에너지 항상성 유지에 기여한다.
- 분비 호르몬
    - 랩틴

2. 비만 관련 호르몬 이슈

사실 대부분의 호르몬이 비만과 관련이 있다. 비만 자체가 전신의 대사 건강과 관련된 문제이기 때문이다. 다만, 비만과 다이어트를 이해할 때 중요하게 봐야 하는 호르몬들이 있다. 이 호르몬들을 제대로 이해해야 문제의 원인을 파악하고 해결할 수 있다.

1) 인슐린

(1) 소개

인슐린은 췌장에서 분비되는 호르몬이다. 에너지 대사에서 굉장히 중요한 역할을 수행한다.

(2) 기능/효과

대표 기능은 혈당 항상성을 조절하는 것이다. 우리가 탄수화물이 들어간 음식을 먹으면 혈액 속으로 포도당이 흡수되는데 인슐린은 이를 다양한 방법으로 처리한다.

인슐린은 다양한 세포에 작용해서 혈액 속 포도당이 세포 안으로 들어갈 수 있게 한다. 덕분에 포도당은 장기 또는 근육 세포 안으로 이동하여 에너지를 만드는 데 쓰일 수 있다. 포도당의 일부는 나중에 쓸 수 있도록 글리코겐의 형태로 변환되어 저장되는데 이 과정에서도 인슐린의 역할이 중요하다. 인슐린의 대표 효과는 다음과 같다.

① <u>포도당</u>이 장기나 근육의 세포에 들어갈 수 있게 한다.

② 당장 처리되지 못한 <u>포도당</u>이 간에서 지방으로 바뀔 수 있게 한다. ✹ 체지방 합성 촉진

③ <u>체성분(체지방, 글리코겐, 단백질)</u> 합성을 촉진한다 ✹ 체지방 합성 촉진

④ <u>체성분(체지방, 글리코겐, 단백질)</u> 분해를 억제한다. ✹ 체지방 분해 억제

⑤ <u>음식의 지방</u>이 에너지로 쓰이는 작용을 방해한다. ✹ 체지방 합성 촉진

⑥ <u>지방산에서 얻은 에너지</u>가 케톤으로 바뀌는 작용을 억제한다. ✹ 지방 분해 억제

인슐린의 효과는 당장 들어온 포도당을 세포가 에너지로 태우게 하는 것(1번)만이 아니다. 탄수화물 섭취를 통해서 혈당이 높게 오른다고 해서 이걸 단시간에 세포가 모두 쓸 수 없다. 혈당이 높게 올랐다가 잠시 후 내려갈 때 세포가 쓰지 못한 혈당은 어디로 갔을까? 답은 글리코겐 또는 지방이다. 인슐린은 당장 처리하지 못한 포도당을 글리코겐 또는 지방으로 바꿔서 저장한다.

인슐린은 몸에 저장되어 있던 에너지가 분해되는 것을 막으며, 포도당 이외의 영양소가 에너지로 쓰이는 것을 억제하고, 에너지가 지방으로 저장되는 것을 촉진한다.

> 인슐린 : "나 지금 바쁘게 포도당 처리 중이야.
> 원래 몸에 있던 친구들은 그 자리에 그대로 있고,
> 새로 들어온 친구들은 어디 좀 들어가 있어"

    1번을 제외하고 2~6번은 모두 직/간접적 경로로 살이 빠지는 것을 막고 살이 찌는 것을 유도한다. 최근 들어 인슐린이 살찌게 하는 호르몬이라는 주장이 종종 들리는 것과 많은 사람들이 탄수화물을 많이 먹을 때 쉽게 살찌는 것 같다고 느끼는 것도 여기에 있다. 인슐린은 살이 찌게 만드는 효과와 살이 빠지지 않게 만드는 효과를 모두 가지고 있다.

    미디어 속에서 전문가들의 자료나 발언을 볼 때 인슐린을 지나치게 관대하게 본다는 느낌을 종종 받는다. 이는 탄수화물이 인체에 '가장 중요한' 에너지원이라는 편견 때문이 아닐까 한다. (나는 이런 생각에 동의하지 않는다. 탄수화물과 지방 모두 중요한 에너지 원천이기 때문이다.) 탄수화물을 전체 열량의 과반 이상 섭취해야 한다고 믿기에 인슐린의 긍정적인 효과만 보게 되는 것이다.

(3) 처리되지 못한 포도당이 지방으로 바뀌는 것이다

    사실 많은 전문가가 인슐린이 살찌게 만든다는 사실을 이미 알고 있다. (모른다면 정말 문제다) 단지 제대로 이해하진 못하고 있었을 뿐이다. 많은 이들이 본질을 짚지 못하고 있다는 것을 보여주는 대표적 단서는 '남는 포도당이 간에서 지방으로 바뀐다'는 표현이다.

나도 다이어트 연구 초반에 이렇게 생각했었다. 그런데 연구를 지속하면서 이 표현을 수정해야 한다는 사실을 깨달았다. '남는' 포도당이 아니라 '당장 처리되지 못하는' 포도당이 지방으로 바뀐다고 보는 것이 정확하다. 에너지가 남는 상황이 아니더라도 포도당을 처리할 수 없는 상황이면 지방으로 바뀔 수 있다.

포도당 처리가 제대로 되기 어려운 대표 조건은 3가지다.
① 고인슐린 상황
② 설탕을 먹었을 때
③ 술을 마셨을 때

'당장 처리되지 못하는' 포도당이 지방으로 바뀌는 현상을 비유를 들어 설명해 보겠다. 컨베이어 벨트를 통해서 넘어오는 부품(포도당)을 조립하는 공장 근로자(지방 세포를 제외한 다양한 세포들)가 있다. 근로자의 업무는 다가온 부품을 집어서 조립하는 것(에너지로 소모)이다. 근로자가 제시간에 조립하지 못한 제품은 그대로 운반되어 창고(지방 세포)로 들어간다.
 정제 탄수화물 섭취는 컨베이어 벨트로 많은 양의 부품이 빠르게 밀려들어오는 상황과 비슷하다. 투입되는 양과 속도를 감당하기 어려워 제대로 처리되지 못한 부품들이 재고 창고로 직행한다. 같은 원리로 탄수화물 과잉 섭취로 인해 다량의 포도당이 빠르게 흡수되면 제대로 처리되지 못하고 간에서 지방으로 바뀔 가능성이 높다.

설탕 또는 술을 섭취한 상황은 누가 화장실에 오물을 투척해서 일부 직원이 화장실을 청소하러 간 상황과 비슷하다. 다들 바쁘게 업무를 하고 있는데 일부 직원들이 생산 라인에서 빠지게 된다. 심지어 그 직원들은 현장에서 가장 중요한 일을 하는 팀의 팀원들(간 세포)이다. 이는 설탕이나 술을 섭취했을 때 간의 독성을 처리하느라 간 세포가 원래 업무를 제대로 할 수 없게 되는 것과 유사하다. 이런 상황에선 제대로 처리되지 못한 에너지가 지방으로 바뀔 가능성이 증가한다.

(4) 인슐린 분비를 자극하는 것

인슐린이 평소에는 나오지 않다가 갑자기 분비되는 것은 아니다. 인슐린은 평소에도 조금씩 혈액 속으로 흘러나오고 있다. 이걸 기저 인슐린$_{Basal\ Insulin}$이라고 한다. 그러다가 특정 자극이 있을 때 췌장에서 인슐린이 활발하게 분비된다.

다음은 인슐린 분비를 자극하는 대표 요소들이다.
① 탄수화물 섭취 : 가장 크고 결정적인 효과
② 단백질 섭취 : 작은 효과
③ 지질 섭취 : 미미한 효과
④ 음식을 떠올리는 등의 자극 : ①~③에 비하면 미미하지만 뇌상 인슐린 반응$_{Cephalic\ Phase\ Insulin\ Response}$을 유발할 수 있다.

(5) 영양소별 혈중 인슐린 농도 변화

 음식을 먹었을 때 영양소별로 인슐린 분비를 자극하는 효과가 다르다. 일정량 이상의 탄수화물을 섭취했을 때 인슐린 수치는 크게 올랐다가 내려간다. 탄수화물 중에서도 녹말과 설탕은 인슐린 분비를 매우 크게 자극한다. 이는 혈액 속에 다량의 포도당이 들어왔을 때 다량의 인슐린이 분비되어 이를 빠르게 처리하는 것이다.

 단백질은 어느 정도 인슐린 분비를 자극하지만 탄수화물에 비해서는 그 정도가 낮고 추세가 완만하다. 단백질의 아미노산은 직접적으로 인슐린 분비를 자극하기도 하지만, 아미노산이 포도당으로 바뀌는 작용을 통해서도 인슐린 분비 자극에 기여한다.

 지방 섭취도 인슐린 분비를 자극한다. 다만 다른 영양소에 비해서 인슐린 분비에 미치는 영향은 미미하다.

(6) 고탄수화물-고인슐린 반응 프로세스

 녹말이 풍부한 식사를 했을 때 혈중 포도당과 인슐린 농도의 변화는 다음 그래프와 같은 양상으로 일어난다. 기본적으로 4단계로 구성되며 일부 케이스에서는 5단계까지 진행된다.

1단계 – 혈당 스파이크 : 식후 혈당 수치가 높게 오른다.
2단계 – 인슐린 스파이크 : 이어서 인슐린 분비가 크게 자극된다.
3단계 – 혈당 크래쉬 : 혈당 수치가 크게 떨어진다.
4단계 – 인슐린 크래쉬 : 인슐린 농도가 크게 떨어진다.
(일부) 5단계 – 에너지 부족 증상 : 경미한 저혈당 증상, 기력 저하, 스트레스/
예민함, 당분 섭취 욕구 증가

대부분의 현대인이 매일 아침, 점심, 저녁 3끼를 탄수화물을 중심으로 먹는다는 것을 떠올려보자. 최근 통계를 보면 한국인은 평균적으로 매일 300g 이상의 탄수화물을 먹고 있다. 이는 밥, 빵, 면, 설탕과 과일을 중심으로 섭취된다. 대부분의 사람들의 혈액 속에선 아래의 그림처럼 하루 3번 또는 그 이상 포도당과 인슐린의 농도가 크게 오르내리고 있을 것이다.

이렇게 식후 혈당이 높게 치솟았다가 내리는 것은 당뇨 환자 뿐만 아니라

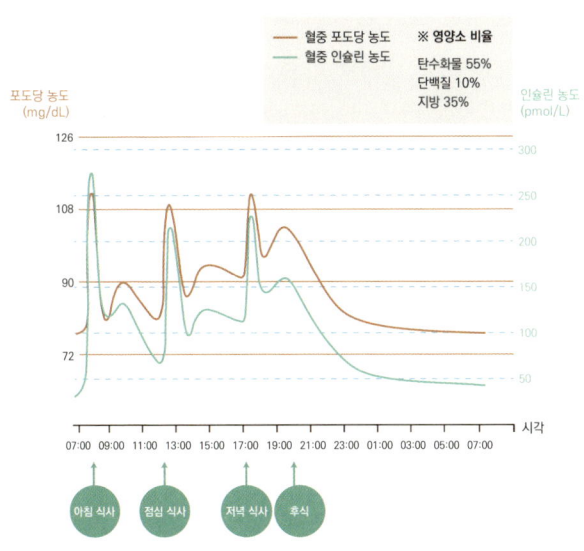

그림1) 녹말이 풍부한 식사에 따른 혈당/인슐린 반응

그림1) 원본 출처 : Daly ME, Vale C, Walker M, Littlefield A, Alberti KG, Mathers JC. Acute effects on insulin sensitivity and diurnal metabolic profiles of a high-sucrose compared with a high-starch diet. Am J Clin Nutr. 1998 Jun;67(6):1186-96. doi: 10.1093/ajcn/67.6.1186. PMID: 9625092.

모든 건강한 사람에게서 일어난다. 식후 혈당을 30분~1시간 단위로 측정해 보면 이를 확인할 수 있다. 나는 예전에 연속혈당측정기(침이 달린 측정기를 피부에 부착하고 앱을 통해 세포 간질액의 포도당 농도를 지속적으로 확인하는 장비)를 착용하고 이를 확인해본 적이 있다.

굳이 혈당 테스트를 하지 않아도 고당분 또는 고탄수화물 식사 이후에 컨디션이나 에너지 레벨의 변화를 느껴본 사람이라면 알 것이다. 식사 이후 쳐지거나 졸리는 느낌이 든 적이 있을 것이다. 어떨 때는 시간이 얼마 지나지 않았는데도 불구하고 무언가 더 먹고 싶어진다. 이때 생각나는 음식은 보통 혈당을 빠르게 올리는 음식일 가능성이 높다.

고탄수화물 식단에 이은 혈당과 인슐린의 반응은 이 상황을 잘 설명한다. 지나치게 많이 분비된 인슐린이 포도당을 처리해버리는 동시에 다른 영양소의 분해도 억제했으니 실제로 사용 가능한 에너지가 부족해지는 것이다.

여러분도 한 번쯤은 식사 이후의 혈당 변화를 측정해볼 것을 권장한다. 이런 현상이 일어나는 것을 직접 보면 꽤 무섭다. 몸속에서 이런 현상이 매일 3번 일어난다는 건 1년에 1,000번 이상, 10년마다 1만 번 이상 일어나고 있다는 것을 의미한다.

이렇게 다량의 인슐린과 혈당에 반복 노출될 때 몸에서는 어떤 변화가 일어난다. 이런 변화를 인슐린 저항성이 높아진다고 표현한다.

2) 인슐린 저항성

(1) 소개

　인슐린 저항성이란 세포가 포도당을 에너지로 쓰는 데 문제가 생긴 정도를 의미한다. 인슐린 저항성이 높다는 건 인슐린 신호가 정상적으로 기능하지 못하고 있다는 뜻이다. 인슐린 저항성이 높으면 포도당이 세포에 전달되어도 제대로 처리되지 못한다. 인슐린 저항성은 비만뿐만 아니라 당뇨, 암, 심혈관 질환 등의 대사 문제를 가진 사람들에게서 높은 비율로 발견된다.

　다음 그래프는 정상 체중인과 비만인이 동일한 식사를 했을 때 혈중 인슐린 수치 변화를 보여준다. 똑같은 음식을 먹어도 살이 찐 사람들의 몸에선 더 많은 인슐린이 분비된다. 분비된 인슐린이 제 역할을 하지 못하기 때문이다. 이는 비만인의 인슐린 저항성을 간접적으로 보여주는 동시에 비만이라는 문제의 중심에 인슐린이 있다는 것을 드러낸다.

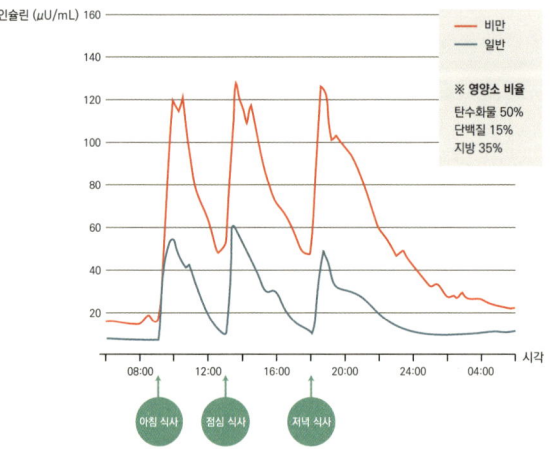

그림2) 동일한 식사에 대한 일반인과 비만인의 인슐린 반응

(2) 인슐린 저항성이 높으면 살찌기 쉬운 이유

　당장 쓰이지 못하고 남는 포도당은 대부분 지방으로 바뀌기에 인슐린 저항성이 높아지면 살찔 가능성이 높아진다. 게다가 인슐린 저항성이 높으면 세포가 에너지를 제대로 공급 받지 못한다. 이때 뇌가 에너지 부족 신호를 감지하면 대사량은 떨어뜨리고 식욕은 높인다. 그렇기 때문에 인슐린 저항성이 높으면 살이 찌기 쉬워진다.

- 인슐린 저항성 ▶ 에너지 공급 이상 ▶ 뇌 신호 ▶ 세포 활성도 저하 ▶ 활력 저하 & 대사량 저하(기초대사량과 활동대사량 모두 감소)
- 인슐린 저항성 ▶ 에너지 공급 이상 ▶ 뇌 신호 ▶ 식욕 증가 & 포만감 저하

그림2) 원본 출처 : Polonsky KS, Given BD, Van Cauter E. Twenty-four-hour profiles and pulsatile patterns of insulin secretion in normal and obese subjects. J Clin Invest. 1988 Feb;81(2):442-8. doi: 10.1172/JCI113339. PMID: 3276730; PMCID: PMC329589.

여기서 주목할 것은 높은 인슐린 저항성이 비만의 원인인 동시에 결과도 될 수 있다는 것이다. 높은 인슐린 저항성은 살이 찌는 것을 유발하는데, 살이 찌는 것은 다시 인슐린 저항성을 높인다. 이런 인슐린 저항성의 악순환 고리에 들어가면 살이 찌는 것이 쉬워지며, 반대로 살을 빼는 것은 상당히 어려워진다.

(3) 인슐린 저항성의 원인

인슐린 저항성을 높이는 원인은 다양하다. 이중에선 확실하게 밝혀진 것도 있고 아직 확인 중인 것도 있다. 그중에서 명확하며 가장 중요한 원인은 높은 농도의 혈당과 인슐린에 과잉 노출되는 것이다.

많은 현대인의 세포가 고혈당과 고인슐린 상태에 만성적으로 노출되고 있다. 이는 현대인이 먹고 있는 탄수화물의 종류와 양, 그리고 너무 자주 먹는 식습관 때문이다. 그 결과 세포에서 인슐린이 제대로 기능하지 못하는 '인슐린 저항성이 높은 상태'가 만들어진다.

간에 문제가 생기는 것도 명확하게 인슐린 저항성을 높인다. 현대인의 간에 문제를 유발하는 대표 요인은 설탕, 술, 그리고 과다한 탄수화물 섭취다. 간과 인슐린 저항성의 관계에 대한 설명은 다음의 영상(QR 코드)으로 대신한다. 인슐린 저항성에 대해서 좋은 관점을 제공해줄 것이다.

(4) 혈당/인슐린 롤러코스터의 문제

만성적으로 고농도의 혈당에 노출되면 정상적인 세포가 손상될 수 있다. 이를 보여주는 것이 당뇨 합병증이다. 당뇨 환자의 몸에선 탄수화물 섭취를 통해서 흡수된 포도당이 제대로 처리되지 못한다는 사실과 당뇨에 걸린 기간이 길어지면 높은 비율로 당뇨 합병증이 발생한다는 사실에 주목해보자.

당뇨 합병증 중 많은 것이 가느다란 혈관이 많은 장기들이 손상되면서 나타난다. 고혈당에 취약한 장기는 눈(망막), 손, 발, 신장이 대표적이다. 당뇨 환자는 정상인보다도 고혈당에 노출되는 정도와 시간이 길다 보니 체성분들이 빠르게 손상되는 것이다. 참고로 당뇨 환자들이 주로 측정하는 '당화혈색소' 수치는 적혈구 내 혈색소의 단백질이 혈당에 의해서 얼마나 변형되었는지를 보여준다.

높은 농도의 혈당에 만성적으로 노출되면 인슐린과 관련된 문제가 생길 위험도 증가한다. (1형 당뇨 환자 제외) 고혈당에는 다량의 인슐린 분비가 반드시 뒤따르기 때문이다. 다량의 인슐린에 과잉 노출되는 현상은 인슐린 저항성 증가를 포함한 여러 문제를 유발할 수 있다.

- 인슐린 과잉 노출 ▸ 혈당 크래쉬 & 지방 분해 억제 ▸ 에너지 공급 이상 ▸ 포만감 감소, 식욕 증가 ▸ 불필요한 섭취 유발 ▸ 인슐린 과잉 악순환
- 인슐린 과잉 노출 ▸ 체지방 증가 ▸ 랩틴 과잉 ▸ 랩틴 저항성 증가 ▸ 인슐린 과잉 악순환

- 인슐린 과잉 노출 ▸ (인슐린 저항성 증가) ▸ 체지방 증가 ▸ 염증 반응 증가 ▸ 인슐린 저항성 증가 & 렙틴 저항성 증가 ▸ 인슐린 과잉 악순환

(5) 쉽게 살찌는 음식들의 진짜 공통점

'기름진' 음식, '서구화된' 식단, 또는 '고열량' 식품이 비만의 주범이라는 말을 들어봤을 것이다. 이런 표현은 한국 비만 학회의 홈페이지뿐만 아니라 비만과 관련된 대부분의 자료에서 발견된다. 이런 표현을 하는 사람들의 논리는 기름진 음식이나 서구화된 식단은 칼로리 밀도가 높으니까 살찌게 한다는 것이다.

그들은 칼로리와 지방을 생각하면서 중요한 것을 놓쳤다. 사실 쉽게 살찌게 하는 음식들에는 칼로리보다 더욱 중요한 특징이 하나 있다. 바로 인슐린 분비를 크게 자극하는 것이다. 다량의 탄수화물이 함유된 음식은 인슐린 분비를 크게 자극한다.

다음은 살찌게 만드는 것으로 유명한 대표 음식 조합이다. 인슐린 분비를 크게 자극하는 음식들에 밑줄을 표시했다.

① 빵 = 밀가루(탄수화물) + 버터(지방) + 우유(탄수화물 단백질 지방) + 생크림(지방) + 설탕(탄수화물) + 달걀(단백질)

② 햄버거 세트 = 빵(탄수화물과 지방) + 패티(단백질과 지방) + 채소(탄수화물) + 소스(탄수화물과 지방) + 감자튀김(탄수화물) + 콜라(탄수화물)

③ 건강한(?) 샌드위치 = 빵(탄수화물과 지방) + 건더기(주로 단백질과 지방) + 햄버거보다 조금 더 많은 채소(탄수화물) + 소스(탄수화물과 지방)

④ 도넛 = 빵을 기름(지방)에 튀기고 설탕(탄수화물)도 더 얹음

⑤ 피자 = 도우(탄수화물과 지방) + 소스(탄수화물과 지방) + 치즈(지방과 단백질) + 육류(단백질과 지방) + 구황작물토핑(탄수화물) + 디핑소스(탄수화물과 지방)

⑥ 치킨 = 닭고기(단백질과 지방) + 튀김용 전분(탄수화물) + 소스/양념(탄수화물과 지방) + 탄산음료(탄수화물)

⑦ 라면 = 기름에 튀긴 면(탄수화물과 지방) + 나트륨과 조미료가 섞인 국물

⑧ 육류 식사 = 고기(지방과 단백질) + 밥(탄수화물) + 소스(탄수화물) + 탄산음료(탄수화물) + (볶음밥/냉면)

⑨ 볶음밥 = 밥(탄수화물) + 채소(탄수화물) + 고기(단백질과 지방) + 다량의 기름(지방)

⑩ 토스트 = 빵(탄수화물과 지방) + 잼(탄수화물) + 과일주스(탄수화물)

⑪ 아이스크림 = 설탕(탄수화물) + 유제품(지방과 단백질)

이 음식 조합들의 공통점은 많은 양의 탄수화물을 담고 있다는 것이다. 다량의 탄수화물은 곧 다량의 인슐린 분비를 의미한다. 이런 조합의 음식을 먹었을 때 몸에서 어떤 일이 일어나는지 생각해보자.

💡 음식(고탄수화물 + 고지방 식단) → 혈액(고혈당 + 고중성지방 + 고인슐린)

다량의 포도당이 흡수되면 몸은 일단 당장 들어온 탄수화물부터 처리한다. 이때 섭취된 탄수화물은 정제 탄수화물이라 흡수 속도도 너무 빠르다. 당장 처리되지 못한 탄수화물은 간에서 지방으로 바뀐다.

인슐린의 효과는 탄수화물에만 국한되지 않는다. 인슐린 분비가 자극되자마자 체지방 분해는 억제된다. 음식에 들어 있던 지방도 에너지로 쓰이지 못하고 체지방으로 저장될 가능성이 높다. 똑같이 600kcal를 섭취한다고 해도 단백질과 지방만 먹는 것과 다량의 탄수화물에 단백질과 지방을 함께 먹었을 때 살찌는 효과는 전혀 다르다.

우리가 지방과 칼로리에 집중할 때 놓친 것은 '고혈당'과 '고인슐린'이다.

음식이 몸에 미치는 효과를 생각할 때 중요한 건 일상의 진짜 맥락이다. 지금 한국인은 어떻게 먹고 있나? 밥상의 한 켠에는 항상 다량의 탄수화물이 존재한다. 패스트푸드점에서 햄버거 단품보다는 감자튀김과 콜라가 포함된 세트를 시키는 게 자연스럽고, 치킨이나 피자를 시켰는데 콜라가 안 오면 속상하다. 심지어 건강하다는 샌드위치를 먹으면서 고과당 주스나 달콤한 음료를 함께 마신다. 식사 후에는 과일이나 디저트 같은 것도 먹는다.

심지어 고기(단백질과 지방으로 구성된 식품)를 먹으러 가도 고탄수화물 식단을 한다. 내 말을 확인하고 싶으면 고깃집에 갔을 때 주변을 찬찬히 둘러보길 바란다. 정말 많은 테이블에 탄산음료(설탕) 또는 술(알코올)이 놓인 것을 볼 수 있을 것이다. 대부분 공깃밥과 찌개를 추가하고, 일부 사람들은 후식(?)으로 고기 기름에 밥을 볶아 먹기도 한다.

문제는 삼겹살의 지방이 아니라 삼겹살을 먹는 맥락이다. 여러분이 인슐린에 대해서 제대로 이해했다면 이 상황은 어렵지 않게 이해할 수 있을 것이다.

(6) 현대인이 탄수화물을 섭취하는 방식에 문제가 있다.

이쯤이면 인슐린이나 탄수화물 자체가 나쁘다고 오해하는 사람들이 있을 수 있다. 하지만 탄수화물이나 인슐린 자체가 나쁘다고 할 순 없다. 탄수화물은 우리에게 필요한 에너지원이고, 인슐린도 중요한 호르몬이다. 중요한 건 특정 물질에 노출되는 '양', '종류', '빈도', '섭취 상황'과 같은 맥락이다. 현대인이 탄수화물을 섭취하는 맥락에는 확실히 문제가 있다. 우리가 섭취하는 탄수화물의 양, 종류, 그리고 빈도를 말하는 것이다. 많은 현대인이 365일 다량의 탄수화물을 자주 섭취하고 있다. 심지어 이제는 쌀밥이나 뿌리채소(고구마, 감자)만 먹지 않는다. 여기에 더해 밀가루(빵, 면, 과자), 설탕, 액상과당, 술과 같이 몸에서 문제를 만드는 탄수화물을 다량 반복 섭취하고 있다.

그래도 인간의 몸은 꽤 유연하고 강하다. 소수의 사람을 제외한 대부분의 사람의 몸은 과도한 혈당과 인슐린 자극을 일정 세월동안 버틸 수 있는 능력을 가지고 있는 것으로 보인다. 그래서 젊고 건강할 때는 대부분의 사람들의 몸에 별문제가 없는 것처럼 보이는 것이다.

그러다가 많은 이들이 30대, 40대가 되면서 더 이상 에너지 레벨과 컨디션이 예전 같지 않음을 느끼게 된다. 특히 그동안 설탕이나 술을 많이 섭취했던 이들에게는 이런 시기가 더 빨리 올 것이다. 오랜 세월 고농도의 혈당과 인슐린에 무분별하게 노출된 사람의 몸에서는 더 높은 확률로 인슐린 저항성이 증가할 것이다. 이는 인슐린 저항성의 악순환 사이클로 당신을 이끌어 비만과 대사 질환에 걸릴 리스크를 높이고 노화를 가속한다.

3) 랩틴

(1) 소개

　랩틴$_{Leptin}$은 신체 전반의 활성도와 식욕을 조절하는 호르몬이다. 주로 지방 세포에서 분비되며 뇌의 시상하부에 신호를 전달한다.

　랩틴은 1994년 네이처 지의 논문을 통해 세상에 알려졌다. 랩틴의 발견은 비만 분야에서 굉장히 중요한 사건이었다. 단순히 에너지 주머니인 줄로만 알았던 지방 세포가 뇌에 중요한 신호를 보내고 있었다는 사실이 드러난 것이다. 학자들은 후속 연구를 통해서 랩틴이 에너지 대사 전반에 중요한 영향을 미친다는 사실을 알게 되었다.

(2) 기능/효과

　지방 세포는 랩틴 신호를 통해 전신의 에너지 수급 상황을 뇌에 전달한다. 뇌에 랩틴 신호가 전달되면 다음의 반응이 일어난다.

- ① **음식 섭취량 조절** : 신경계 반응을 통해서 식욕이 줄어들고 포만감이 증가한다. 이는 인간이 음식 섭취를 중단하도록 유도한다.
- ② **에너지 소비량 조절** : 자율신경계가 활성화되어 전신의 세포가 더 활발하게 에너지를 쓰도록 만든다. 이때 활력이 증가하면 인간은 더 적극적으로 활동하게 되어 더 많은 에너지가 소모될 가능성이 높아진다.

③ **인슐린 분비 및 인슐린 민감도 조절** : 렙틴은 인슐린 분비와 인슐린 민감도를 조절하는 데도 직접적인 영향을 미친다. 렙틴은 혈당과 인슐린 분비량에 영향을 미쳐 몸이 적절한 체지방량을 유지할 수 있게 한다.

④ **기타** : 렙틴은 다양한 호르몬(코르티솔, 갑상선자극호르몬, 황체형성호르몬, 모낭 자극 호르몬)의 24시간 분비 리듬을 조절하고, 면역력 강화와 조직 합성에도 관여한다.

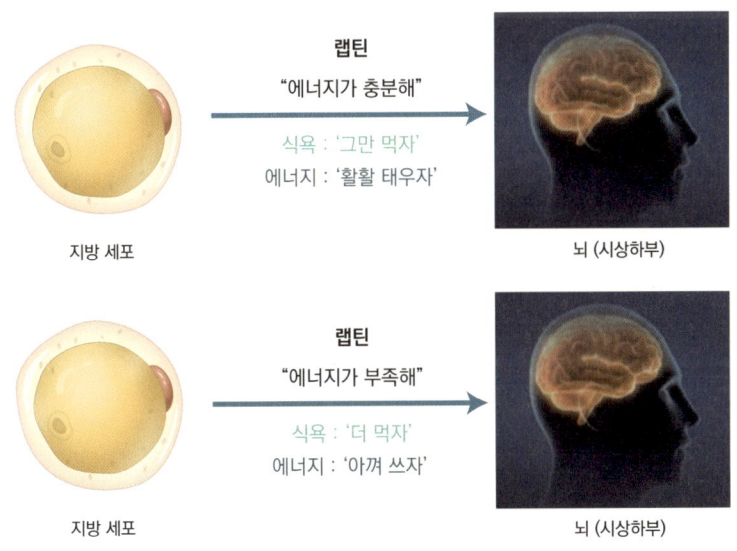

(3) 렙틴 결핍

렙틴이 발견된 이후 비만 분야에선 다양한 후속 연구가 이루어졌다. 다음 사진에서 뚱뚱한 쥐는 인위적으로 렙틴 결핍을 유도한 쥐다. 이 쥐는 충분히 음식을 먹어도 포만감을 느끼지 못하고 계속해서 먹었다고 한다. 활동량은 굉장히 떨어졌다. 랩틴 신호가 아예 없으니 식욕과 포만감을 느끼는 데 문제가 생기고, 움직이기 싫어진 것이다.

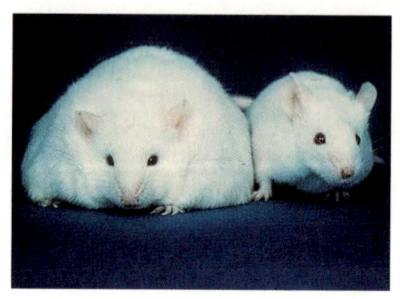

연구자들은 랩틴 결핍 쥐에게 인위적으로 랩틴을 투여했다. 그 결과 식욕과 포만감이 안정화되고, 활동성이 증가했으며, 체중이 감소했다. 랩틴 결핍증을 가진 사람을 대상으로 진행한 실험에서도 비슷한 효과가 확인되었다. 이는 비만 학계를 들뜨게 만드는 발견이었다. 당시 전문가들은 랩틴이 비만 치료의 열쇠가 되리라 생각했다. 살이 찐 사람들에게 랩틴을 투여하면 대사량을 늘리고 식욕과 포만감을 조절할 수 있게 되니 비만을 치료할 수 있을 것이라 기대했다.

하지만 이어지는 연구들에서 실망스러운 결과가 나타났다. 랩틴 주사는 랩틴 결핍 때문에 비만이 된 사람에게는 효과가 있었지만, 그렇지 않은 사람들의 문제는 해결하지 못했다. 왜냐면 대부분의 비만한 사람들의 문제는 랩틴이 부족한 게 아니기 때문이다. 진짜 문제는 랩틴 저항성이었다.

4) 랩틴 저항성

(1) 소개

랩틴은 지방 세포에서 분비되기 때문에 분비량이 체지방량에 비례하는 경향이 있다. 그래서 많은 비만한 사람들의 몸에서는 오히려 랩틴이 너무 많이 나오고 있었다. 문제의 본질은 랩틴의 양이 아니라 랩틴 신호가 제대로 작동하지 못하는 것이다. 이게 바로 랩틴 저항성 Leptin Resistance 이 높은 상황이다.

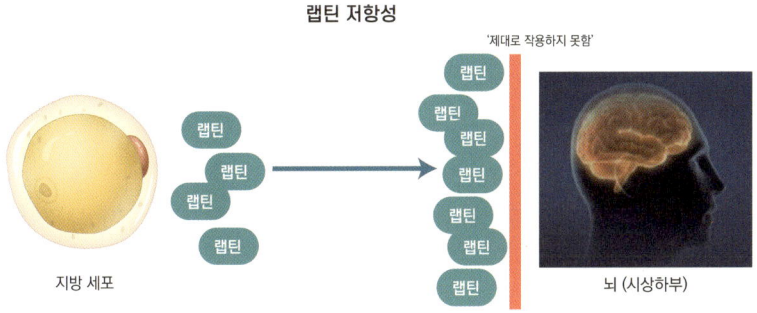

(2) 랩틴 저항성의 문제

랩틴의 기능을 떠올리면 랩틴 저항성이 높아졌을 때 일어나는 문제를 이해할 수 있다. 랩틴 저항성이 생기면 뇌는 지방 세포가 전달하는 메시지를 제대로 전달받지 못한다. 그럼 뇌는 몸에 에너지가 충분함에도 불구하고 에너지가 부족하다고 판단하게 된다. 이는 전신의 구성 요소들이 에너지를 덜 쓰게 만드는 동시에 우리가 음식을 더 먹게 만드는 반응으로 이어진다. 그 결과가 무엇인지는 예상하기 어렵지 않다.

다음은 랩틴 저항성이 높아졌을 때 발생하는 대표 문제들이다.
  ① 대사량 저하
  ② 인슐린 저항성 증가, 혈당 조절 능력 저하
  ③ 과식/폭식/식욕이상 ⇒ 쉽게 살찜
  ④ 대사량 저하/인슐린 저항성 증가/식욕 이상 ⇒ 쉽게 살찜
  ⑤ 무기력증, 만성 피로, 체온 저하
  ⑥ 면역력 저하 : 쉽게 아프게 된다.
  ⑦ 뼈 생성 능력 저하 : 골다공증의 위험이 증가한다.
  ⑧ 호르몬 이상 : 월경 문제, 난임/불임, 성 기능 이상

(3) 랩틴 저항성의 원인

랩틴 저항성을 높이는 것으로 보이는 원인은 다양하다. 아직 상세히 밝혀져야할 것들이 있지만 어느 정도 밝혀진 요소들은 다음과 같다.
  ① 랩틴 과잉 노출
  ② 인슐린 과잉 노출
  ③ 인슐린 저항성
  ④ 염증(TNF-알파)
  ⑤ 혈중 중성지방 과잉
  ⑥ 신경 손상
  ⑦ 유전적 결함

랩틴에 과잉 노출될 경우 랩틴 신호에 대한 민감도가 떨어진다는 것은 이

해하기 어렵지 않다. 랩틴과 인슐린 외에도 많은 호르몬과 신경전달 물질은 해당 자극에 과잉 노출될 때 저항성이 증가한다. 위의 목록에서 조금 더 주목할 것은 '인슐린'과 '염증'이다. 여기에서는 랩틴과 인슐린의 관계에 대해서만 살펴보겠다.

(4) 랩틴과 인슐린의 관계

랩틴과 인슐린은 서로에게 영향을 미친다.

인슐린 → 랩틴
: 인슐린은 직/간접적으로 랩틴의 합성과 분비를 자극한다. 인슐린 신호가 랩틴 분비를 자극하기도 하고, 인슐린으로 인해서 살이 찌면 자연스럽게 랩틴 분비량이 늘어난다.

랩틴 → 인슐린
: 랩틴은 아래의 경로를 통해서 혈당 및 인슐린 분비 작용을 조절하는데 기여하고, 세포들의 인슐린 민감도를 높인다.

① 간의 포도당 생성 감소 → 인슐린 분비 감소
② 근육의 포도당 소모 촉진 → 인슐린 분비 감소 & 에너지 소모 증가
③ 시상하부 인슐린 민감도 제고 → 인슐린 분비 감소 & 에너지 소모 증가
④ 갈색지방 열 생성 촉진(=갈색지방 포도당 흡수 증가) → 인슐린 분비 감소 & 에너지 소모 증가
⑤ 식욕 저하 및 포만감 증가 → 섭취 가능성 낮춤 → 인슐린 분비 감소
⑥ 활성도, 활력 증가 → 활발한 활동 가능성 높임 → 인슐린 분비 감소 & 에너지 소모 증가

다이어트에 성공하기 위해선 랩틴 저항성을 반드시 낮춰야 한다. 인슐린에 과잉 노출되거나 인슐린 저항성이 높으면 랩틴 저항성을 낮추는 것이 어렵다. 그렇기 때문에 다이어트 과정에서 인슐린 자극을 조절하는 게 중요하다.

(5) 인슐린/랩틴 핵심 정리

① 탄수화물을 먹으면 인슐린 분비가 크게 자극된다.
② 인슐린은 세포가 포도당을 에너지로 쓸 수 있게 만든다.
③ 인슐린은 음식의 지방이 에너지로 쓰이는 것을 억제한다.
④ 인슐린은 체지방 분해를 억제하고 합성을 촉진한다.
⑤ 인슐린은 몸이 당장 처리하지 못한 포도당을 지방으로 바꾼다.
⑥ 몸에 체지방이 많거나 공급되는 에너지가 풍부할 때 랩틴 분비량이 증가한다. 그 결과 식욕은 떨어지고 대사량은 증가한다.
⑦ 몸에 체지방이 적거나 공급되는 에너지가 부족할 때 랩틴 분비량이 감소한다. 그 결과 식욕은 증가하고, 대사량은 떨어진다.
⑧ 인슐린 저항성이 높아지면 인슐린 신호가 제대로 기능하지 못한다.
⑨ 인슐린 저항성이 높아지면 살이 찌기 쉬워지고 살을 빼는 건 어려워진다.
⑩ 랩틴 저항성이 높아지면 랩틴 신호가 제대로 기능하지 못한다.
⑪ 랩틴 저항성이 높아지면 다양한 건강 문제가 생기며 인슐린과 혈당을 조절하는 능력이 떨어진다.
⑫ 랩틴 저항성이 높아지면 살이 찌기 쉬워지고 살을 빼는 건 어려워진다.
⑬ 인슐린과 랩틴은 상호 작용하며 서로를 조절한다. 이 상호 작용에 문제가 생길 경우 살이 찔 수밖에 없는 악순환이 발생한다.

살이 찌는 현상의 중심에는 '인슐린 저항성'과 '렙틴 저항성'이 있다. 인슐린과 렙틴을 중심으로 일어나는 일만 이해해도 비만이라는 문제 상황의 절반은 이해하게 된다. 물론, 인슐린과 렙틴 외에도 비만-다이어트와 관련해서 중요한 호르몬이 몇 가지 더 있다. 그중 중요한 것 일부를 소개한다.

5) 글루카곤

(1) 소개

글루카곤은 인슐린과 반대 방향으로 혈당을 조절하며 에너지 대사에 기여하는 호르몬이다. 인슐린과 마찬가지로 췌장에서 분비된다. 글루카곤 분비가 자극되면 저장된 에너지를 분해해서 사용 가능한 에너지의 공급을 늘리는 작용이 활성화된다.

(2) 기능

① **간 글리코겐 분해** : 글리코겐을 포도당으로 분해하는 작용을 촉진한다.
② **체지방 분해** : 지방 세포에 저장된 중성지방이 지방산 및 글리세롤로 분해되는 작용을 촉진한다.
③ **포도당 신생합성 촉진** : 간에서 젖산, 글리세롤, 아미노산과 같은 재료로 포도당을 합성하는 작용을 촉진한다.

6) 코르티솔

(1) 소개

에너지 사용을 포함한 다양한 신체 작용에 관여하는 호르몬이다. 부신 피질에서 분비된다. 기본적으로 24시간 일주기 리듬에 따라서 혈중 농도가 자연스럽게 오르내리며, 스트레스 자극에 의해 분비가 자극된다.

(2) 기능

① 코르티솔은 아래의 방식을 통해 몸이 단기적으로 사용 가능한 에너지를 증가시킨다.
  ⓐ 당신생합성 증가 → 포도당 공급 증가
  ⓑ 글리코겐 분해 → 포도당 공급 증가
  ⓒ 체지방 분해 → 지방 공급 증가
  ⓓ 단백질 분해 증가
② 신체 전반의 활성도를 높인다.
③ 소화, 생식, 성장, 면역 등 당장의 생존에 불필요한 기능은 줄인다.

(3) 관련 질병

① 쿠싱 증후군

코르티솔이 과잉 분비되는 질병이다. 쿠싱 증후군 환자의 1/3에서 고혈당과 당뇨병이 발견되며, 거의 모든 쿠싱 증후군 환자들이 복부 지방 증가를 포함한 체중 증가를 경험한다. 이 병을 앓으면 아무리 적게 먹고 운동해도 체중이 증가한다. 코르티솔이 에너지 대사에 미치는 영향을 이해한다면 이런 현상이 쉽게 이해된다.

② 에디슨병

부신 손상으로 인해 코르티솔 분비에 문제가 생긴 질병이다. 환자의 최대 97%가 체중 감소를 경험한다고 한다. 이 또한 적절한 코르티솔 분비가 에너지 대사에서 굉장히 중요하다는 것을 보여준다.

(4) 분비 요인

① 일주기 리듬

코르티솔은 24시간을 주기로 하는 일주기 리듬에 따라 자연스럽게 오르내린다. 혈중 코르티솔 농도는 깊은 새벽부터 높아지기 시작해서 아침 8시 즈음 최고점에 이른다. 이는 우리가 아침에 잠에서 깨게 만들고 낮 시간의 활동성을 증가시킨다. 코르티솔 농도는 이후에 점차 감소하여 밤이 가까워지면 가장 낮아진다. 이는 저녁과 밤에 차분하게 휴식하고 잠들기 좋은 조건을 만들어준다.

② 스트레스 자극

스트레스는 외부에서 들어온 자극(stressor, 스트레스 요인)이 뇌에 전달되고 자율신경계, 면역계, 그리고 호르몬계 등에서 일어나는 통합적 반응을 의미한다. 두려움, 배고픔, 추위 등이 대표적인 스트레스 자극이다. 스트레스 자극에 의해 야기되는 다양한 생리적 반응은 스트레스를 유발한 위험으로부터 신체를 보호하고 생존 가능성을 높인다.

이때 일어나는 대표적 반응은 빠르게 몸의 활성도를 높이고 에너지 공급 체계를 조정하는 것이다. 스트레스 자극이 들어오면 저장되어 있는 에너지(체지방과 글리코겐)를 꺼내어 쓰는 작용이 활성화되고, 호흡(산소 공급)과 심장 박동(산소와 영양소 공급)이 빨라진다. 동시에 소화, 생식, 성장, 면역 기능처럼 당장의 생존과 관련이 없는 활동에 소모되는 에너지는 아낀다. 두려움을 느꼈을 때나 시험이나 발표를 앞둔 상황에서 식욕이 없어지거나 소화가 잘 안되었다면 스트레스 반응을 경험한 것이다.

많은 사람이 스트레스에 대해서 나쁘게만 생각하지만 사실 스트레스 자체는 나쁜 것이 아니다. 스트레스 반응은 생존과 활동에 굉장히 중요하다. 적절한 스트레스 자극은 오히려 우리의 몸과 마음을 더 건강하게 만든다. 이번에도 문제는 호르몬 자체가 아니라 맥락이다.

과다한 스트레스 자극에 만성적으로 노출되면 건강에 문제가 생긴다. 스트레스가 적절하게 통제되지 못하는 상황이 지속되면 신경, 호르몬, 면역 시스템의 항상성이 깨진다. 이는 뇌를 포함한 몸의 다양한 구성 요소들에 문제를 일으킨다.

스트레스 과잉은 비만을 유발하고 다이어트 성공 가능성을 낮춘다. 만성적으로 과다한 코르티솔에 노출되면 고혈당과 고인슐린이 유발되며 인슐린 저항성을 유발한다. 이는 자연스럽게 비만의 위험을 높이고 살이 빠지는 것이 어렵게 만든다. 심지어 많은 사람이 걱정하는 근손실의 리스크도 증가한다. 스트레스 상황에 맞춰서 근육, 뼈, 결합 조직과 피부 등의 단백질이 분해될 가능성이 증가하기 때문이다.

> ### ☀ 만성 스트레스의 문제
>
> **만성 고코르티솔 혈증 ▸ 혈당 이상 ▸ 인슐린 이상 ▸ 인슐린 저항성 증가 ▸ 체중 증가**
>
> 현대인은 지나치게 많은 양의 스트레스에 장시간 노출되어 있다. 만성적인 스트레스는 코르티솔을 중심으로 우리의 에너지 대사 체계에 문제를 일으키고 비만의 위험을 높인다. 그래서 다이어트 중 스트레스 관리가 중요하다.

③ 흡연

흡연도 코르티솔 분비를 자극한다. 흡연자들은 평소 담배를 피지 않는 시간에도 코르티솔 농도가 조금 더 높게 나타나며 흡연 직후에는 코르티솔 분비가 크게 자극된다. 비만 상태에서 흡연을 하는 경우 만성 코르티솔 문제를 가지고 있을 가능성이 더 높다.

> 💡 **다이어트를 할 때 담배를 끊어야 할까?**
>
> 가끔 다이어트를 할 때 담배를 끊어야 할지 묻는 분들이 있다. 다이어트 중 담배를 끊어야 하는 이유 중 하나는 불필요한 코르티솔 분비를 줄이는 데 있을 것이다. 그런데 그 외에도 금연이 중요한 이유가 몇 가지 있다.
>
> 사실 건강을 생각한다면 담배를 끊는 것은 고민할 여지가 없다. 흡연은 명백하게 폐암 위험을 높이는 자극이다. 운이 좋아 폐암은 걸리지 않는다고 해도 장기 흡연 과정에서 폐의 기능이 떨어질 것이다. 폐는 전신에 산소를 넣어주는 기관이다. 폐가 망가지면 몸 전체가 건강하게 기능하는 것이 어려워진다.
>
> 다이어터가 담배를 끊어야 하는 다른 이유는 뇌의 보상 시스템에도 있다. 뇌에서 쾌락을 느끼게 만드는 보상 회로는 단기적 쾌락을 주는 자극에 반복 노출될 경우 해당 자극에 둔감해지는 방향으로 자극한다. 이렇게 특정 자극이 주는 쾌락에 내성이 생기면 해당 자극을 더 원하게 되고 절제하는 것이 어려워진다.
>
> 그런데 하나의 쾌락 자극에 반복 노출되면서 쾌락에 대한 민감성이 떨어지면 다른 쾌락 자극을 조절하는 것도 어려워진다. 이걸 교차 내성cross-tolerance이 증가한다고 말한다. 예를 들어, 담배에 중독되면 설탕, 고탄수화물 고지방 음식, 폭식, 술, 약물처럼 단기적이고 강렬한 보상을 주는 자극을 조절하는 게 더 어려워진다. 그래서 담배를 끊지 않으면 살이 찌게 만드는 행위를 조절하는 게 어렵다.

④ 수면 부족

 수면 부족은 코르티솔 과잉 분비를 야기한다. 하룻밤만 잠을 제대로 못 자도 코르티솔 농도는 2배 이상으로 증가한다. 심지어 한 연구에서는 잠을 잘 못 잔 다음 날 저녁까지도 코르티솔 농도가 37~45% 정도 증가한 상태가 유지되었다. 건강한 사람들의 수면 시간을 4시간으로 제한한 실험에서는 인슐린 민감도가 40%나 떨어졌다. 5일 동안 수면 시간을 제한하자 인슐린 분비량은 20% 증가했고, 인슐린 민감도는 25% 감소했으며, 코르티솔 수치는 최대 20%까지 증가했다.

 이는 잠을 제대로 못 자면 쉽게 살이 찌고, 살이 빠지기 어려워진다는 것을 보여준다. 여기에서도 건강하게 다이어트에 성공하기 위해서 대사 상태를 건강하게 만드는 게 중요하다는 사실이 발견된다. 여기까지 잘 따라왔다면 비만과 다이어트의 본질에 대사 건강을 두어야 한다는 나의 주장이 충분히 이해될 것이다.

7) 성장호르몬

(1) 소개

전신의 성장을 촉진하며 에너지 대사에서도 중요한 역할을 하는 호르몬이다. 뇌하수체에서 분비된다.

(2) 기능

① **성장기 아이들의 성장 촉진** : 성장기 아이들의 뇌를 포함한 전신의 빠른 성장에 기여한다. 특히 성장판이 닫히기 전 키가 자라게 하는데 중요한 역할을 한다.

② **성인의 체성분 합성 촉진** : 뼈와 근육뿐만 아니라 대부분의 신체 조직 성장에 기여한다.

③ **체지방 분해 촉진**

④ **단백질 분해 억제**

(3) 분비 자극

운동, 탄수화물 제한 식단, 단식 등에 의해서 분비가 자극된다.

8) 인슐린 유사 성장인자(IGF-1)

(1) 소개

전신의 성장을 촉진하며 몸의 다양한 조직에서 합성과 관련된 효과를 내는 호르몬이다. 간에서 분비되며 인슐린과 비슷한 구조를 가졌다. 성장호르몬이 성장을 촉진하는 효과를 매개하는 역할도 수행한다.

(2) 기능

- 뼈, 근육, 신경 조직 등 다양한 체성분 합성을 촉진한다.
- 인슐린과 마찬가지로 지방과 단백질 분해를 억제한다.

(3) 분비 자극

- 인슐린이 있을 때 성장 호르몬이 분비되면 간에서 IGF-1을 생성하는 작용이 자극된다.
- 참고로 성장 호르몬 수치가 높아도 인슐린 수치가 낮으면 IGF-1 수치가 증가하지 않는다.

(4) 관련 이슈

- IGF-1에 과잉 노출되면 노화가 빨라지고 암 위험이 증가할 수 있다.

9) 갑상선 호르몬

(1) 소개

　대사 활성, 체온 조절 등의 에너지 대사와 다양한 항상성 조절에 관여하는 호르몬이다. 뇌하수체의 갑상선 자극 호르몬에 의해서 갑상선에서 분비가 자극된다. 합성하기 위한 재료로 요오드가 필요하다.

(2) 종류

- T4(티록신) : 간 또는 장에서 유리 $T3_{free\ T3}$로 전환된다.
- T3(삼요오드티로닌) : 갑상샘에서도 분비되지만 간과 장에서 T4가 변환되어 생성되는 게 많다. 갑상선 호르몬의 주요 역할을 수행하는 것은 유리 T3다.

(3) 기능

① 지방 분해 촉진
② 단백질 분해 증가
③ 포도당 소모 증가
④ 성장호르몬 분비 증가
⑤ 심박수 증가
⑥ 갑상선자극호르몬 분비 감소
⑦ 성장, 회복 증가
⑧ 콜레스테롤 합성 촉진

(4) 문제

면역체계에 문제가 생길 때 비정상적인 항체가 갑상선에 결합할 수 있다. 이 경우 갑상선의 작용이 교란되면서 신체 전반에 여러 가지 문제가 일어난다.

① **갑상선 기능 항진증** : 갑상선 호르몬이 과분비되는 면역 질환이다. 대표 증상으로는 땀, 열, 불안, 높은 심박수, 불면, 근감소, 체중 감소가 있다. 대표 질병으로 그레이브스병이 있는데 눈 충혈, 눈 염증, 눈 주위 조직 팽창, 안구 돌출 등의 증상이 발현된다.

② **갑상선 기능 저하증** : 갑상선 호르몬의 분비가 제대로 일어나지 않는 상황이다. 대표 증상으로는 피로 및 기력 저하, 체중 증가, 근육통, 관절통, 우울, 극도의 추위 등이 있다. 하시모토병이 대표 질병으로 목에 멍울이 만져지는 게 증상이 특징이다.

10) 에피네프린과 노르에피네프린

(1) 소개

　에피네프린(아드레날린)과 노르에피네프린(노르아드레날린)은 조직의 활성도를 높이는 호르몬이자 신경전달물질이다. 에피네프린은 주로 부신 수질에서, 노르에피네프린은 주로 말초 신경에서 분비된다.

(2) 분비 자극

　운동, 추위, 단식 등의 스트레스 자극

(3) 기능

　① 전신의 활성도를 높여 호흡, 심박수, 혈압 등을 높인다.
　② 저장된 에너지(글리코젠, 단백질, 체지방) 분해를 촉진해 추가적인 에너지 공급을 원활하게 만든다.
　③ 소화 및 생식 기능을 억제한다.

11) 식욕 호르몬

(1) 그렐린

배고픔을 유발하는 대표적인 신경전달물질이다. 뇌(시상하부)에 신호를 전달하여 식욕을 늘리고, 대사량과 지방 분해량을 감소시킨다.

식욕과 관련된 다양한 현상의 중심에 있다. 아래에 그 예시를 정리했다.

① 혈중 그렐린 농도는 식사 시간이 가까워지면 오른다.

② 그렐린 농도는 식사와 함께 자연스럽게 감소한다.

③ 그렐린 농도는 식후 4~5시간이 지나면 다시 증가한다.

④ 하루에 아침/점심/저녁 3번 먹는 게 리듬으로 맞춰진 사람의 몸에선 그렐린이 이에 맞춰서 분비된다.

⑤ 저열량 식단을 통해 다이어트를 하는 사람의 몸에서 혈중 그렐린 농도가 비정상적으로 높아져 있다.

⑥ 다이어트 위 수술(위 밴드, 위 절제술, 위 우회술)을 하는 경우 그렐린 수치가 상당히 떨어진다. 이는 고도비만인이 위 수술 후 식욕이 감소하는 증상을 설명한다.

(2) 뉴로펩티드Y

배고픔을 증가시키는 신경전달물질이다. 그렐린이나 랩틴이 전달한 신호를 바탕으로 음식 섭취를 유도한다. 전신의 대사 활성도를 떨어뜨린다. 대표적 효과는 생식 기능 억제, 근육 흥분 억제, 교감 흥분 억제, 혈압 및 심박수 감소가 있다.

12) 포만감 호르몬

(1) CCK(콜레시스토키닌)

　십이지장에서 분비되는 호르몬으로 포만감을 느끼게 만들고 위에서 넘어온 지방과 단백질의 소화를 돕는다. 이는 담낭과 췌장을 자극해서 소장으로 담즙(지방 소화에 필요)과 기타 소화효소가 유입되도록 한다. 동시에 위의 말단부를 닫아서 소장으로 음식이 넘어오지 않도록 한다. (흥미롭게도 배가 부른 상태에서 달콤한 디저트를 보면 이렇게 닫혔던 위가 다시 열릴 수 있다고 한다)

　지방과 단백질을 섭취하면 분비가 자극된다. 이는 탄수화물에 비해서 단백질과 지방이 포만감이 더 높은 이유 중 하나다.

(2) 랩틴

　지방 세포에서 분비되어 뇌에 작용하여 포만감을 주고 배고픔을 억제한다.

(3) 펩타이드 YY

　음식이 위에서 소장으로 들어오는 걸 감지하면 소장에서 분비되어 포만감을 느끼게 만든다. 단백질과 지방 섭취에 의해 특히 자극된다. 이 또한 단백질과 지방이 포만감이 더 높은 이유 중 하나다.

(4) 글루카곤 유사 펩티드-1(GLP-1)

식욕을 감소시키고, 칼로리 소모를 촉진하며, 위 내용물의 배출 속도를 느리게 만드는 호르몬이다. 혈당이 올라가거나 음식물을 섭취했을 때 장에서 분비된다. 췌장을 자극하여 인슐린 분비를 촉진하고, 글루카곤 분비를 억제한다.

(5) 아밀린

식욕 억제, 위 배출 감소, 소화효소 분비 억제, 글루카곤 분비 억제 등의 효과를 가지는 호르몬이다. 췌장 베타세포에서 분비되어 뇌간에 작용한다.

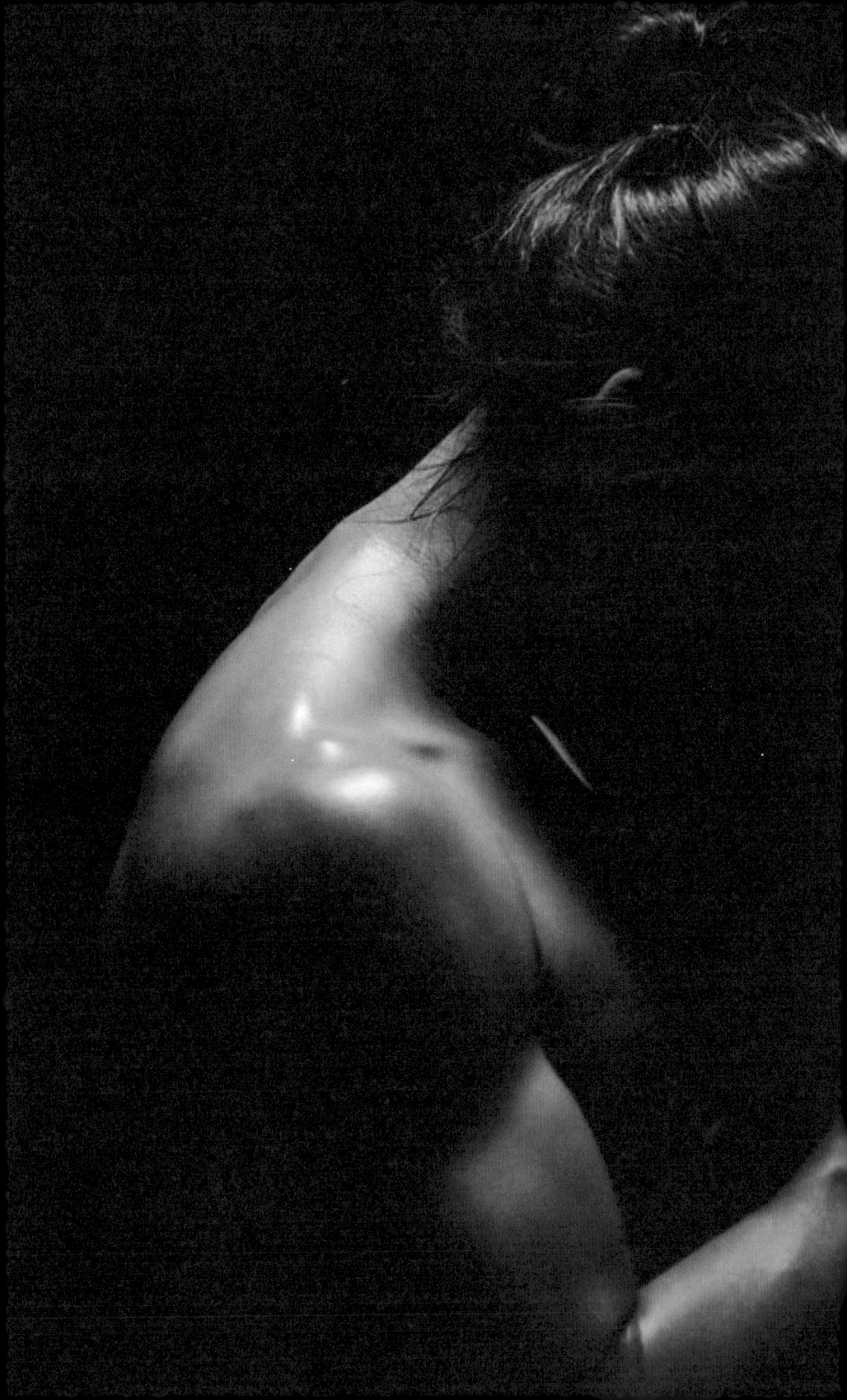

CHAPTER 03.
비만과 다이어트의 본질

3-1 | 살이 찌고 빠지는 원리

1) 살이 찌는 현상의 핵심

① 살이 찌는 것 : 전신에 저장된 중성지방의 양이 증가하는 것

② 당장 처리되지 못한 포도당은 대부분 중성지방으로 바뀌어 저장된다.

③ 당장 처리되지 못한 과당은 간에서 지방으로 바뀌어 간을 포함한 장기 또는 지방 세포에 저장된다.

④ 당장 처리되지 못한 지방산은 지방 세포 또는 장기 사이에 중성지방으로 저장된다.

⑤ 살이 찌는 과정
- 1단계 : 혈액 속에 충분한 인슐린이 있다.
- 2단계 : 지방 세포 표면에서 지단백질분해효소가 활성화된다.
- 3단계 : 지단백질분해효소가 혈액 속의 지단백질을 분해한다.
- 4단계 : 지단백질 안에 있던 지방산이 지방 세포 내부로 유입된다.
- 5단계 : 세포 안으로 들어온 지방산이 다시 중성지방의 형태로 저장된다.

2) 살이 빠지는 현상의 핵심

① 살이 빠지는 것 : 저장된 중성지방이 분해되어 혈액으로 나와 세포에서 에너지로 소모되는 것

② 체지방 분해를 위한 필수 조건 : 낮은 혈중 인슐린 농도

③ 체지방 분해를 촉진하는 조건 : (노르) 에피네프린, 코르티솔, 추위 등

④ 살이 빠지는 과정
- 1단계 : 체지방 분해를 위한 세포 외부 조건이 충족된다.
- 2단계 : 지방 세포 내의 지방 분해 효소가 활성화된다.
- 3단계 : 중성지방이 분해되어 나온 지방산이 혈액으로 유입된다.
- 4단계 : 지방산은 지단백질에 담겨 혈액 속을 이동하다가 세포에서 에너지를 만드는 데 사용된다.
- 5단계 : 지방산에서 만들어진 에너지가 소모되고 최종적으로 이산화탄소와 수분이 배출된다.

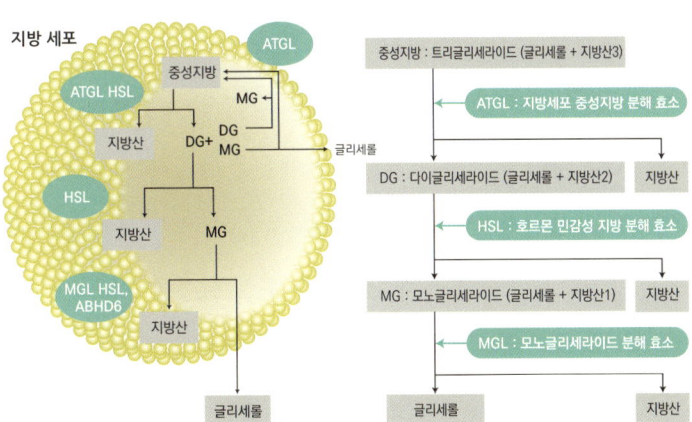

효소에 의한 지방 분해 과정

3) 지금까지의 주요 내용 요약

① 음식을 통해 몸에 들어온 영양소는 당장 에너지로 쓰이거나 나중에 쓸 수 있는 형태로 저장된다.

② 몸에는 두 개의 에너지 저장고가 있다. 하나는 글리코겐이고 다른 하나는 체지방이다.

③ 몸은 최근에 섭취된 음식에서 얻은 영양소(포도당, 지방산, 아미노산 일부)와 글리코겐과 체지방에 저장되어 있던 영양소의 일부를 아세틸 코에이로 바꾼다.

④ 아세틸 코에이는 미토콘드리아에서 ATP라는 에너지 화폐를 만드는 데 쓰인다.

⑤ 음식을 통해 몸에 흡수되었지만 당장 처리되지 못한 포도당은 간에서 지방으로 바뀐다.

⑥ 그 원천이 탄수화물이었든 지질이었든 저장될 때는 대부분 지방 세포에 중성지방의 형태로 저장된다.

⑦ 살이 찌는 것은 전신에 저장된 중성지방의 양이 증가하는 것이다.

⑧ 살이 빠지는 것은 전신에 저장된 중성지방의 양이 감소하는 것이다.

⑨ 지방 세포는 다량의 에너지 저장하고 체온을 유지하는 것 외에도 식욕과 대사량을 조절하는 데 관여한다.

⑩ 몸에는 체지방량을 적절하게 유지하는 조절 시스템이 있다.

⑪ 현대의 어떤 습관들로 인해서 많은 현대인의 몸에서 체지방량을 조절하는 기능에 문제가 생겼다.

⑫ 살이 찌고 빠지는 현상에서 인슐린은 중요한 역할을 한다.

⑬ 인슐린은 다양한 세포에 에너지가 들어갈 수 있게 해준다.

⑭ 인슐린은 체지방, 글리코겐, 단백질 합성을 촉진한다.

⑮ 인슐린은 체지방, 글리코겐, 단백질 분해를 억제한다.

⑯ 체지방 분해를 위해선 혈액 속의 인슐린 농도가 충분히 낮아야 한다.

⑰ 인슐린 신호가 제대로 작동하지 못할 때 인슐린 저항성이 높다고 한다.

⑱ 랩틴 신호가 제대로 작동하지 못할 때 랩틴 저항성이 높다고 한다.

⑲ 인슐린 저항성과 랩틴 저항성은 비만이라는 문제의 중심에 있다.

⑳ 만성적으로 많은 양의 코르티솔에 노출되면 살이 찌기 쉬워지며 살을 빼는 것은 어려워진다.

㉑ 인슐린, 랩틴, 코르티솔 외에도 식욕과 대사 활성도에 영향을 미치는 다양한 호르몬이 있다.

여기까지 이해했다면 기초 지식은 충분하다.

3-2 | 비만의 새로운 정의

내가 내리는 비만의 정의에는 3가지 포인트가 있다.

비만 : 어떤 대사 문제와 함께 체지방이 과다하게 저장되고 있는 상태

① 대사 문제 : 대사 시스템 어딘가에 문제가 있다. 그것이 체지방 증가의 원인이거나 체지방 증가 현상과 함께 일어나고 있다.

② 체지방이 과다하게 : 몸의 구성 요소 중에서도 체지방과 관련된 문제다.

③ 저장되고 있는 : 문제 상황은 진행 중이거나 해결되지 않고 있으며 이 상황은 장기간(6개월 이상) 지속되고 있다.

이 3가지 포인트를 하나씩 살펴보면 비만이라는 문제의 윤곽이 조금 더 명확해질 것이다.

> 💡 **최겸의 생각**
>
> 나는 단기간 많이 먹어서 살이 많이 찌는 상황은 일반적인 비만으로 분류하지 않는다. 이렇게 단기간에 살이 찌는 경우는 일반적 비만의 상황과 표면 현상은 비슷해보여도 몸 안의 대사적 상황은 완전 다르다.

1) 비만은 대사에 문제가 생긴 상황이다

(1) 대사

대사란 생명체의 내부에서 일어나는 다양한 화학 반응을 의미한다. 우리는 숨을 쉬고, 물과 음식을 섭취하고 소화하고, 흡수해서, 에너지를 만든다. 이런 현상의 기저에서 수많은 인체 구성 요소들이 역동적으로 합성되고 분해되고 있다.

(2) 에너지 저장량 조절 시스템

몸에는 상황에 맞게 자동으로 에너지 저장량을 조절하는 시스템이 있다. 이 시스템의 조절 작용은 의지와 무관하게 섭취 에너지와 소모 에너지를 직간접적으로 조절하는 방식으로 나타난다. 대표적 예로 몸은 사용 가능한 에너지가 증가하면 쓰는 에너지를 늘리고, 반대로 사용 가능한 에너지가 줄어들면 쓰는 에너지를 줄인다.

(3) 비만과 함께 발견되는 문제들

그런데 현대의 많은 사람의 몸에서 이 시스템에 문제가 생긴 것으로 보인다. 이런 문제 상황에서 주목할 만한 요소가 하나 있다. 많은 비만인에게서 다른 대사 문제도 같이 발견된다는 것이다. 비만이 하나의 사건이라고 치면 여기저기에서 연쇄 사건이 일어나고 있고 여러 사건 현장에서 반복적으로 발견되는 단서가 있는 것이다.

다음은 비만인에게서 높은 비율로 발견되는 증상이다.

① 간 수치 이상 ✤ 검진 결과 이상

② 높은 중성 지방 수치 ✤ 검진 결과 이상

③ 높은 공복 혈당 ✤ 검진 결과 이상

④ 높은 공복 인슐린 ✤ 검진 결과 이상

⑤ 고혈압 ✤ 검진 결과 이상

⑥ 높은 염증 수치 ✤ 검진 결과 이상

⑦ 높은 당화혈색소 수치 ✤ 검진 결과 이상

⑧ 당뇨 ✤ 질병

⑨ 지방간 ✤ 질병

⑩ 심혈관 질환 ✤ 질병

⑪ 암 ✤ 질병

⑫ 염증 이슈(높은 염증 수치, 염증 관련 질환) ✤ 검진 결과 이상, 질병

⑬ 다낭성 난소 증후군 ✤ 질병

⑭ 식욕 과잉 및 조절의 어려움 ✤ 식욕 이상

⑮ 충분히 먹어도 포만감이 잘 느껴지지 않음 ✤ 식욕 이상

⑯ 고 보상 음식에 대한 욕구 비정상적 증가 ✤ 식욕 이상

⑰ 활력 저하, 무기력 ✤ 신체 증상

⑱ 피로감 ✤ 신체 증상

⑲ 면역력 저하 ✤ 신체 증상

⑳ 성호르몬 문제 ✤ 신체 증상

- 어린이 : 소아 비만에 따른 성발달 이상 ex) 여아 성조숙증, 남아 여유증, 남아 왜소 음경
- 남성 : 성기능 이상, 여유증 등의 여성적 특징 발현
- 여성 : 월경 이상, 난임, 불임, 유산

위의 것들은 모두 대사 시스템 어딘가에 문제가 생긴 상황이다. 정확하게는 어떤 대사 문제가 제때 해결되지 못하고 오랫동안 이어지면서 문제가 크게 발달한 것이라고 볼 수 있다. 살이 찐 것 자체는 큰 문제가 아니다. 비만이 위험한 것은 비만할 때 함께 일어나는 대사 질환 때문이다.

체지방이 눈에 띌 정도로 많이 쌓인 것은 몸 안의 문제 상황을 간접적으로 보여주는 것일 뿐이다. 비만은 단순히 문제의 원인이 아니다. 비만은 대사 문제의 증상이자 결과이며, 나아가서 다른 대사 문제를 키우는 원인이다.

(4) 문제를 잘못 정의한 사례

비만의 원인과 결과 구조를 쉽게 이해할 수 있는 사례를 하나 들어보겠다. 바이러스에 감염(원인)되면 면역 반응(중간 결과)이 일어나서 열(최종 결과)이 난다.

이 문제의 최종 결과는 열이 많이 나는 것이다. 몸이 문제를 유발한 원인에 대처하는 과정에서 면역반응이 활성화되고 높은 열도 발생하는 것이다. 고열은 면역 반응의 결과다.

전통적 칼로리 중심의 다이어트 패러다임이 문제를 해결하려 했던 방식을 이 상황에 대입해보자. 전통적 다이어트 전문가들은 문제의 본질을 고열이

라고 판단하고 열을 낮추는데만 급급했으며, 문제의 원인인 바이러스에 노출되는 상황을 처리하지 못했던 것과 같다.

대사 문제의 본질을 보지 못하고 증상을 처리하는 상황은 현재 당뇨 전문가들이 2형 당뇨를 다루는 방식과도 유사하다. 이 3가지 상황의 구조를 아래의 표에 정리했다.

	바이러스 감염	비만	당뇨
표면 증상	높은 체온	체지방으로 에너지 과잉 저장	일정량 이상의 탄수화물을 포함한 식사 후 높게 오른 혈당이 잘 안 내려가는 것
증상 처방	• 열을 올리는 습관을 줄인다. • 해열제를 먹는다.	• 칼로리 섭취량을 줄인다. • 칼로리 소모량을 늘린다.	• (다량의 탄수화물을 섭취하되) 혈당을 천천히 올리는 복합 탄수화물이나 통곡물을 섭취한다. • 한번에 많이 먹지 말고 조금씩 여러 번 섭취한다. • 혈당 조절 약을 사용한다. • 운동을 통해서 혈당을 태운다. • 근육량을 늘려서 혈당을 잘 태우게 만든다.

문제의 표면 증상만 보면 안된다. 대사 문제의 본질을 이해해야 문제를 해결할 수 있다. 사실 비만 전문가라면 비만이 대사 문제라는 것을 이미 알고 있을 것이다. 문제는 진짜 상황을 제대로 보지 못하고 주체적으로 사고하지 않은 것이다. 자신을 가르친 스승들이, 다른 전문가들이, 해외 유명 학회가, 그리고 업계의 돈을 받은 미디어가 그렇게 말했을테니까.

나는 비만과 대사 문제의 인과 구조를 이렇게 정리해야 한다고 생각한다.
- 잘못된 습관이 반복되어(원인)
- 대사 시스템에 문제가 생기고(중간 결과)
- 비만(최종 결과)과 다양한 대사 문제(최종 결과)가 나타난다.

살이 많이 찐 것은 앞서 사례에서 든 고열과 같다. 문제의 핵심이자 해결의 타겟이 다량의 칼로리가 축적된 증상이 되면 안 된다. 문제의 핵심 키워드는 칼로리가 아니라 대사다. 비만은 대사에 문제가 생긴 상황이다.

2) 체지방이 과잉 저장되고 있다

(1) 비만은 체중이 아니라 체지방 이슈다

많은 사람이 살이 쪘는지 판단할 때 체중을 측정한다. 그런데 우리의 체중은 지방, 수분, 피부, 뼈, 장기, 근육 등의 다른 구성 물질들을 모두 포함한다. 게다가 체수분 보유량은 유동적으로 변한다. 그래서 체지방을 봐야 문제를 정확하게 파악할 수 있다. 비만은 다양한 체성분 중에서도 체지방 과잉 합성으로 드러나는 문제다.

(2) 과잉의 기준은 무엇일까?

　체지방이 지나치게 많다는 것을 결정하는 기준은 건강 문제의 유무 또는 심각성이다. 그런데 어느 정도의 체지방이 있을 때 대사 문제가 심각한 상황인지는 알 수 없다. 개인차가 크기 때문이다.

　그리고 기존에 존재하는 비만 관련 통계는 대부분 체질량 지수(BMI, 체중과 키를 통해서 산출)를 기준으로 설정한다. 이는 체중을 통해 산출되는 값이기에 체지방 상황을 정확하게 보여주진 못한다. 처음부터 변수를 체중이 아니라 체지방으로 잡았다면 문제 상황을 더 잘 보여줬을 것이다. 다만 대중 연구의 현실적인 한계 때문에 우리는 체중을 기준으로 체지방의 양을 간접적으로 예상한다.

　체질량 지수를 가지고 어느 정도 살쪘을 때 건강 문제가 유의미해지는지 살펴보는 것은 간접적으로라도 의미가 있다. 통계를 보면 체질량 지수가 일정 수준을 넘어갈 때 대사 질환의 발생 위험이 눈에 띄게 증가한다. 그 기준이 되는 체질량 숫자는 25와 30이다. 그래서 국내에서는 BMI 25 이상이면 비만, BMI 30 이상이면 고도비만으로 분류한다. 참고로 이는 한국을 포함한 동아시아의 기준이며 미국을 포함한 해외 국가에선 30과 35를 기준으로 잡는다. 이 수치를 분기점으로 건강 문제의 발병률이 유의미하게 증가한다는 것이다.

　비만이라는 문제의 2번째 포인트는 체지방이 많은 상황과 함께 건강 문제가 발현되는 것이다.

3) 문제는 진행 중이다

우리가 비만을 바라보던 전통적인 방식에는 어떤 특징이 있다. 비만은 과거의 어떤 행동으로 인해 발생한 결과이며, 살이 찌는 건 현재 시점에는 완료 또는 중단된 상태라는 것이다. 많이 먹고 덜 움직여서 지방이 많아졌고, 지금은 단순히 지방을 많이 가지고 있는 상태로 보는 것이다.

하지만 나는 비만을 조금 더 역동적이고 지속적인 현상으로 봐야 한다고 생각한다. 내가 보기에 비만은 완료된 결과가 아니라 진행 중인 과정에 가깝다. 체지방을 중심으로 일어나는 에너지의 흐름과 이런 흐름이 조절되는 메커니즘을 이해한다면 내 주장을 이해할 수 있을 것이다.

(1) 체지방량 조절 메커니즘

나는 2018년, 미국에서 장수를 연구하는 의사인 피터 아띠아(Peter Attia)의 블로그 포스팅을 보고 체지방량이 조절되는 상황의 구조를 제대로 이해하게 되었다. (그날은 나의 연구 여정에서 매우 중요하면서도 감사한 날이었으며, 그 이후에도 Peter는 내가 많을 것을 볼 수 있게 했다) 여러분들에게 그 메커니즘을 소개해보겠다.

- 노란색 원(지방 세포 Fat Cell) : 몸 다양한 곳에 저장된 체지방의 총량을 상징한다.

- 파란색 화살표(재 에스테르화$_{Re\text{-}esterification}$) : 음식을 통해서 흡수되었거나, 혈액 속을 이동하던 지방이 지방 세포에 저장되는 것을 표현한다.
- 빨간색 화살표(지방신생합성$_{De\ Novo\ Lipogenesis}$) : 포도당이나 젖산과 같이 지질이 아닌 물질이 간에서 지방으로 바뀐 뒤 지방 세포에 저장되는 것을 표현한다.
- 초록색 화살표(지방 분해$_{Lipolysis}$) : 체지방이 분해되어서 에너지로 소모되는 것을 의미한다.

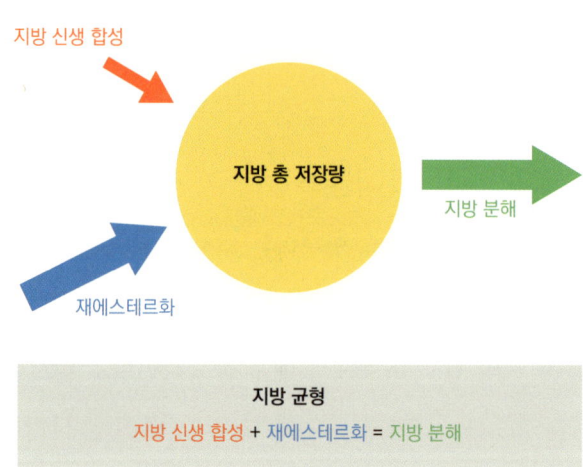

그림3) 피터 아띠아가 제시한 체지방 흐름 모델

노란색 원이 커지기 위해서, 다시 말해 살이 찌기 위해선 2가지 조건이 동시에 만족되어야 한다. 하나는 체지방이 합성되는 것이고, 다른 하나는 체지방이 분해되는 양보다 합성되는 양이 많은 것이다. 이는 마치 재산이 증

그림3) 원본 출처 : https://peterattiamd.com/how-to-make-a-fat-cell-less-not-thin-the-lessons-of-fat-flux

가하려면 우선 돈을 벌어야하고, 버는 돈이 쓰는 돈보다 많아야 하는 것과 같은 원리다.

이걸 이해하게 되면 살이 찌는 것이 단순히 지방 합성만의 문제가 아니라는 것을 알 수 있다. 체지방이 제대로 분해되지 않는 것도 비만의 중요한 축이다. 살이 찌거나 살이 빠지지 않을 때는 체지방 분해에도 문제가 있을 가능성이 높다. 체지방 분해가 제대로 된다면 체지방 합성량이 많아도 살이 찌지 않을 수도 있다.

우리는 비만을 바라볼 때 체지방이 제대로 분해되지 않는 문제에도 반드시 주목해야 한다. 이걸 생각하지 못하는 순간 문제의 절반은 놓치는 것이다. 이게 바로 내가 내리는 정의의 3번째 포인트다. 그리고 이것을 놓친 것은 전통 다이어트 패러다임이 저지른 큰 실수 중 하나다.

(2) 체지방 조절 메커니즘에 대한 오해

우리 모두는 초록색 화살표(체지방 분해)로 나타나는 흐름에 대해서 잘못 생각하고 있었다. 전문가들은 평소에는 초록색 화살표의 흐름이 없거나 굉장히 작았을 것이라고 가정했다. 마치 고여 있는 호수의 물처럼 말이다. 그리고 체지방을 제대로 태울 수 있는 상황은 다이어트를 하거나 운동을 할 때라고 생각했다. 섭취 칼로리를 충분히 줄이거나 소모 칼로리를 많이 늘릴 때 말이다.

그런데 사실 몸은 평소에도 체지방을 에너지로 충분히 쓸 수 있도록 설계되어 있다. 단지 우리가 그 조건을 제대로 만들지 못하고 있을 뿐이다. 탄수화물 섭취량이나 공복을 적절하게 조절해서 체지방 대사를 원활하게 유지한다면 몸은 평소에도 체지방의 에너지를 쓸 수 있다. 초록색 화살표의 흐름이 크고 꾸준하게 일어나는 것이다.

왜 전문가들은 그동안 비만을 이야기하면서 몸이 평소에 체지방을 분해할 수 있다는 것은 중요하게 다루지 못했을까? 내 생각은 다음과 같다. 주류 전문가들은 맹목적으로 탄수화물을 최고의 에너지원이라고 생각했으며 인슐린을 지나치게 관대하게 바라봤다. 지방을 나쁘게 바라보면서 탄수화물 중심의 식단이 '균형 잡힌' 식단이라고 생각하고, 3끼를 꼬박꼬박 먹어야 한다고 믿었다. 다량의 탄수화물을 중심으로 3끼를 먹는 것을 당연한 전제로 설정하니 매일 인슐린 수치가 크게 요동치는 것도 '자연스러운' 현상처럼 보였을 것이다.

전문가들이 워낙 자신있게 이야기하다보니 일반 대중은 전문가들이 정답을 알고 있다고 믿었다. 그래서 그들이 제시하는 영양 권고안을 따라왔다. 매일 다량의 탄수화물을 중심으로 에너지를 섭취하는 현대인의 몸에서는 무언가를 먹을 때마다 인슐린 분비가 크게 자극된다. 그래서 대부분의 사람의 몸은 깨어 있는 동안 체지방을 제대로 분해하지 못했던 것이다.

전통적인 다이어트 방법들이 운동에 집착했던 이유도 여기에 있다. 체지방 분해가 억제된 상황에서 체지방을 에너지로 쓸 수 있는 조건은 잠을 잘 때와 운동을 할 때 뿐이다. 잠을 잘 때는 강제로 단식을 하게 되며, 운동을 할 때는 혈액과 글리코겐에 있는 당을 에너지로 태우면서 인슐린 수치도 어느 정도 떨어진다. (많은 사람들이 아침 공복에 유산소 운동을 했을 때 지방이 잘 탄다고 느꼈던 것은 비슷한 원리로 설명된다.) 365일 탄수화물 중심으로 3끼를 먹었던 현대인에게 운동을 하는 시간은 체지방 분해가 활성화될 수 있었던 몇 안되는 기회였다.

4) 결론

몸은 평소에도 체지방을 분해할 수 있다. 하지만 어떤 이유로 이 흐름에 문제가 생기면 지나치게 많은 지방이 합성되는 동시에 지방을 에너지로 쓰는 작용에도 문제가 생긴다. 그 결과 우리가 '살이 찐다'고 표현하는 현상이 발생할 수 있다.

비만은 단순히 체지방이 많이 쌓인 상태가 아니다. 대사 시스템에 문제가 생겼으며 이게 지속되고 있는 상태다. 누군가가 살이 찌고 나서 체중을 유지하고 있다고 해도 그건 살이 찌는 게 끝난 게 아니다. '살이 빠지지 않는 상황이 진행 중'인 것이다. 그리고 일반적으로 누군가 살이 찌면 그 상태는 앞으로도 더 악화될 가능성이 높다. 몸 안에선 대사적 문제가 지속되고 있기 때문이다.

비만 : 어떤 대사적 문제와 함께 체지방이 과다하게 저장되고 있는 상태

3-3 | 비만의 알고리즘
1. 기존의 비만 모델
1) 주류 패러다임 : 에너지 균형 모델

 현재 주류 패러다임이 비만을 설명할 때 사용하는 모델은 '칼로리 균형 모델' 또는 '칼로리인 칼로리아웃 가설 Calories-in Calories-out Hypothesis'이다. 아마 한 번쯤 저울 또는 시소 그림으로 살이 찌고 빠지는 것을 설명한 것을 본 적이 있을 것이다. 이 그림의 핵심 메시지는 누군가가 살찌는 것은 섭취 칼로리 과잉 또는 소모 칼로리 부족으로 발생한 인한 칼로리 잉여 때문이며, 살을 빼기 위해선 그 반대로 해야 한다는 것이다.

칼로리 균형 모델

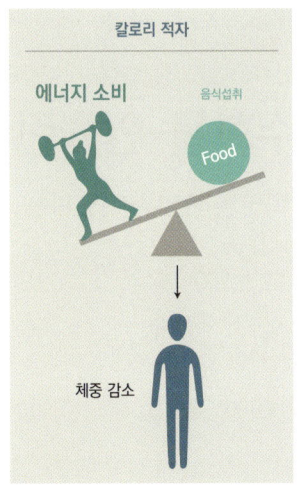
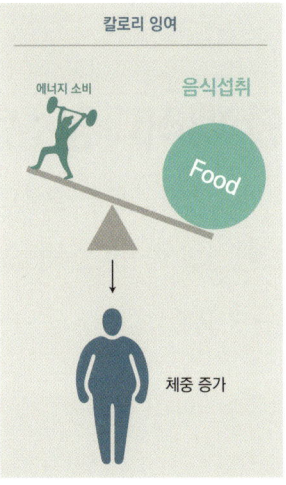

열역학 법칙이 말하는 대로 몸에 들어온 에너지가 어디로 사라지지 않는 것은 사실이다. 그런데 이 모델에는 심각한 결함이 있다. 이 모델은 식사, 활동, 수면 등의 다양한 활동 내용과 자극에 따라서 몸 안에서 일어나는 반응을 반영하지 못한다. 몸은 대사 상황에 상당히 유동적으로 반응하며, 개별 몸의 대사적 조건은 천차만별이다. 칼로리는 현상의 양을 표현하는 단위일 뿐 몸속의 실제 상황을 보여주지 못한다.

이 모델은 상황을 정확하게 보여주지 못할 뿐만 아니라 사람들이 잘못된 방식으로 다이어트를 하게 만들고 있다. 이 모델이 왜 엉터리인지는 5장에서 증명할 예정이다. 나는 현대 비만 치료가 여전히 장기적으로 실패하고 이유는 잘못된 영양/다이어트 패러다임 때문이라고 생각한다.

2) 대안 패러다임 : 탄수화물-인슐린 모델

칼로리가 아니라 호르몬을 중심으로 비만을 바라봐야 한다는 전문가들이 있다. 그중 한 명인 데이비드 러드위그$_{\text{David Ludwig}}$는 2018년 한 논문에서 탄수화물-인슐린 모델$_{\text{Carbohydrate-Insulin Model}}$을 소개했다.

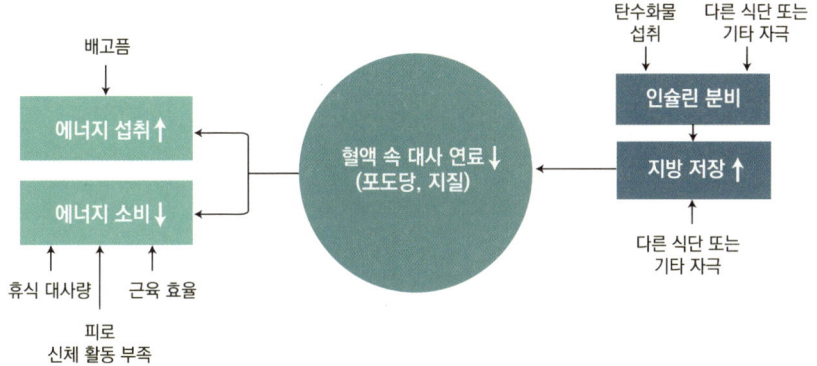

〈그림4〉 데이비드 러드위그의 탄수화물-인슐린 모델

- 탄수화물 섭취가 인슐린 분비를 자극하고 체지방 축적을 유발한다.
- 인슐린이 과잉 분비되어 혈액 속에 쓸 수 있는 연료가 줄어든다. 이는 에너지 섭취량을 늘리는 동시에 에너지 소모량을 감소시킨다.

이 모델은 꽤 큰 관점의 전환을 보여줬다. 러드위그는 칼로리의 양의 균형이 아니라 대사적 반응의 흐름으로 살이 찌는 상황을 표현했다. 나는 과거에 이 모델을 소개한 논문을 읽고 중요한 관점을 얻었고, 이는 이후 내가 소개할 모델을 만드는 데 중요한 역할을 했다.

하지만 연구를 이어나갈수록 이 모델의 한계가 보였다. 비만은 이것보다 더 복잡한 문제였다. 문제의 본질을 정확하게 담기 위해선 새로운 모델이 필요했다.

〈그림4〉 원본 출처 : Ludwig DS, Ebbeling CB. The Carbohydrate-Insulin Model of Obesity: Beyond "Calories In, Calories Out". JAMA Intern Med. 2018 Aug 1;178(8):1098-1103.

2. 인공지능 알고리즘에서 얻은 영감

나는 어느날 인공지능(AI)과 관련된 자료를 읽고 있었다. AI 기술의 발달 과정에서 중요한 역할을 한 '인공신경망'에 대한 내용을 보게 되었다. 인간의 뇌 신경 구조를 모방해서 기계가 학습하는 알고리즘을 구축한 것이다.

> 인공신경망(人工神經網, artificial neural network)은 기계학습과 인지과학에서 생물학의 신경망(동물의 중추신경계중 특히 뇌)에서 영감을 얻은 통계학적 학습 알고리즘이다. 인공신경망은 시냅스의 결합으로 네트워크를 형성한 인공 뉴런(노드)이 학습을 통해 시냅스의 결합 세기를 변화시켜, 문제 해결 능력을 가지는 모델 전반을 가리킨다. 좁은 의미에서는 오차역전파법을 이용한 다층 퍼셉트론을 가리키는 경우도 있지만, 이것은 잘못된 용법으로, 인공신경망은 이에 국한되지 않는다. -위키피디아-

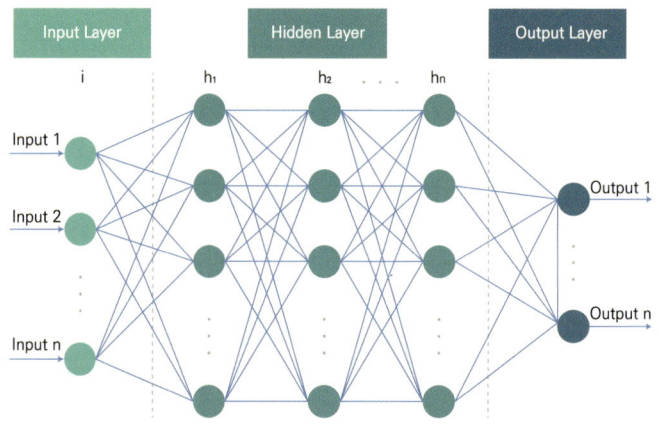

이 그림을 보는 순간 흥분했다. 이 그림이 몸의 대사 체계처럼 보였다. 먼저 주목한 것은 크게 인풋 레이어, 히든 레이어, 아웃풋 레이어로 분류되는 다층 구조였다. 이는 인간이 몸에 노출하는 자극, 몸 안에서 일어나는 다양한 대사 반응, 그리고 그 결과로 드러나는 증상에 대입할 수 있었다.

다양한 노드(결절) 사이의 관계, 회로를 타고 복잡하게 오가는 반응의 흐름, 특정 회로의 강화, 피드백, 학습, 반복. 이런 개념과 함께 다양한 생각이 머릿속에서 빠르게 움직였다. 따뜻한 물에 샤워를 하고 나와서 노트를 펼쳤다. 비만과 관련해서 내가 알고 있는 모든 요소들을 써내려갔다. 그중에서 중요한 개념들을 골라서 테두리에 원을 그렸다. 다양한 원 사이의 상호 작용들에 따라서 화살표를 그렸다.

연필로 쓰고 지우고를 반복하면서 그림을 내리 몇 시간 동안 수정했다. 마지막엔 노트가 너무 지저분해서 알아보기 힘들었다. 그래서 노트의 그림을 PPT에 옮겼다. 몇 시간 뒤 모니터에는 다음의 그림이 그려져 있었다.

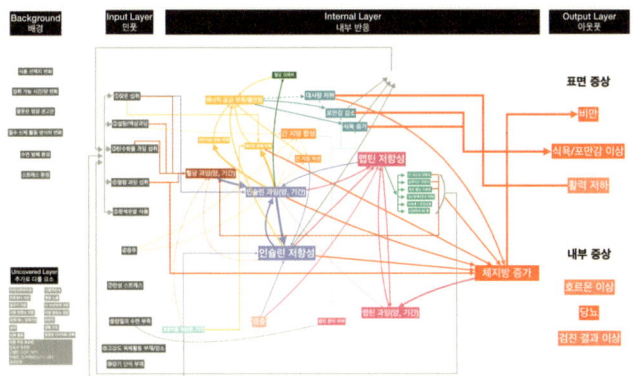

피곤해서 일찍 잠들었다. 깊은 잠을 자고 새벽에 일찍 일어났다. 다시 작업을 시작했다. 이후 여러 차례의 수정을 거쳐서 초안이 만들어졌다.

2021년, 새로운 비만 모델이 만들어졌다.

3. 새로운 비만 모델

다층 호르몬 연결망 모델

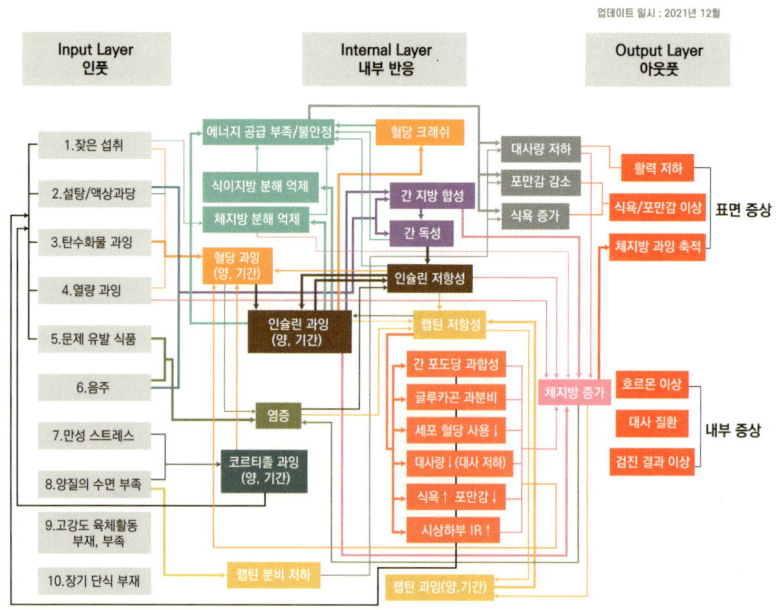

1) 소개

 이 모델의 이름은 〈다층 호르몬 연결망_{Multilayer Hormonal Network}〉모델이다. (책의 가장 뒤쪽에 확대한 이미지를 넣어뒀다) 이 모델은 비만이 발생하고 진행되는 상황의 복잡한 구조를 표현한다. 살이 찌고 빠지는 현상이 단순히 칼로리 저울로 설명된다고 생각했던 이들에게는 이 모델이 낯설 것이다. '비만이 이렇게 복잡한 현상이라고?' 그렇다.

 나는 이 모델을 소개하기에 앞서 비만과 관련된 기초 지식을 전달하는 데

공을 들였다. 그건 많은 이들이 이 모델을 쉽게 이해할 수 있도록 하기 위함이었다. 앞의 설명을 잘 이해했다면 이 모델의 선들을 눈으로 따라가기만 해도 많은 게 보일 것이다.

혹시 아직 앞의 내용을 읽지 않았거나 이 그림이 어려워 보이더라도 괜찮다. 사실 낯선 개념이 많아서 어려워 보이는 것이지 막상 보면 그렇게 어렵지 않다.

우측 QR 코드의 영상에서 이 모델을 설명했으니 영상을 먼저 보고 이어지는 내용은 복습하듯 읽어보는 것을 추천한다.

2) 원칙

(1) 개별 상자는 자극 또는 반응을 표현한다.

우리가 일상에서 습관적으로 내리는 선택에서부터 비만 및 동반하는 증상에 이어지기까지 다양한 구성 요소들이 있다. 그 요소들을 상자에 담고 요소 간의 복잡한 관계 구조를 표현했다.

(2) 상자들은 크게 3가지로 분류할 수 있다.

① 인풋$_{Input}$: 일상에서 내리는 선택이나 노출되는 자극
② 인터널$_{Internal}$: 몸 안에서 일어나는 반응 또는 상태
③ 아웃풋$_{Output}$: 드러나는 결과(여기에선 대표적 증상만 표현)

(3) 상자는 버튼이다

각 상자를 버튼이라고 보면 이해하기 쉽다. 하나의 버튼이 눌리면 다음 버튼이 활성화된다.

(4) 화살표

상자 간의 화살표는 인과(원인과 결과) 관계를 보여준다. 여기에는 인과 관계가 충분히 드러났다고 판단한 것들만 표시했다. 화살표의 굵기는 인과 관계의 상대적 영향력을 기준으로 조절했다. (이번 버전에서 화살표의 굵기는 개인의 직감에 기반하여 임의로 그려졌다. 추후 다양한 전문가들의 의견을 수렴하고 정량적 모델을 구축하여 수정할 계획이다)

(5) 버튼은 장기간 반복해서 눌렸을 때 문제가 된다.

위 모델에 있는 모든 화살표의 흐름은 '잦은' 또는 '장기간'의 반복이라는 전제를 가지고 있다. 어떤 대사적 문제는 특정 현상이 오랫동안 반복되었을 때 발생하기 때문이다.

단기적으로만 노출되거나 실행했을 때는 몸이 충분히 회복할 수 있는 자극이더라도 1년에 수백 번 반복되면 작은 문제가 생긴다. 그런 상황이 수년, 수십 년 이어지면서 문제가 커지고 어느 날 겉으로 드러날 정도로 발달하는 것이다.

이는 흡연이 폐암을 유발하는 구조를 떠올리면 이해하기 쉽다. 담배를 한 두 번 핀다고 폐암에 걸리지 않는다. 그런데 매일 담배 10개피를 피는 사람은 1년 동안 3,650번, 10년에 36,500번, 30년간 약 11만 번 정도 담배를 피우게 된다. 11만 번의 자극은 몸을 망가뜨리기엔 충분하다.

(6) 많은 요소가 순환 구조를 가진다.

항상성

인체의 중요한 작동 원리 중 하나는 항상성이다. 항상성이란 일정한 조건이나 상태를 유지하려는 성질을 의미한다. 항상성을 유지하는 방법 중 하나는 피드백(되먹임) 작용이다.

피드백 방식의 분류
- 양성 피드백 Positive Feedback : A가 많아질 때 발생한 B의 변화가 A 증가 유발
- 음성 피드백 Negative Feedback : A가 많아질 때 발생하는 B의 변화가 A 억제

비만을 유발하는 자극 중에선 음성 피드백 고리를 교란시키는 것들이 많다. 예를 들어, 정상적인 음식을 충분히 먹으면 포만감이 느껴지고 식욕이 떨어진다. 그러면 우리는 음식을 그만 먹게 된다. 그런데 정제 탄수화물을 과잉 섭취했을 때 몸 안에서 일어나는 반응은 우리가 탄수화물을 먹을수록 더 먹고 싶게 만든다. (이는 '탄수화물이 탄수화물을 부른다'고 표현된다.) 음식과

포만감 사이의 음성 피드백 사이클에 문제가 생긴 것이다. 술을 마셨을 때도 음성 피드백 고리가 교란된다. 취할수록 술을 더 찾게 되거나, 배가 부른데 안주를 자꾸 먹게 되는 것도 음성 피드백 고리에 교란이 일어난 것이다.

(7) 핵심 버튼 몇 가지를 중심으로 악순환 사이클이 발생한다.

인슐린 저항성이 높아지면 발생하는 문제
① 더 많은 체지방 합성을 유도하고, 체지방 분해를 억제한다.
② 세포가 에너지를 제대로 전달받지 못하기에 대사량이 떨어지고, 활력이 떨어지고, 배고픔을 더 크게 느끼고, 포만감을 제대로 못 느끼게 된다.
③ 인슐린 신호가 제대로 작동하지 못하다 보니 몸은 더 많은 인슐린을 분비하는 방식으로 작동하게 작동하게 된다. 그래서 더 많은 인슐린에 노출되게 만들어 다시 인슐린 저항성이 높아지게 만드는 악순환이 발생한다.

랩틴 저항성이 높아지면 발생하는 문제
① 혈당 과잉 유발
② 대사량 저하
③ 체지방 합성 가능성 증가
④ 식욕/포만감 이상
⑤ 랩틴은 인슐린의 분비를 조절해주는 효과를 가지고 있다. 그런데 랩틴이 제대로 기능하지 못하면 인슐린 문제는 더욱 커진다.

간 문제(지방간, 간독성)

간은 에너지 대사 시스템에서 굉장히 중요한 역할을 하는 장기다. 간에 문제가 생겨서 간이 제대로 기능하지 못하면 에너지 공급 시스템 전반에 문제가 생긴다. 그 결과 제대로 처리되지 못하고 지방으로 합성되는 에너지의 양이 많아지고, 원활한 에너지 공급이 어려워져 대사량은 떨어지며, 식욕과 포만감에도 문제가 생긴다. 살이 찔 가능성이 높아지는 것이다.

염증

염증 반응의 정도와 빈도가 지나칠 경우 인슐린 저항성과 렙틴 저항성을 포함한 다양한 이유로 살이 찌기 쉽게 된다.

체지방 분해 억제

몸이 평소에 사용 가능한 에너지는 크게 2가지다. 최근 음식에서 섭취한 에너지와 기존에 저장되어 있던 에너지다. 그중 하나인 체지방을 못 쓰게 되면 우리는 최근에 섭취한 에너지에만 의존하게 된다. 그만큼 에너지 공급이 부족하고 불안정해지며 이는 대사량, 포만감, 식욕 모두에 영향을 미친다. 체지방 분해를 억제하는 가장 확실한 자극은 탄수화물 섭취다.

3-4 | 살이 찌는 진짜 이유

우리가 일상에서 내리는 선택들(인풋 레이어)이 어떤 경로(인터널 레이어)를 통해서 비만(아웃풋 레이어)까지 이어지는지 살펴보자. 비만의 대표 원인 10가지는 의외로 많은 사람이 매일 실행하고 있는 습관들이다. 다음의 QR 코드에 삽입된 영상을 먼저 보고 밑의 내용은 복습하듯 읽어보는 것을 추천한다.

1. 인풋 레이어

(1) 잦은 섭취

1일 3회 이상 칼로리가 있는 음식물을 섭취하는 것이다. 잦은 음식물 섭취는 혈당과 인슐린 농도가 충분히 낮지 않은 상태가 장시간 이어지게 만든다. 이는 몇 가지 경로로 문제를 유발한다.

그중 하나는 혈당과 인슐린에 과잉 노출되는 것이다. 이는 인슐린 저항성을 높인다. 잦은 음식물 섭취가 단기적으로 살을 찌게 할 뿐만 아니라 살이 찌기 쉽고 살이 빠지기 어려운 몸을 만드는 것이다.

잦은 섭취는 대사가 건강하게 유지될 기회를 박탈한다. 음식을 잘 먹는 것은 중요하지만, 먹지 않는 시간에 몸에서 일어나는 일도 중요하다. 몸에는 공복 시간 동안에 신체 성분을 분해하고, 청소하고, 정리하는 작용이 있다. 그런데 우리가 깨어 있는 시간동안 자주 무언가를 먹으면 확실한 공복을 만드는 것이 어려워진다.

(2) 설탕/액상과당

설탕과 액상과당은 포도당과 과당을 고농도로 농축한 물질이다. 설탕과 액상과당에 들어 있는 과당은 대부분 간으로 이동해서 독처럼 작용한다. 그 과정에서 다양한 대사 교란이 발생한다. 게다가 간에 들어온 과당이 지방으로 바뀌어 간에 저장되기도 한다. 술을 마시지 않고도 지방간에 걸릴 수 있는 것은 여기에 있다.

비만에 있어서 설탕과 액상과당이 어떻게 문제가 되는지는 이후 5장에서 자세히 설명할 예정이다. 궁금한 사람은 다음의 QR 코드에 삽입된 영상을 미리 봐도 좋을 것이다.

(3) 탄수화물 과잉 섭취

과잉 섭취의 기준은 '양', '빈도', '기간'을 아우른다. 한국인은 하루 평균 밥 4~5 공기 분량의 탄수화물을 섭취하고 있으며, 오늘도 영양 전문가들은 전체 열량의 55~65%를 탄수화물을 통해 섭취할 것을 권장하고 있다. 이렇게 많은 양의 탄수화물은 하루 3끼의 식사와 간식을 통해서 섭취된다. 이런 상황은 1년 365일 대부분의 날들에 일어나며 각자의 수명 만큼 지속된다.

탄수화물을 과잉 섭취하면 혈관과 세포를 높은 농도의 포도당과 인슐린에 반복 노출시키게 된다. 이는 직접적으로 살찌게 만드는 동시에 다양한 대사 문제를 유발한다. 그중 대표적인 것은 앞서 호르몬 파트에서 소개한 인슐린 저항성이 증가하는 것이다. 인슐린 저항성이 증가하면 쉽게 살이 찌고 살을 빼는 것은 어려워진다.

그리고 비만을 새롭게 정의할 때 3번째 포인트에서 지적했던 것은 체지방 분해가 막힌 상황이었다. 이것도 탄수화물 과잉 섭취로 인해서 발생한다.

(4) 열량 과잉 섭취

필요량 이상의 열량을 섭취하는 것이 반복되는 것도 대사 문제의 원인이 될 수 있다. 살이 찌고 빠지는데 있어서 대사 문제가 중요하다고 해서 칼로리가 의미 없는 것은 아니다.

(5) 문제 유발 식품

몸에 들어왔을 때 대사 문제를 일으키는 식품이 있다. 이런 물질의 섭취는 정상적인 대사를 교란하고 여러 문제를 유발한다. 문제가 되는 대표적인 식품은 설탕, 밀가루(글루텐), 그리고 문제의 기름이다. 이외에도 정상적인 보상 체계를 교란시키고 과다한 염증 반응을 유발하는 음식도 문제가 된다.
※ 글루텐의 문제도 설탕/액상과당과 함께 5장에서 자세하게 다룰 예정이다.

(6) 음주

술은 문제 유발 식품에 포함되지만 설탕과 마찬가지로 중대한 문제를 유발하기에 별도로 강조한다.

(7) 만성 스트레스 : 스트레스에 노출되는 정도와 기간 과잉

앞의 호르몬 파트에서 상세히 설명한 바 있다. 만성적으로 다량의 코르티솔에 노출되면 다양한 대사 문제가 일어날 수 있다.

(8) 수면 부족(양과 질)

수면 부족의 정의는 7시간 미만의 수면, 얕은 수면, 불규칙적인 수면 등을 의미한다. 잠을 제대로 자지 못하는 것은 아래의 문제를 유발하여 비만의 리스크를 높인다.

잠을 잘 못자면 생기는 문제
① 뇌 세포 손상 및 퇴행성 뇌질환 위험 증가
② 뇌 기능(기억, 인지, 사고, 학습) 저하

③ 운동 능력 저하
④ 활동성 저하
⑤ 대사량 저하
⑥ 인슐린 저항성 증가
⑦ 코르티솔 분비 증가
⑧ 호르몬 이상으로 인해 식욕 조절 어려움

(9) 고강도 육체활동 부재/감소

고강도의 육체활동은 대사를 건강하게 유지하는데 중요한 효과를 가지고 있다. 앞서 언급한 문제의 자극을 넣어준다고 해도 고강도 신체 활동을 충분히 한다면 그 영향은 줄어들 것이다. 고강도 육체활동이 만들 수 있는 효과는 다음과 같다.

- 인슐린 저항성 발생 가능성 감소
- 렙틴 저항성 발생 가능성 감소
- 코르티솔 조절 능력 향상
- 간 지질 독성 감소
- 체지방 증량 가능성 감소

예를 들어, 농사와 같이 고강도의 활동을 장시간 하는 사람의 몸은 다량의 탄수화물을 먹어도 이를 잘 처리했을 것이다. 운동선수들이 액상과당 덩어리인 이온음료를 마셔도 문제가 생기지 않는 것도 비슷하다. 섭취된 포도당과 과당을 빠른 시간 내에 에너지로 소모할 수 있으며 세포의 대사 능력도 상당히 높기 때문이다.

(10) 장기 단식 부재

장기 단식은 24시간 이상의 공복을 의미한다. 장기 단식은 에너지 대사를 민감하게 유지하고, 몸에 적절한 양의 에너지가 남도록 작용한다. 장기 단식도 고강도의 신체활동과 마찬가지로 문제가 되는 행동을 하더라도 문제가 되지 않도록 만드는 효과를 가지고 있다.

2. 인터널 레이어

1) 혈당 과잉

(1) 인바운드(Inbound, 상자 안으로 들어오는 흐름)

    ① 고탄수화물 식단 ▸ 혈당 과잉

    ② 설탕/액상과당 ▸ 혈당 과잉

    ③ 잦은 섭취 ▸ 혈당 과잉

    ④ 열량 과잉 섭취 ▸ 혈당 과잉

    ⑤ 높은 렙틴 저항성 ▸ 간 포도당 과합성, 글루카곤 과분비, 세포 혈당 사용 능력 저하 ▸ 혈당 과잉

    ⑥ 만성 스트레스 ▸ 코르티졸 과잉 ▸ 혈당 과잉

    ⑦ 높은 인슐린 저항성 ▸ 혈당 처리 어려움 ▸ 혈당 과잉

(2) 아웃바운드(Outbound, 상자 바깥으로 나가는 흐름)

    ① 혈당 과잉 ▸ 인슐린 과잉 분비 ▸ 인슐린 저항성 증가

    ② 혈당 과잉 ▸ 인슐린 과잉 분비 ▸ 렙틴 과잉 ▸ 렙틴 저항성 증가

    ③ 혈당 과잉 ▸ 염증 과잉 ▸ 렙틴 저항성 증가

    ④ 혈당 과잉 ▸ 염증 과잉 ▸ 인슐린 저항성 증가

2) 인슐린 과잉

(1) 인바운드

① 혈당 과잉을 유발하는 모든 요소

ⓐ 고탄수화물 식단 ▸ 혈당 과잉(양, 기간) ▸ 인슐린 과잉

ⓑ 설탕/액상과당 ▸ 혈당 과잉(양, 기간) ▸ 인슐린 과잉

ⓒ 잦은 섭취 ▸ 혈당 과잉(기간) ▸ 인슐린 과잉

ⓓ 열량 과잉 섭취 ▸ 혈당 과잉(양, 기간) ▸ 인슐린 과잉

ⓔ 높은 렙틴 저항성 ▸ 간 포도당 과합성, 글루카곤 과분비, 세포 혈당 사용 능력 저하 ▸ 혈당 과잉 ▸ 인슐린 과잉

ⓕ 만성 스트레스 ▸ 코르티졸 과잉 ▸ 혈당 과잉 ▸ 인슐린 과잉

ⓖ 높은 인슐린 저항성 ▸ 제대로 처리되지 못하는 혈당 ▸ 혈당 과잉 ▸ 인슐린 과잉

② 높은 렙틴 저항성 ▸ 렙틴의 인슐린 분비 (직접) 억제 기능 저하 ▸ 인슐린 과잉

③ 높은 인슐린 저항성 ▸ 더 많은 인슐린 분비 필요 ▸ 인슐린 과잉

(2) 아웃바운드

① 인슐린 과잉 노출 ▸ 체지방 & 식이지방 분해 억제 ▸ 에너지 공급 불안정 ▸ 포만감 감소, 식욕 증가 ▸ 불필요한 섭취 유발 ⊕ 악순환

② 인슐린 과잉 노출 ▸ 혈당 크래쉬 ▸ 가용 포도당 부족 & 에너지 결핍 증상 ▸ 포만감 감소, 식욕 증가 ▸ 불필요한 섭취 유발 ⊕ 악순환

③ 인슐린 과잉 노출 ▸ (직접적) 체지방 증가 ▸ 비만

④ 인슐린 과잉 노출 ▸ 체지방 증가 ▸ 염증 과잉 ▸ 인슐린 저항성 증가 & 랩틴 저항성 증가 ⊕ 악순환

⑤ 인슐린 과잉 노출 ▸ 랩틴 과잉 노출 ▸ 랩틴 저항성 증가 ⊕ 악순환

⑥ 인슐린 과잉 노출 ▸ 인슐린 저항성 증가 ▸ 체지방 증가 ▸ 염증 과잉 ▸ 인슐린 저항성 증가 & 랩틴 저항성 증가 ⊕ 악순환

3) 인슐린 저항성

(1) 인바운드

① 인슐린 과잉 노출 유발 요소 ▸ 인슐린 저항성 증가

② 간 지질 독성 ▸ 인슐린 저항성 증가

③ 코르티졸 과잉 ▸ 인슐린 저항성 증가

④ 만성 염증 ▸ 인슐린 저항성 증가

(2) 아웃바운드

① 높은 인슐린 저항성 ▸ 랩틴 저항성 증가 ⊕ 악순환

② 높은 인슐린 저항성 ▸ 세포 에너지 공급 부족 ▸ 불필요 섭취 유발 ⊕ 악순환

③ 높은 인슐린 저항성 ▸ 혈당 처리 능력 저하 ▸ 혈당 과잉 ⊕ 악순환

4) 랩틴 저항성

(1) 인바운드

① 인슐린 과잉 노출 ▸ 랩틴 신호 방해 ▸ 랩틴 저항성 증가

② 높은 인슐린 저항성 ▸ 랩틴 저항성 증가

③ 랩틴 과잉 노출 ▸ 랩틴 저항성 증가

(2) 아웃바운드

① 높은 랩틴 저항성 ▸ 랩틴 과잉 ⊕ 악순환

② 높은 랩틴 저항성 ▸ 인슐린 과잉 ⊕ 악순환

③ 높은 랩틴 저항성 ▸ 간 포도당 합성 과잉, 글루카곤 과분비, 세포 혈당 사용 능력 저하, 대사량 저하, 식욕 증가, 포만감 감소, 시상하부 인슐린 저항성 증가 ▸ 체지방 증가(비만) & 혈당 과잉 ⊕ 악순환

5) 간 문제

(1) 인바운드

① 설탕/액상과당 ▸ 간 지방 합성 ▸ 지방간 & 간 지질 독성

② 술 ▸ 간 에탄올 대사 ▸ 지방간 & 간 지질 독성

③ 고탄수화물 식단 ▸ 인슐린 과잉 ▸ 간 지방 합성 ▸ 지방간 & 간 지질 독성

(2) 아웃바운드

① 높은 간 지질 독성 ▸ 인슐린 저항성 🔄 악순환

② 높은 간 지질 독성 ▸ 간 에너지 처리 기능 저하 ▸ 에너지 공급 부족 및 불안정 ▸ 포만감 감소 & 식욕 증가 ▸ 불필요한 섭취 🔄 악순환

③ 높은 간 지질 독성 ▸ 간 에너지 처리 기능 저하 ▸ 에너지 공급 부족 및 불안정 ▸ 대사 기능 저하 ▸ 체지방 증가 가능성 증가(비만)

6) 염증

(1) 인바운드

① 문제 유발 식품 ▸ 염증 증가

② 혈당 과잉 노출 ▸ 염증 증가

③ 음주 ▸ 염증 증가

④ 체지방 증가 ▸ 염증 증가

(2) 아웃바운드

① 염증 과잉 ▸ 인슐린 저항성 증가 🔄 악순환

② 염증 과잉 ▸ 랩틴 저항성 증가 🔄 악순환

3. 아웃풋 레이어

(1) 체지방 과잉 축적

체지방이 과잉 축적되면서 우리가 비만이라고 정의하는 상태에 이른다.

(2) 식욕/포만감 이상

① 식이 장애

② 식욕 과잉(항진) : 식욕이 지나치게 높고 조절하기 어려워진다.

③ 포만감 이상 : 충분히 먹어도 포만감이 적절하게 느껴지지 않는다.

④ 고 보상 음식 갈망 : 고당분, 고탄수, 고지방, 고탄수+고지방 음식에 대한 욕구가 비정상적으로 높아진다.

(3) 활력 저하/피로

① 낮은 활력과 활동 의지

② 피로감과 무기력감

(4) 간 이상

① 간 손상

② 간 섬유화

③ 지방간

(5) 호르몬 이상

 랩틴, 인슐린, 코르티솔, 갑상선 호르몬, 성호르몬, 식욕 관련 호르몬, 도파민, 세로토닌, 성장호르몬 등의 분비 양상에 문제가 생기고, 이는 여러 가지 대사 문제를 유발한다.

(6) 검진 결과 이상

① 간 수치 이상

② 고혈압

③ 높은 중성 지방 수치

④ 높은 공복 혈당

⑤ 높은 공복 인슐린

⑥ 높은 염증 수치

⑦ 높은 당화혈색소 수치

(7) 질병

① 당뇨

② 지방간

③ 심혈관 질환

④ 암

⑤ 염증 관련 질환

⑥ 다낭성 난소 증후군

⑦ 퇴행성 뇌 질환(알츠하이머, 파킨슨병 등)

⑧ 자가면역질환

⑨ 우울증

(8) 면역력 저하

감기와 같은 감염성 질환에 쉽게 걸리고 회복이 더디다.

4. 숨은 배경

우리가 인풋의 습관들을 갖게 된 데에는 어떤 배경이 있다. 아래의 요소들이 그중 대표적인 것들이다.

1) 섭취 가능한 '시간'과 '양'의 변화

(1) 배경
- 20~21세기 산업과 경제 고도화
- 전기 보급
- 저장 기술 발달
- 음식 섭취에 드는 비용 감소 : 큰 돈이나 노력을 들이지 않고도 음식을 먹을 수 있다.

(2) 변화 내용
- 음식을 섭취할 수 있게 된 시간 : 365일/24시간
- 섭취 가능한 음식의 양 : 대폭 증가

2) 몸에 문제가 되는 식품의 접근성 변화

(1) 배경

　가공 식품 산업의 발달과 함께 몸에 문제가 되는 식품이 유통되기 시작했다. 식품/의료/제약 산업은 미디어와 전문가를 활용해 영양에 대해 잘못된 패러다임과 정보를 유통했다. 능력이 부족한 전문가와 정부는 이 상황을 제대로 파악하지 못하고 있다. 제대로 된 조치의 부재는 대중이 일상에서 내리는 선택으로 이어지고 있다.

(2) 접근성이 크게 바뀐 대표 식품

① 설탕/액상과당

② 밀가루

③ 대사 문제 유발 기름

　ⓐ 트랜스지방, 쇼트닝, 마가린

　ⓑ 대두유, 카놀라유, 해바라기씨유, 현미유 등

④ 기타 대사 교란 식품

　ⓐ 항생제, 호르몬 활용 사육 동물성 식품

　ⓑ 일부 가공육

　ⓒ 농약, 제초제, GMO 농산물

⑤ 고탄수화물-고지방 결합 식품 : 자연의 지방 식품 중에서 지방이 단백질과 결합한 것은 많지만 다량의 탄수화물과 결합한 식품은 거의 없다. 고탄수화물과 고지방의 조합은 인간이 만들어낸 것이다.

3) 1980년 미국발 영양 패러다임 → 한국 영양 가이드라인

1980년 미국에서 최초의 대국민 영양 권고안이 발표된다. 이는 주류 의료/영양/피트니스 전문가의 영양 지식을 구성하게 되고 대중적 영양 권고안, 영양 정책, 영양 교육 과정에 반영되었다. 이런 영양 패러다임은 자연스럽게 대중의 상식이 되어 일상의 행동으로 이어졌다. 국내에서 발표되어 온 영양 가이드라인은 타당한 논리 없이 미국에서 만들어진 영양 패러다임을 답습하는 것에 지나지 않은 것으로 보인다.

4) 수면 방해 환경

- TV, 휴대 전화, 모니터 등의 전자기기에서 나오는 빛은 숙면을 방해한다.
- 늦은 저녁 또는 밤의 음식물 섭취는 정상적 수면을 방해한다.
- 야간의 격렬한 활동이나 자극적 콘텐츠는 숙면을 방해한다.
- 카페인 접근성이 높아지고 많은 사람이 커피를 무분별하게 섭취할 수 있게 된 것도 숙면을 방해하고 있다.

5) 고강도/장시간 육체 활동이 필수가 아닌 선택이 된 환경

(1) 배경
- 20~21세기 산업과 경제 고도화
- 노동 방식 변화
- 교통 수단 변화

(2) 변화 내용
- 기존 : 수렵/채집/농업/생존 활동을 위해 상당한 육체 활동 수행
- 현재
  - (일부 직군 제외) 대부분의 직군에서 육체 노동의 강도와 노동 시간 감소
  - 생활에 필요한 다양한 육체 활동을 아웃 소싱할 수 있게 됨
  - 그 결과 적극적 신체 활동은 일부 개인이 의식적으로 실행할 때만 발생

6) 만성 스트레스 과잉 환경

현대인은 지나치게 많은 정보와 스트레스 자극 속에 노출되어 있다.

7) 잘못된 다이어트 패러다임

잘못 만들어진 다이어트 패러다임은 대중의 잘못된 행동 변화로 이어진다.

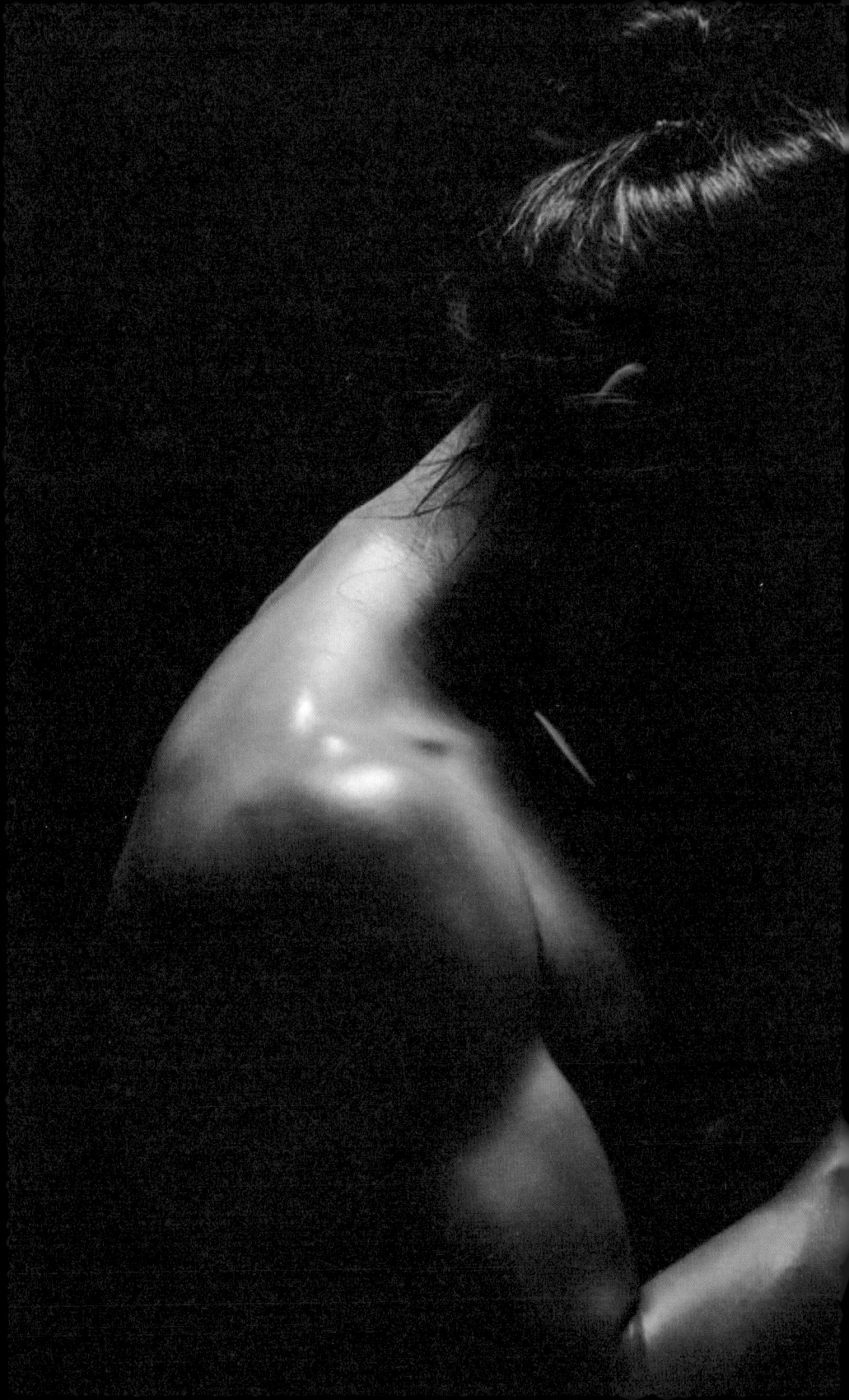

CHAPTER 04.
판을 뒤집는 최근의 발견

4 | 판을 뒤집는 최근의 발견

앞서 비만을 설명하는 새로운 모델인 〈다층 호르몬 연결망〉 모델을 소개했다. 이 모델은 비만이라는 문제 상황의 복잡한 구조를 보여준다. 이제부터 우리가 해야 하는 것은 문제를 해결하는 방법을 이해하는 것이다. 이에 앞서 최근 20~30년 사이 의학계에서 중요하게 다뤄지는 주제 몇 가지를 이해할 필요가 있다.

1. 케톤은 중요한 연료이며 건강에 유익하다

1) 케톤의 이해

(1) 소개

- 뇌를 포함한 다양한 세포에서 에너지를 만드는 데 쓰이는 또 다른 에

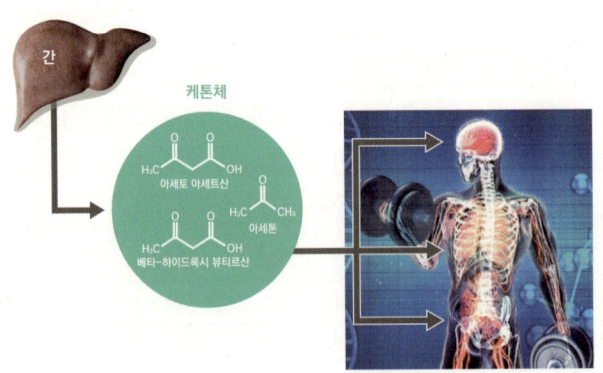

케톤은 간에서 만들어져 다양한 세포에 전달된다

너지원이다.
- 탄수화물 섭취가 충분히 제한되거나 음식 섭취가 장시간 제한될 때 케톤 합성이 촉진된다.
- 참고로, 공복 상태에서 고강도의 운동을 일정 시간 이상 수행할 때도 케톤이 만들어질 수 있다.
- 케톤체에는 다음의 3가지가 있다.

(2) 아세토 아세트산 AcetoAcetate(AcAc)

- 지방산을 통해서 생성되는 아세틸 코에이가 ATP를 만드는 데 쓰이지 않고 혈액 속으로 다량 유입될 때 간에서 생성된다.
- 베타-하이드록시 뷰티르산과 아세톤의 전구 물질(이전 단계의 물질)이다.
- 소변으로 배출되기에 소변 검사지를 통해서 검출할 수 있다.

(3) 베타-하이드록시 뷰티르산 Beta-hydroxybutyrate(BHB)

- 아세토 아세트산에서 만들어진다.
- 케톤체 중에서 가장 많은 에너지(총 케톤의 78%까지)를 몸에 공급하는 에너지원이다.
- 혈당을 측정하듯이 혈액을 통해서 검출 가능하다.

(4) 아세톤 Acetone

- 아세토 아세트산에서 만들어진다.
- 키토시스 상태에서 다른 케톤체에 비해 체내 합성량이 미미하다.
- 날숨이나 소변으로 배출된다.
- 단식을 하거나, 장시간 고강도 운동을 할 때 입에서 단내가 나는 것(혹자는 과일향이라고도 표현한다)은 호흡을 통한 아세톤 배출에 기인한다.

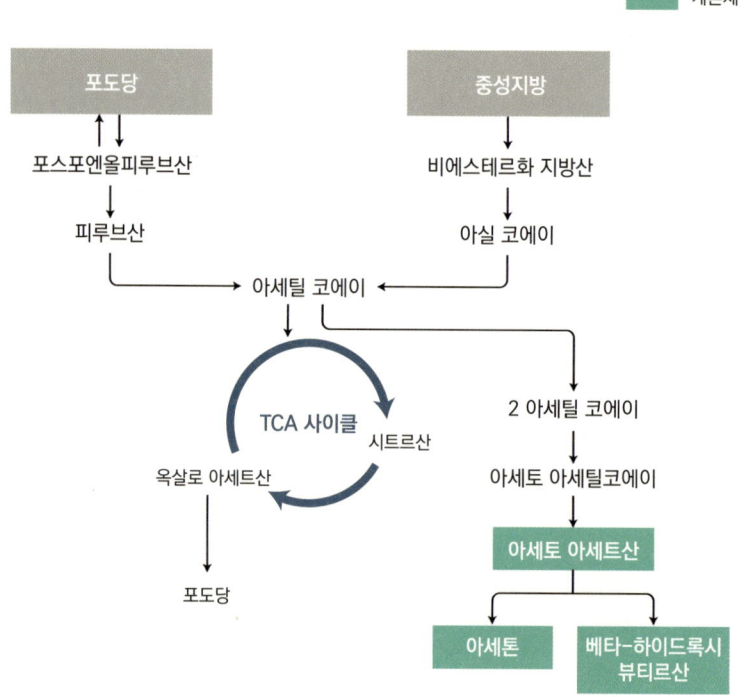

케톤이 만들어지는 과정

(5) 단식 중 케톤이 생성되는 과정

쉬운 설명

① 단식(또는 탄수화물 제한)

② 인슐린 수치가 낮은 상태가 충분히 유지된다.

③ 글리코겐 저장량이 충분히 감소한다.

④ 체지방이 활발하게 분해되어 지방산이 원활하게 공급된다.

⑤ 지방산이 불완전하게 대사된 물질이 간에서 케톤체를 만드는 데 사용된다.

어려운 설명

① 단식(또는 탄수화물 제한)

② 혈중 포도당과 인슐린 농도가 낮게 유지된다.

③ 글루카곤 분비가 활성화되고 간의 글리코겐이 감소한다.

④ (단식 후 18시간 이상 경과) 간의 글리코겐 저장량이 충분히 감소한다.

⑤ 혈중 포도당과 인슐린의 농도가 낮게 안정화된다.

⑥ 지방 세포 내 지방 분해 효소(ATGL$_{Adipose\ Triglyceride\ Lipase}$, HSL$_{Hormone\ Sensitive\ Lipase}$, MGL$_{Monoacylglycerol\ Lipase}$)의 작용이 활성화된다.

⑦ 체지방이 활발하게 분해되어 지방산이 혈액 속으로 원활하게 유입된다.

⑧ 혈액 속의 지방산이 베타 산화라는 작용을 통해 아세틸 코에이(ATP를 만들 재료)로 바뀌는 작용이 활발하게 일어난다.

⑨ 아세틸 코에이는 에너지 생성 회로인 TCA 사이클의 주재료다. 그런데 이 회로의 도입부에서 시동을 걸어주는 역할을 하는 물질이 옥살로아세트산$_{Oxaloacetate}$이다.

⑩ 탄수화물 섭취가 제한된 상황에서 옥살로아세트산이 당신생합성의 재료로 쓰이는 것이 많아지면서 TCA 사이클에서 쓸 수 있는 옥살로아세트산이 부족해진다.
⑪ 지방산에서 만들어진 아세틸코에이가 TCA 회로에서 쓰이지 못한다.
⑫ 체내 아세틸 코에이 잉여량이 많아진다.
⑬ 잉여 아세틸 코에이는 간에서 케톤을 합성하는데 사용된다.

(6) 케톤 생성을 위해서 포도당, 인슐린, 글리코겐 조절이 필요한 이유

케톤 생성을 유도하는 자극은 단식, 탄수화물 제한 또는 장시간 고강도의 운동이다. 이를 통해 혈중 인슐린 농도를 충분히 낮추는 것은 케톤 생성을 위한 기본 조건이다. 그런데 단시간 인슐린 농도를 낮추는 것만으로는 케톤이 만들어지지 않는다. 그 원리를 살펴보자.

케톤은 주로 지방산에서 만들어진 아세틸 코에이를 통해 만들어진다. 지방산이 아세틸 코에이로 바뀌기 위해선 'CPT-1'이라는 효소가 활성화되어야 한다. CPT-1이 지방산을 미토콘드리아로 운반하기 때문이다. 그런데 '말로닐 코에이'라는 효소는 CPT-1의 작용을 억제한다. 말로닐 코에이가 지방산에서 에너지가 만들어지는 것을 억제하는 것이다.

그런데 인슐린은 말로닐 코에이를 자극한다. 결론적으로 인슐린 자극은 CPT-1의 작용을 억제한다. 인슐린이 만들어내는 효소 반응들이 케톤의 재료인 아세틸 코에이의 생성을 억제하는 것이다.

> **개념 정리**
>
> - CPT-1 Carnitine Palmitoyltransferase-1 : 세포질의 지방산을 미토콘드리아 내부로 수송하여 아세틸 코에이 합성에 도움을 주는 효소다.
> - 말로닐 코에이 Malonyl-CoA : 간, 근육 등의 조직에서 CPT-1의 활동을 억제하는 효소다. 말로닐 코에이가 풍부해지면 체지방 합성이 증가하고 케톤체 생성과 지방 분해는 감소한다.

혈액 속에서 저인슐린 상태가 지속되면 간 글리코겐의 분해가 활성화될 수 있다. 이는 포도당이 지속적으로 혈액으로 유입되는 것을 의미하며 인슐린 분비를 자극한다. 그렇기 때문에 간에 글리코겐이 가득 차 있으면 케톤 생성이 어렵다. 간 글리코겐이 충분히 줄어들어야 인슐린 자극이 충분히 떨어지고, 효소 작용이 활성화되어 케톤의 재료가 충분히 공급될 수 있다.

다음은 지방산이 케톤으로 바뀌기까지의 세부 과정을 보여준다.

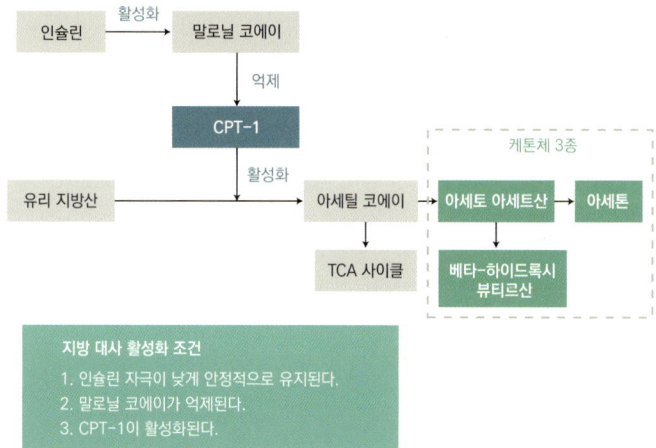

말로닐 코에이는 CPT-1을 억제한다

① 인슐린 자극이 낮게 안정적으로 유지된다.

② 말로닐 코에이가 억제된다.

③ CPT-1이 활성화된다.

④ CPT-1이 지방산을 미토콘드리아에 전달한다.

⑤ 지방산이 아세틸 코에이로 바뀌는 양이 급증한다.

⑥ 아세틸 코에이가 간에서 아세토아세트산으로 전환된다.

⑦ 아세토아세트산이 베타-하이드록시 뷰티르산와 아세톤으로 전환된다.

결국 케톤 생성이 원활해지려면 간에 저장된 글리코겐도 충분히 분해되어야 한다. 이 원리의 중심에는 인슐린과 효소들의 작용이 있었다.

(7) 케톤 생성 관련 주요 요소

① 재료가 공급되는 곳 : 지방 세포와 소장
- 지방 세포 : 중성지방의 형태로 저장되어 있던 지방산이 분해되어 혈액으로 나온다.
- 소장 : 음식을 통해 흡수된 지질이 주로 소장에서 분해되어 지방산이 흡수된다.

② 케톤이 합성되는 곳 : 간
- 에너지 합성에 쓰이지 못한 아세틸 코에이는 간에서 케톤을 만드는 데 사용된다.

③ 케톤 생성을 막는 호르몬 : 인슐린
- 혈중 인슐린 농도가 높으면 지질 대사와 케톤 생성 모두 억제된다. 체지방 분해를 자극하는 호르몬의 분비가 활성화되어 있어도 혈중 인슐린 농도가 높을 경우 케톤 생성은 멈춘다.

④ 케톤 생성을 촉진하는 호르몬 : 글루카곤, 코르티솔, 성장호르몬, 에피네프린, 노르에피네프린 등
- 앞서 살펴봤듯 케톤이 만들어지기 위해선 다량의 지방산이 필요하다. 위의 호르몬들은 체지방 분해를 자극하여 지방산 공급을 원활하게 만든다.
- 그렇기에 지방 섭취량이 모자라거나 체지방 분해가 원활하지 않은 사람은 키토시스 상태에 있어도 케톤 생성이 원활하지 않을 수 있다. 케톤을 만들 재료가 부족하기 때문이다.

(8) 기능/효능

케톤은 에너지 공급을 포함해서 건강에 유익한 효능을 가지고 있다.

① 대부분의 조직에서 에너지를 만드는 데 쓰인다.
- 다양한 조직 중에서도 케톤의 존재가 가장 중요한 장기는 뇌. 지방산은 포도당과 달리 뇌의 에너지원이 되지 못하기 때문이다.
- 참고로 지방산은 대부분의 조직(골격근, 심장, 대부분의 장기)에서 에너지를 만드는 데 쓰일 수 있지만 뇌, 적혈구, 신장 수질, 골수, 속근섬유 등은 지방산을 에너지로 사용할 수 없다.
- 몸에서 케톤을 에너지로 쓰지 못하는 세포는 3가지가 있다.
    - i. 간 세포 : 간에는 케톤 대사에 필요한 효소가 없다. 이는 케톤이 간에서 만들어진다는 것을 고려하면 꽤 흥미로운 사실이다. 비유를 들자면 요리사는 음식을 먹지 못하게 설계된 것이다.
    - ii. 적혈구 세포 : 적혈구에는 에너지를 만들 미토콘드리아가 없다.
    - iii. 암세포 : 암세포는 케톤은 에너지로 쓰지 못한다.

② 암을 예방하거나 암 세포와 싸울 때 도움이 될 수 있다.
- 암세포는 포도당을 에너지로 사용하지만 케톤은 에너지로 사용하지 못하기 때문이다.

③ 신생아의 뇌에서 지질 성분이 합성될 때 재료가 된다.

④ 줄기세포와 유전 관련 요소들을 활성화해서 신체 전반에서 일어나는 섬유세포의 성장과 회복을 촉진한다.

⑤ 인지, 기억, 학습 능력을 높인다.
- 케톤체 중 하나인 베타-하이드록시 뷰티르산은 뇌 해마에서 뇌유래 신경영양 인자$_{\text{BDNF, Brain-Derived Neurotrophic Factor}}$의 생성을 증가시킨다. 뇌유래 신경영양 인자는 신경세포를 건강하게 만들고 뇌 기능을 활성화한다.

⑥ 항염증 효과를 가지고 있다.

⑦ 케톤 대사는 포도당 대사 대비 산화 스트레스가 적다.

⑧ 지속적으로 에너지를 공급하며 배고픔과 식욕을 안정화하고 맑은 정신을 유도한다.

⑨ 뇌전증(간질) 치료에 효과를 보인다.

⑩ 비만 또는 2형 당뇨를 해결하는데 효과를 보인다.
- 인슐린 저항성이 높은 상황에서 다량의 포도당과 인슐린에 노출되는 것은 문제 해결을 어렵게 만든다. 그런데 현대인의 '균형 잡힌 식단'을 따르는 경우 포도당 스파이크와 인슐린 스파이크(혈중 농도가 높게 치솟는 것)는 필연적이다.
- 반면, 케톤은 고혈당과 고인슐린혈증을 유발하지 않고도 지방산과 함께 에너지를 공급하는 데 쓰일 수 있다. 그러므로 케톤은 비만과 2형 당뇨와 같이 인슐린 저항성이 높은 몸에서 대체 에너지로서 가치가 높다.

- 이는 알츠하이머, 파킨슨병 그리고 근 위축성 측삭경화증(루게릭병)과 같은 신경 질환 치료 연구에서 특히 중요한 의미를 가진다. 이런 질병을 가진 사람의 특정 신경세포가 포도당을 효율적으로 활용할 수 있는 능력을 상실하면 영양 공급에 문제가 생겨 신경세포사로 이어질 수 있다. 그런데 만약 케톤이 충분히 있다면 신경세포는 케톤을 통해서 에너지를 충분히 공급받고 생존할 가능성이 증가한다.
- 단, 케톤의 질병 치료 효과에 대해서 단정적 결론을 내리기에는 아직 데이터가 부족하다. 현재 전 세계에서 저탄수화물 식단 또는 단식을 통해 케톤의 효과를 확인하는 연구가 활발하게 진행 중이다. 현재 상황이 궁금하다면 구글에 'ketone'과 특정 대사 질환의 이름을 함께 검색해서 나오는 논문들을 읽어보길 바란다. 그곳에 새로운 세계가 있을 것이다.

2) 키토시스

(1) 소개

　간에서 충분한 양의 케톤이 만들어져 혈액을 통해 공급되고, 다양한 세포들이 이를 에너지로 사용하는 상태를 의미한다. 키토시스 상태에서 몸은 포도당, 케톤체, 지방산 3가지 모두를 주요 연료로 쓴다.

(2) 측정 방법

　내 몸이 키토시스에 있는지 확인하는 대표적인 방법은 혈액 속 베타 하이드록시뷰티르산의 농도를 확인하는 것이다.

상황별 혈중 베타-하이드록시 뷰티르산 농도(mmol/dL)
- 일반 식단 : 0.1
- 키토시스 : 0.5~4
- 케톤산증 : 8 이상
- 당뇨병성 케톤산증 : ~25

　그 외에 소변(아세토 아세트산)과 호흡(아세톤)을 통해서도 케톤을 검출할 수 있다. 이는 어느 정도의 케톤이 체외로 배출되는지를 보여주는 것이다. 몸에서 주요 에너지원으로 쓰이는 것은 베타-하이드록시 뷰티르산이기에 소변과 호흡을 통해 확인되는 케톤 수치는 키토시스 상황을 간접적으로 보여주는 정도로 참고할 수 있다.

3) 단식을 하면 몸에서 일어나는 변화

맥락별, 개인별 차이가 있기에 참고를 위한 내용 정도로 살펴본다.

(1) 첫 10시간~18시간

① 최근에 먹은 음식에서 에너지를 뽑아낸다.

② 공복이 10시간 정도 이어지면 지방 분해가 조금씩 활성화된다.

③ 공복 12~18시간 사이에 간의 글리코겐 저장량이 충분히 줄어들기 시작한다.

(2) 1~3일 차

④ 간에서 케톤 합성이 활성화된다. 대부분의 조직은 케톤과 지방산을 통해서 다량의 에너지를 공급받기 시작한다.

⑤ 첫 3일간 공복 혈당과 인슐린 수치는 낮게 떨어지고 단식 기간 동안 거의 일정하게 유지된다.

(3) 3~7일 차

⑥ 일반 식단을 했던 사람도 3~4일 차가 되면 완전한 키토시스에 진입한다.

⑦ 대부분의 조직은 포도당 사용량을 현저하게 줄이고 지방산과 케톤을 주 에너지원으로 쓴다.

⑧ 이때는 뇌가 케톤을 사용하는 양이 상당히 증가한다.
 ⓐ 3일 차에는 뇌 에너지의 25% 정도를 케톤을 통해서 공급하고
 ⓑ 3일~3주 사이 뇌가 쓰는 에너지의 절반 이상이 케톤을 통해서 공급될 수 있다.

⑨ 단백질, 젖산, 글리세롤(from 지방 세포)을 통해서 포도당을 합성하는 작용이 크게 증가한다.

⑩ 글루카곤, 성장호르몬, 아드레날린, 노르아드레날린의 분비는 증가한다. 그 결과 지방 분해 작용이 활성화되고 혈중의 지방산과 케톤이 풍부해진다. 단식이 길어진 상태에서 성장호르몬 분비가 자극되는 것은 근육 단백질 분해를 막는데 기여한다.

⑪ 탄수화물을 제한한 지 3일째가 되면 몸은 대부분의 에너지(약 90%)를 지방산과 케톤을 통해 공급받는다.

⑫ 혈중 가지사슬 아미노산이나 요소 수치가 증가하는 것을 통해 체내 단백질 분해가 증가했다는 것을 알 수 있다.

(4) 그 이후

⑬ 단백질 분해와 당신생합성 작용이 감소한다.

⑭ 근육 조직의 경우 처음에는 50% 정도의 에너지를 케톤으로부터 얻다가, 3주 정도 되면 케톤을 4~6% 정도밖에 안 쓴다.

⑮ 첫 몇 주간은 뇌를 제외한 많은 조직이 상당한 양의 에너지를 케톤을 사용해서 얻는다. 장기간의 키토시스 상태에서 케톤은 뇌가 대부분 가져가고 다른 조직들은 주연료로 지방산을 사용한다.

4) 케톤에 대한 우려와 비판

(1) 비판 : "케톤 생성은 케톤산증을 유발할 수 있다.", "케톤은 유해한 물질이다."

- 국내 의료 전문가 중에서 키토시스(케톤증)와 키토아시도시스(케톤산증)를 혼동하는 사람들이 많다. 주류 전문가들의 케톤에 대한 부정적 인식은 여기에서 기인한다. 케톤산증과 케톤증은 엄연히 다르기에 명확하게 구분해야 한다.

키토시스

케톤과 지방산을 에너지로 원활하게 쓰는 상태다.

키토아시도시스

세포가 에너지를 쓰는 데 문제가 생긴 맥락에서 발생한다. 케톤이 다량 만들어지지만 세포들이 케톤을 에너지로 쓰지 못하기에 케톤 농도가 계속해서 높아지면서 케톤산증이 발생한다.

케톤산증은 주로 1형 당뇨 환자들에게 생길 수 있다. 1형 당뇨 환자들의 몸에서 인슐린 분비가 거의 되지 않기 때문이다. 1형 당뇨 환자들이 적절하게 인슐린을 투여하지 않으면 포도당이 제대로 처리되지 못한다. 이때 몸이 에너지 공급에 문제가 생긴 상황에 반응해 케톤을 합성할 수 있다. 하지만 이런 상황에선 케톤도 에너지로 제대로 쓰이지 못한다.

혈중 케톤이 계속해서 쌓이면 고농도의 케톤에 의해서 몸에 문제가 발생하고 생명에 위협을 줄 수 있다. 이 경우에는 인슐린을 투여해야 증상을 해결할 수 있다. 인슐린이 케톤 생성을 억제하는 동시에 세포가 포도당을 쓸 수 있게 하기 때문이다.

알코올성 케톤산증이라는 것도 있다. 이는 음식 섭취 없이 장기간 알코올을 과하게 섭취한 사람들에게서 발견된다. 이 역시도 정상적인 에너지 공급에 문제가 생겨서 합성되는 케톤을 쓰지 못할 때 일어나는 증상이다. 이 경우에는 탄수화물 섭취를 해주면 증상이 해결된다. 인슐린 분비가 자극되어서 케톤 생성이 멈추기 때문이다.

케톤산증은 케톤이 만들어지지만 제대로 사용되지 못하고 고농도로 과잉 축적되는 이상 상황에 발생하는 문제다. 인슐린 분비 기능에 문제가 있는 등의 상황이 아닐 경우 걱정하지 않아도 된다. 다만, 여기에서도 한번 더 발견할 수 있었듯이 모든 물질은 몸에 적절 노출량$_{Dose}$이 있다. 케톤과 마찬가지로 고농도의 포도당도, 고농도의 지방(지질 독성)도 모두 세포에 문제를 일으킬 수 있다. 정상적으로 통제되지 못하는 물질이나 상태는 대부분 문제가 된다.

(2) 비판 : "탄수화물을 적게 먹으면 포도당 공급에
        문제가 생긴다."

몸은 탄수화물 섭취 없이도 필요한 포도당을 자체적으로 합성할 수 있다. 그리고 단식이나 저탄수화물 식단이 길어지면 신체 대부분의 기관들은 지방산과 케톤을 에너지로 사용한다. 이는 앞에서 장기 단식 중 에너지 대사 변화를 다룰 때 살펴봤다.

(3) 비판 : "저탄수화물 식단을 하거나 단식을 하면
        뇌 에너지 공급에 문제가 생겨서 뇌 손상이 올 수 있다."

아마 많은 사람이 뇌가 포도당만을 에너지로 쓴다고 알고 있을 것이다. 2016년 국내에서 저탄수화물 식단이 화제가 되었을 때도 정말 많은 전문가들이 그런 주장을 했다. 그런데 그것은 다량의 탄수화물을 중심으로 하루 3끼 또는 그 이상을 먹는 식단을 전제로 했을 때의 일이다.

저탄수화물 식단이나 단식 중에 뇌는 포도당과 케톤 모두를 에너지로 쓸 수 있다. 앞서 언급했듯이 몸은 필요한 포도당을 탄수화물 섭취 없이 생성할 수 있다.

2. 오토파지 : 세포에서 일어나는 청소 작용

1) 오토파지의 이해

(1) 배경

- 1963년 벨기에의 생화학자 크리스티앙 드 뒤브(Christian de Duve)는 세포 내에서 탄수화물, 단백질, 지질을 분해하는 소기관인 리소좀을 발견했다. 그는 이 발견에 대한 공로로 노벨상을 받는다. 그는 당시 세포 안에서 어떤 주머니가 물질을 담아서 리소좀으로 운반하는 것으로 보이는 현상을 발견했다. 하지만 이 현상의 메커니즘을 명확하게 밝히진 못했다.
- 이후 세포 안에서 프로테아좀을 중심으로 일어나는 단백질 분해 시스템이 발견되었다. 하지만 이것도 세포가 어떻게 커다란 단백질 덩어리나 고장난 세포 소기관을 분해하는지는 설명하지 못했다.
- 1980년대에 일본의 생물학자인 오스미 요시노리(Ohsumi Yoshinori) 교수는 효모를 활용해서 오토파지(Autophagy) 작용을 연구하기 시작한다. 그는 특정 유전자에 돌연변이를 유도한 효모를 굶겨서 오토파지를 활성화하는 연구 방법을 사용했다. 그는 이러한 방식으로 연구를 진행하며 오토파지의 실체를 점점 밝혀내기 시작한다.
- 요시노리 교수는 1992년 논문을 시작으로 효모에서 일어나는 오토파지 작용과 오토파지와 관련된 유전자를 소개했다. 이는 전 세계에서 다

양한 후속 연구로 이어졌다. 이후 학계는 효모뿐만 아니라 인간을 포함한 다양한 생물들에서도 오토파지가 일어나며, 이 작용이 세포의 집합인 생명체의 건강을 유지하는 데 중요하다는 사실을 알게 된다.
- 그리고 2022년 지금, 오토파지는 의학 분야에서 가장 주목받는 주제 중 하나다.

(2) 소개

- 오토파지는 세포 내에서 문제가 되는 물질을 선택적으로 분해해서 재활용할 수 있게 만드는 작용이다. 오토파지를 통해 분해된 단백질은 아미노산이 되어 몸에서 재활용된다.
- 한국어로는 자가포식이라고 번역된다. 스스로(auto)를 먹는다(phage)는 의미다.
- 오토파지 분해 대상 물질
    - 수명이 끝나거나 손상된 단백질
    - 잘못 만들어진 단백질
    - 문제가 생긴 세포 소기관(미토콘드리아, 소포체, 리보솜 등)
    - 병원체
    - 단백질 응집체
- 오토파지는 주로 장시간의 단식 상황에서 활성화된다.

(3) 발생 과정

① 오토파지 활성화를 위한 조건(예시 : 단식)이 충족된다.

② 세포 내 '문제의 물질'이 이중 막으로 구성된 주머니(≒ 쓰레기 봉투)에 담긴다. ✺ 오토파고좀 형성

③ 오토파고좀은 세포 안의 리소좀이라는 분해 주머니(≒ 쓰레기 소각장)와 융합한다. ✺ 오토리소좀 형성

  ◦ 리소좀 안에는 단백질 화합물을 분해하는 효소$_{Lysosomal\ Hydrolase}$가 있다.

④ 오토리소좀 내에서 문제의 물질이 분해된다.

⑤ 단백질이 분해되어 만들어진 아미노산은 투과 효소를 통해 세포질로 나오고 새로운 단백질 합성을 위한 원료로 사용된다.

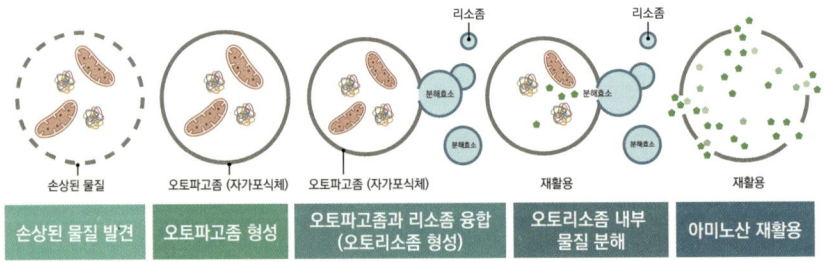

오토파지 진행 과정

(4) 효능/기능

오토파지의 핵심 효능은 세포의 건강을 유지하고 세포의 사멸을 막는 것이다. 이는 아래의 작용을 통해 이루어진다.

① 단백질 응집체 제거

- 단백질 응집체Protein Aggregate는 잘못 만들어졌거나 세포가 기능하는 과정에서 축적된 단백질 덩어리다. 이게 제대로 처리되지 않고 쌓이면 세포에 문제를 유발하고 세포가 일찍 죽게 만들 수 있다. 오토파지는 이런 단백질 쓰레기를 미연에 제거한다.

② 세포 내 고장 난 기관 제거

- 역동적인 대사 활동 속에서 세포에는 나름의 상처가 생기고 고장이 나기도 한다. 어떤 것들은 자연스럽게 수명이 다해서 발생하기도 하지만, 일상의 습관 때문에 활성산소, 당화, 염증 등에 과잉 노출되어서 생기는 문제도 있다. 어쨌든 세포 안에서 고장나는 요소가 생긴다.
- 세포 내의 모든 요소들은 각자 나름의 기능이 있다. 세포 내부의 어떤 소기관이 고장났다는 것은 그 기관이 제 역할을 하지 못하고 있다는 것을 의미한다. 어떤 요소가 제 역할을 하지 못하면 해당 세포에 문제가 생길 가능성이 높다.

- 오토파지는 이런 고장 난 기관을 선택적으로 처리해서 세포, 나아가서 장기에 문제가 생기는 것을 미연에 방지한다. 우리의 장기와 신체는 세포의 집합이라는 사실을 떠올렸을 때 이런 작용은 특정 장기나 전신에 문제가 생기는 것을 방지한다는 것을 알 수 있다.

③ **노화 방지**
- 오토파지는 몸을 젊고 건강하게 유지할 수 있게 한다. 오토파지 덕분에 낡은 체성분을 새롭게 리모델링할 수 있다.
- 어떤 자동차를 100년 동안 타기 위해선 어떻게 해야 할까? 주기적으로 부품을 수리하고 교체해주면 된다. 겉으로 보기엔 같은 자동차지만 계속 새로운 상태를 유지하는 것이다.
- 이걸 우리 몸에 대입해보자. 오토파지는 세포 재생과 리모델링이 가능하게 만든다. 노화 자체는 어쩔 수 없지만 오토파지가 적절하게 일어나면 노화 과정에서 생긴 문제를 처리하고 재생할 수 있다. 이는 노화 속도를 늦추고 노화 양상도 바꾼다. 그래서 현재 오토파지는 장수 분야에서 굉장히 중요하게 다뤄진다.

④ **병원체 제거**
- 병원체란 병의 원인이 되는 물질이다. 바이러스, 세균, 기생충과 같은 병원체가 몸에 들어오면 이를 인지하고 처리하는 면역 반응이 일어난다.
- 오토파지가 발견되기 전까지는 세포 내의 병원체를 선택적으로 제거하

는 건 불가능하다고 생각되었다. 혈관 속에 있는 면역 물질이 세포 안으로 들어가서 병원체를 찾을 수는 없기 때문이다.
- 하지만 오토파지는 세포 안에 있는 병원체를 분해해서 문제를 미연에 방지한다. 이는 적절한 오토파지가 면역력을 높이는 이유 중 하나다.

⑤ **면역 세포 생성**
- 오토파지는 면역 세포의 줄기세포가 '베타 세포'와 'T세포'를 만드는 작용에 기여한다. 베타 세포는 항체를 만드는 세포고, T세포는 나쁜 물질을 선택적으로 암살하는 세포다.
- 앞서 언급한 병원체를 제거하는 작용은 세포 내의 병원체를 직접 처리하는 방식의 면역이라면, 이는 병원체를 처리하는 요소들을 늘리는 방식으로 전신의 면역에 기여하는 것이다.

⑥ **줄기세포 퀄리티 유지**
- 오토파지가 줄기세포의 퀄리티를 유지하는 데 필수적임을 보여주는 데이터가 다수 있다. 이를 통해 적절한 오토파지는 노화 진행을 늦추고 재생 작용을 촉진하는 것으로 보인다.

⑦ **단식 중 단백질 공급**
- 오토파지는 단식 상황에서 인체에 필요한 아미노산 공급에도 기여한다. 외부에서 음식이 들어오지 않으니까 이미 몸 안에 있는 것들 중에서 불

필요한 것들을 선별적으로 분해해서 필요한 곳에 쓰는 것이다.
- 참고로 효모와 같이 영양 비축이 불가능한 생물이 영양 공급이 없는 상황에서 에너지를 공급하는 방법은 오토파지밖에 없다. 유전자 조작을 통해 오토파지 작용을 비활성화시킨 쥐는 출생 24시간 이내에 모두 사망한다. 인간의 몸도 오토파지 작용이 일어나지 않는다면 며칠 이상 음식을 먹지 못하게 되었을 때 체내 아미노산 공급에 심각한 문제가 생겼을 것이다. 동물의 몸에서 오토파지는 단식 중 생존에 매우 중요한 역할을 한다.

(5) 오토파지가 제대로 일어나지 않는다는 것은?

오토파지가 제대로 일어나지 않았을 때 발병 위험이 크게 높아지는 것으로 추측되는 질병들은 다음과 같다.
- 퇴행성 신경 질환 : 알츠하이머, 파킨슨, 헌팅턴
- 근 위축증과 근병증
- 암
- 당뇨
- 심혈관 질환 : 동맥 경화와 심부전
- 신장 질환

오토파지가 어떤 작용인지 이해하면 많은 현대인이 나이가 들면서 위의 문제를 겪는 게 어느 정도 이해가 간다. 오토파지는 몸에서 손상되거나 낡은 요소들을 분해하며, 문제가 될 수 있는 요소들을 미연에 처리할 수도 있게 만든다. 오토파지가 제대로 일어나지 않으면 이런 잠재적 문제 요소들을 제때 처리하지 못하게 된다. 이 상황이 지속되었을 때 세포가 괴사하거나 사멸하게 되고, 장기 수준에서 더 큰 문제가 발생할 수 있다는 인과 논리는 충분히 설득력이 있다.

오토파지 이상 상황은 퇴행성 질환(체조직의 기능 또는 구조에 생긴 문제가 점점 나빠지는 방향의 질환)과 어느 정도의 인과 관계를 가진다. 인체의 많은 세포는 계속해서 새롭게 대체된다. 그런데 신경 세포들은 한번 죽거나 손상되면 재생이 불가능하거나 다른 세포에 비해 재생이 어렵다. 나는 여기에 더해 뇌에는 림프계(노폐물 처리 시스템)가 존재하지 않아서 깊은 수면 중 척수액을 통한 세척(글림프 시스템)을 통해서만 노폐물을 처리할 수 있다는 점도 주목해야 한다고 생각한다. 위와 같은 이유로 신경계에 쌓인 단백질 축적물을 제대로 처리하지 못하는 것은 신경계 질환의 리스크를 높일 수 있다.

비만과 관련해서는 오토파지를 억제한 쥐를 대상으로 진행된 연구에서 비만, 당뇨, 동맥경화, 비알코올 의존성 지방간 등의 발병률이 증가했다는 점이 주목할 만하다. 일련의 대사 문제들은 인간에게서도 비만과 높은 상관관계를 가지고 있는 것들이다. 이는 오토파지가 제대로 이루어지지 못할 때 에너지 대사 시스템의 문제가 커질 수 있다는 것을 암시한다. 개인적으로는 오토파지가 억제된 상황에서 전신의 미토콘드리아나 간의 문제 요소가 제대로 처리되지 못하는 것이 주요하게 작용한다고 본다.

하지만 오토파지에 대해서 확정적인 결론을 내리기엔 아직 이르다. 인간을 대상으로 한 오토파지 연구 데이터는 더 필요하다. 그리고 오토파지에 문제가 생겼을 때 정확하게 어떤 경로로 질병들의 위험이 높아지는지 조금 더 밝혀질 필요가 있다.

특히, 장수나 수명 연구에 있어서 인간은 수명이 길기 때문에 단기간 연구로는 결론을 내리기가 어렵다. 그래서 학자들은 동물 연구를 통해서 어느 정도의 인과성을 확인하며 인사이트를 확보해나가고 있다.

> **최겸의 생각**
>
> 앞에서 오토파지의 효능을 이야기했지만 오토파지가 제대로 일어나지 않았을 때의 문제에 대해서는 보수적으로 언급하는 것이 의아할 수 있다. 이는 운동의 '효능'과 운동을 '하지 않았을 때의 문제'가 관련은 있지만 서로 다른 일임을 떠올린다면 이해할 수 있을 것이다.

2) mTOR : 성장 스위치

오토파지를 언급할 때 빼놓지 않고 등장하는 개념이 있다. 바로 엠토르(mTOR, mammalian Target Of Rapamycin)다. 오토파지가 활성화되는 상황을 이해하기 위해선 엠토르를 이해해야 하기에 여기에서 엠토르에 대해서 간단히 소개한다.

(1) 소개

- 동물의 세포 성장과 증식 작용의 중심에서 조절자 역할을 하는 단백질 복합체다. 성장 작용을 작동시키는 스위치라고 생각해도 좋다. 몸에서 일어나는 수많은 합성(동화)과 분해(이화) 작용이 엠토르를 중심으로 하는 복잡한 신호 경로와 연관되어 있다.
- 엠토르는 세포 외부의 영양 상태와 성장인자를 인지하여 여러 신호 전달 경로(신호 연쇄 작용)를 통해 단백질 합성 작용을 활성화한다.
- 주로 리소좀 세포막의 표면에서 작용한다.
- '엠토르 복합체1'과 '엠토르 복합체2' 두 가지가 있다. 이 둘의 메커니즘과 효능은 조금 다르다. 우리가 알고 있는 대부분의 엠토르에 대한 정보는 엠토르 복합체1에 관한 것이다. 여기에선 별도로 구분하지 않고 설명하겠다.

(2) 기능/효과

- 단백질 합성 촉진 : 세포 골격 합성 등 다양한 체성분 합성을 조절한다.
- 단백질 분해 억제 : 다양한 단백질 분해 작용을 억제한다. 그중 하나가 오토파지다. 엠토르가 활성화되면 오토파지는 일어날 수 없다.
- 뉴클레오타이드 합성 촉진
- 세포 사멸 억제

(3) 엠토르를 활성화하거나 억제하는 자극들

활성 자극

- 성장 관련 호르몬 : 인슐린, IGF
- 영양 인자
  - 포도당
  - 아미노산(아르기닌, 류신 등)
  - 산소
- 세포 외부 에너지 물질(ATP)이 풍부한 상태
- 산화 스트레스

엠토르는 특히 음식의 단백질(아미노산)에 민감하게 반응한다. 이는 단백질 섭취가 세포 증식을 활성화하는 이유 중 하나다.

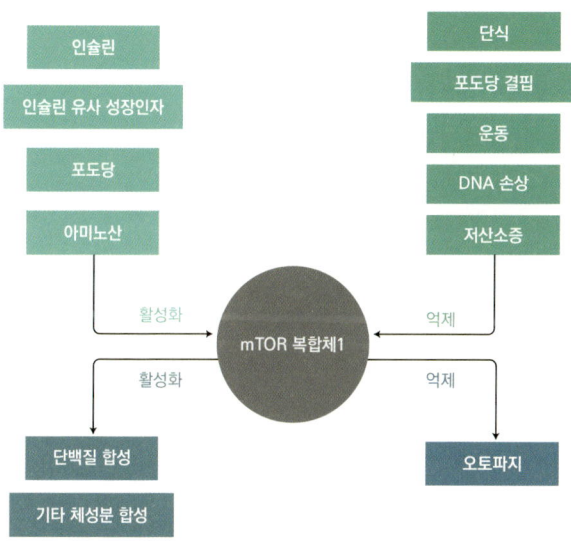

엠토르 중심 회로

억제 자극

- 단식
- 포도당 결핍
- 운동
- DNA 손상
- 산소 결핍
- 라파마이신
- AMPK(에너지가 부족한 상황에서 활성)

흥미롭게도 엠토르를 억제하는 자극은 오토파지를 촉진하는 자극이다.

(4) mTOR가 주목 받게 된 계기 : 라파마이신

mTOR의 이름에 등장하는 라파마이신Rapamycin은 1964년 이스터섬에서 발견된 특이한 물질이다. 어떤 학자가 이 물질을 채취하고 연구하다 보니 증식Proliferation 억제와 관련된 독특한 효능이 발견되었다. 이후 한 제약회사에서 라파마이신을 주요 연구 대상으로 다루기 시작했으며, 건강에 미치는 효능이 여럿 밝혀졌다.

- 세포 증식 억제
- 곰팡이 증식 억제
- 면역 반응 억제 ● 장기 이식 수술자의 면역 억제제로 사용
- 암 발병 억제
- 신경세포 건강 개선
- 노화 방지

이를 보면 대부분 성장을 억제하는 것과 관련이 있음을 알 수 있다. 라파마이신은 포유동물의 몸에서 mTOR의 성장 작용을 억제하는 효과를 가진다. 그런데 이것이 건강을 유지하고 오래 사는데 유익한 효과를 가져올 수 있음을 보여주는 연구 결과들이 나오고 있다. 그래서 라파마이신은 건강과 장수 영역에서 굉장히 주목받고 있다.

> 💡 **최겸의 생각**
>
> 혹시 근합성과 근성장을 무조건 많이 유도하는 게 건강하다고 생각하는 사람이 있다면 '오토파지', '엠토르', '라파마이신'에 대해서 나름의 조사를 해볼 것을 권장한다. 이 3가지 개념은 혹여나 내가 10년 뒤 즈음 〈장수 2032〉와 같은 책을 쓰는 날이 온다면 반드시 중요하게 다뤄질 주제다.

3) 오토파지를 활성화하는 자극

(1) 단식

오토파지를 억제하는 자극에 인슐린, 포도당, 아미노산 등이 있었다. 반대로 단식을 통해서 포도당과 아미노산의 섭취를 제한하고 인슐린 자극을 충분히 줄이게 되면 오토파지가 활성화된다.

(2) 운동

운동은 2가지 경로를 통해 오토파지 활성화에 기여할 수 있다.
- 에너지를 태움으로써 세포 바깥의 에너지 수준을 낮추는 것
- 근육에 가해지는 스트레스로 오토파지를 자극하는 것

물론 평소에 실시하는 운동만으로 오토파지를 유도하기는 쉽지 않다. 이때 식단을 포함한 다른 행동이 반드시 받쳐져야 한다.

(3) 기타

- 무단백질 저탄수화물 식단
- 발효식품에 들어 있는 스퍼미딘 : 낫토, 된장, 간장, 숙성 치즈, 버섯 등
- 카테킨 : 녹차
- 아스타잔틴
- 레스베라트롤 : 포도주에서 발견할 수 있는 물질이다. 술의 부작용 때문에 술로 섭취하는 것은 건강에 바람직하진 않다. 대신 레스베라트롤 성분을 추출해서 만든 영양제들이 주목받고 있다.
- 라파마이신

CHAPTER 05.
전통 패러다임의 오류

5-1 | 전통 다이어트 패러다임의 오류

1. 배경 지식

1) 생명의 열역학

- 에너지 : 일을 할 수 있는 능력
- 열$_{Heat}$: 물체 사이에 전달되는 열에너지
- 열역학 : 물질에서 발생하는 에너지 변환에 관한 학문
- 생명의 물질대사는 열역학의 지배하에 물질과 에너지를 변형시킨다.

2) 열량 : 열 에너지의 양

(1) 열량

- 열량이란 열 에너지의 양을 의미한다.
- 1cal는 1기압 하에서 물 1g의 온도를 14.5℃에서 15.5℃로 올리는 데 필요한 에너지의 양이다.
- 사실 우리가 일상에서 칼로리라고 부르는 것은 cal(칼로리)이 아니라 kcal(킬로 칼로리)다. 1kcal는 1cal의 1,000배에 해당하는 에너지다. 다만 킬로 칼로리라는 표현을 줄여서 kcal를 칼로리라고 부르고 있는 것이다.

(2) 음식의 열량

- 음식에 들어 있는 에너지의 양을 표현할 때도 열량(칼로리)이라는 단위가 사용된다.
- 같은 양의 영양소라도 음식의 종류와 섭취되는 맥락에 따라서 실제로 몸에 흡수되는 열량에 차이가 있다. 하지만 계산의 편의를 위해 아래와 같이 영양소의 열량을 계산한다.
    - 단백질 & 탄수화물 : g당 4kcal
    - 지방 : g당 9kcal
    - 알코올(술) : g당 7kcal

3) 대사량 : 대사 과정에 쓰이는 에너지의 양

(1) 대사량

- 대사는 우리 몸에서 일어나는 일련의 화학 반응이며, 대사량은 대사 과정에서 쓰이는 에너지의 양이다.
- 에너지가 소모되는 방식에 따라 다음과 같이 분류된다.

(2) 휴식 대사량 Resting Energy Expenditure

- 소개
    - 호흡 및 체온 유지를 포함하여 기본적인 생명 유지 활동에 소모되는 에너지다.
    - 특정 시간에만 쓰이는 게 아니라 24시간 동안 꾸준하게 소모되고 있다.
    - 신체 내외의 대사 환경에 맞춰 무의식적으로 조절된다.

- 배분
    - 발열 및 체온 유지
    - 뇌 기능
    - 심장 박동
    - 호흡
    - 단백질, 뼈, 지방 등의 새로운 체성분 합성
    - 해독, 에너지 대사 등의 간 활동
    - 신장 활동
    - 기본 장 활동
    - 호르몬 생성 및 분비

- 소모량
    - 평균적으로 총 대사량의 55~70% 정도를 차지한다.
    - 일반적인 예측 방법
        - 남성 휴식 대사량 = 10 x 체중(kg) + 6.25 x 키(cm) − 5 x 나이 + 5
        - 여성 휴식 대사량 = 10 x 체중(kg) + 6.25 x 키(cm) − 5 x 나이 − 161
    - 기본적으로 신체 조건(나이, 키, 체성분 등)과 개인의 대사 맥락(음식, 활동, 체내 상

황 등)에 따라 유동적이다. 갑상선, 교감신경, 호흡계, 순환계, 다양한 장기에서 일어나는 신호 교환과 반응 조절 시스템이 휴식 대사량에 주요한 영향을 미친다.
- 개인차가 크고 한 개인의 상황에서도 유동적이기에 우리가 언급하는 휴식 대사량의 숫자는 언제나 평균적인 참고치일 뿐이다.

- **'휴식 대사량'과 '기초 대사량'의 차이는?**
  - 기초 대사량 : 생명 유지를 위한 최소한의 에너지 소모량이다.
  - 휴식 대사량 : 기초 대사량에 실제로 몸에서 소모되는 미미한 에너지도 더해서 계산되는 수치다. 대사량 연구에서는 주로 휴식 대사량이 사용된다.

> 💡 **휴식 대사량은 쉴 때 쓰는 에너지다?**
>
> 이름 때문에 마치 우리가 쉴 때만 소모하는 에너지라고 오해하기 쉽지만 그렇지 않다. '휴식'이라는 단어가 앞에 붙은 건 이 수치를 측정할 때 안정적으로 휴식을 취하는 상태에서 측정하기 때문이다. 휴식 대사량 측정 시 사람이 간접 열량 측정기 Indirect Calorimetry 라는 캡슐 같은 장비 안에 들어가고, 비스듬히 누운 상태에서 호흡의 내용을 분석한다.

(3) 활동 대사량 Activity Energy Expenditure

- 소개 : 몸을 움직이는 과정에서 소모되는 에너지
- 활동 대사량의 분류
  - 운동 활동 대사량 EAT, Exercise Activity Thermogenesis : 운동이나 강도 높은 움직임과 같은 활동을 하는데 쓰이는 에너지
  - 비운동 활동 대사량 NEAT, Non-Exercise Activity Thermogenesis : 비교적 강도가 높지 않거나 일상적인 움직임에 드는 에너지

- 소모량
  - 평균적으로 총 에너지 소모량의 15~30%를 차지한다.
  - 활동 대사량으로 소모되는 에너지는 개인의 활동량이나 몸 상태에 따라 유동적이다.

(4) 소화 대사량 Thermic Effect of Food

- 소개
  - 음식을 소화하고 흡수하는 과정에서 소모되는 에너지다.
  - 공식적으로는 식이성 발열이라고 불리는 데 이해를 돕기 위해 소화 대사량으로 표현한다.

- 소모량
  - 총 에너지 소모량의 5~20% 정도의 에너지가 여기에 쓰인다.
  - 식사 내용과 대사 맥락에 따라서 유동적이다. 단백질 소화에는 음식 열량의 약 25%, 지방과 탄수화물 소화에는 음식 열량의 약 5% 정도가 소모되는 것으로 알려져 있다.

(5) 총 대사량

- **소개**
  - 몸이 쓰는 에너지의 총합이다.
  - 총 대사량 = 휴식대사량 + 활동대사량 + 소화대사량

- 여기에서 휴식대사량이 총 대사량의 상당 부분을 차지한다는 점에 주목해야 한다. 이는 몸이 쓰는 에너지 중 가장 많은 양이 상황에 맞게 자동으로 결정된다는 것을 의미한다.

- 대사량을 구성하는 모든 요소는 성별, 나이, 체성분 구성, 식습관, 활동 내용, 호르몬 분비 상태 등의 영향을 크게 받는다.

대사량의 구성 요소

비율(%)	구성
100	운동
	일상 움직임 } 활동 대사량
75	소화 대사량
50	
	휴식 대사량
25	
0	

(6) 한국인의 평균 대사량

- 보건복지부에서 발간한 〈2015 한국인 영양소 섭취 기준〉을 참고하면 평균적으로 성인 여성은 하루에 2,000kcal, 성인 남성은 하루에 2,500kcal 정도를 쓴다는 것을 알 수 있다. 평소 활동량이 많은 사람이라면 위의 값에서 100~500kcal 정도 더 높게 총 대사량을 예측할 수 있을 것이다.
- 몸은 하루에 2,000~3,500kcal 정도의 에너지를 최근에 먹은 음식과 몸에 저장된 체지방을 통해서 공급받고 있다.

2. 칼로리 중심의 다이어트 패러다임

1) 비만의 원인에 대한 전통적 믿음

(1) 기본 원리

　　　　상식 : 너무 많이 먹거나 활동량이 부족하면 비만이 발생한다.

섭취 칼로리 과잉 또는 소모 칼로리 부족 ▸ 칼로리 잉여(섭취 칼로리 > 소모 칼로리) ▸ 체지방 축적 ▸ 비만

(2) 원인

① 과식

② 고칼로리 음식

③ 기름진 음식 ● 대표 주장 : "지방은 칼로리 밀도가 높아 살찌게 한다."

④ 설탕 또는 고당분 식품 ● 대표 주장 : "설탕은 칼로리 밀도가 높은데 영양소는 없어서 살찌게 한다."

⑤ 야식 ● 대표 주장 : "이미 충분히 먹었는데 칼로리를 추가로 섭취하니 살찐다.", "밤에는 먹은 에너지를 잘 못 태우니까 쉽게 찐다."

⑥ 운동 부족 ● 대표 주장 : "좌식 생활 습관이 비만의 주범이다.", "운동을 충분히 하지 않으니 살찐다."

2) 다이어트 방법에 대한 전통적 믿음

(1) 기본 원리

상식 : 덜 먹고 많이 움직이면 무조건 살이 빠진다.

섭취 칼로리 감소 또는 소모 칼로리 증가 ▶ 칼로리 적자(섭취 칼로리 < 소모 칼로리) ▶ 체지방 감량

(2) 제안 내용

① 섭취 칼로리 줄이기

ⓐ 식사량 줄이기

ⓑ 저칼로리 음식 섭취, 칼로리 높은 음식 피하기 ● 대표 주장 : "칼로리가 높으면 다이어트에 나쁜 음식이다."

ⓒ 지방 섭취량 줄이기 ● 대표 주장 : "지방은 칼로리 밀도가 높으니까 다이어트할 때 섭취를 최대한 줄여야 한다."

- 요리할 때 기름 덜 쓰기
- 최대한 지방이 적은 부위 먹기(닭가슴살 O, 삼겹살 X, 달걀 노른자 X)
- 저지방 우유 선택하기

ⓓ 배고픔은 의지와 절제력으로 참기'

- 적당히 먹고 숟가락 내려놓기
- 배고픔은 의지로 참기

ⓔ 포만감이 좋은 음식물 섭취하기 ◉ 대표 주장 : "열량은 낮지만 포만감이 큰 음식으로 칼로리 섭취량을 줄여야 한다."
- 채소, 샐러드
- 통곡물, 통밀빵
- 흰쌀밥은 현미밥, 잡곡밥으로 바꾸기
- 수분이 많은 과일 충분히 먹기
- 단백질이 풍부한 음식

ⓕ 물 많이 마시기 ◉ 대표 주장 : "물로 배를 채워서 섭취 칼로리를 줄인다."

ⓖ 조금씩 여러번 나눠 먹기 ◉ 대표 주장 : "한번에 많이 먹지 말고 조금씩 여러번 나눠서 먹으면 적게 먹으면서도 배고픔을 잘 견딜 수 있다."

② 탄수화물 적당히, 단백질 많이, 지방 적게
  ⓐ 탄수화물
  - 통곡물이나 잡곡밥 위주로
  - 포만감이 좋은 채소 많이 먹기
  - 과일 충분히 섭취하기
  - 설탕이나 요리당은 많지 않게 조절하기
  ⓑ 단백질 : 지방이 적은 고기, 달걀 흰자, 두부
  ⓒ 지방 : 기름은 최대한 적게 쓰고, 지방 많은 음식은 제외하기. (지방을 아예 안 먹으면 몸에 문제가 생기니까) 견과류나 식물성 기름을 어느 정도 섭취하기

③ 운동을 통해 소모 칼로리 늘리기

　ⓐ 장시간 유산소 운동 ⊕ 칼로리 다량 소모

　ⓑ 탄수화물 충분히 먹기 ⊕ 운동을 잘 해서 칼로리를 태워야 하니까

　ⓒ 근력 운동을 통해서 근육량을 늘리기 ⊕ 기초 대사량이 증가하니까

　ⓓ 유산소 운동하고 근력 운동 시작하기 ⊕ 그나마 막힌 체지방 분해를 열 수 있다

　ⓔ 특정 부위 지방 태우는 운동 ⊕ 거의 사실이 아님

　ⓕ 공복 운동에 대해 엇갈리는 주장

　　　▪ 좋다는 입장 : "지방 분해에 효과적이다."

　　　▪ 나쁘다는 입장 : "근손실을 유발한다.", "뭐라도 먹고 해야 한다."

④ 끼니 거르지 않기

　ⓐ 굶으면 대사량이 감소하고 운동 능력이 떨어지는 문제가 있다.

　ⓑ 적게 먹더라도 여러 번 나눠서 먹어야 한다.

⑤ 다이어트 약, 다이어트 한약

　ⓐ 식욕 억제 효과

　ⓑ (일부) 지방 합성 방해 효과

　ⓒ (일부) 포도당 대사 증진 효과

⑥ 수술

　ⓐ 위 밴드 성형 수술, 위 소매 절제술, 위 우회술

　ⓑ 지방 흡입 수술

(3) 사례 자료

🔖 화살표 뒤에 코멘트를 담았다.

전통적 다이어트 패러다임의 관점이 대표적으로 드러나는 영상을 소개한다. 아래의 영상들과 영상에 달린 댓글들을 보면 우리가 그동안 살이 찌고 빠지는 것을 어떻게 생각했는지 정확하게 볼 수 있다.

① 유튜브 채널 '강북삼성병원'에 업로드된 강재헌 교수님 인터뷰 영상

ⓐ 비만의 원인을 묻는 질문에 대한 답변 : "거의 대부분은 식습관에서의 문제나 열량 섭취의 과다 또는 신체 활동량이나 운동량이 적은 그런 에너지 균형의 문제인 경우가 대부분입니다."

ⓑ 참고로 강재헌 님은 국내 비만 치료 분야에서 활발한 활동을 해왔으며 2021년 대한비만학회 회장을 역임한 바 있다.

ⓒ 영상 제목 : 〈강북삼성병원 [닥터뷰] 현대인의 생활 습관병 비만, 건강하게 탈출하는 다이어트 방법 (가정의학과 강재헌 교수)〉
우측의 QR 코드를 통해 원본 영상을 볼 수 있다.

② 유튜브 채널 '세바시 강연'에 업로드된 오상우 교수님 강연 영상

ⓐ 오상우 님은 과거 대한비만학회의 이사를 역임하였으며 강재헌 님과 마찬가지로 국내 비만 치료 분야에서 중요한 입지를 가졌다.

ⓑ 본 강연의 후반(14:30~16:45)에 다이어트 식사법 원칙을 아래와 같이 소개한다.

　i. 에너지 밀도 줄이기 : 수분이 많은 음식, 채소가 많은 음식은 에너지 밀도가 낮아서 좋다.

　ii. 포만감을 주는 식단

　iii. 식사 시간 조절하기 : 천천히 먹기

　iv. 위용적 줄이기 : 포만감이 2/3쯤 찼을 때 숟가락 내려 놓기

　v. 당 지수 낮은 음식 선호하기 🔖 슬라이드에는 표시했으나 이 부분은 언급하지 않

고 지나가는 점이 의아하다.

　　vi. 조리법 조절하기 : 음식을 만들 때 기름 쓰지 않고, 짜게 먹지 않기 ⊕ 기름 섭취가 '살찌는 비법'이라고 말한다.

　ⓒ 영상 제목 : 〈당신이 다이어트에 항상 실패하는 이유 | 오상우 동국대학교일산병원 가정의학과 교수 | 건강 식이요법 새해 결심 | 세바시 149회〉

　ⓓ 우측의 QR 코드를 통해 원본 영상을 볼 수 있다.

③ EBS 다큐멘터리 〈EBS 스페셜 프로젝트 - '소셜 다이어트' 내 몸 혁명〉

　ⓐ 다양한 전문가들이 나와서 다이어트 참가자들의 감량을 이끈다.

　ⓑ 우측의 QR 코드를 통해 원본 영상을 볼 수 있다.

④ 유튜브 DANO TV 〈[ENG] 다노언니 식단 비법 대방출! 식단 추천 (20kg weight loss story about meal plan)|다노티비〉

　ⓐ 다이어트 계에서 유명한 다노언니 제시님께서 다이어트 식단의 비결을 공유한 자료다. 2022년 1월 현재 조회수는 150만이다.

　ⓑ 우측의 QR 코드를 통해 원본 영상을 볼 수 있다.

⑤ KBS 다큐멘터리 〈[생로병사의 비밀] 의사들은 어떻게 다이어트를 할까?〉

　ⓐ 다이어트 연구를 하던 초반에 봤던 자료다. 의사들도 비만과 다이어트에 대해서 잘 모르고 있다는 사실을 처음 이해하게 했던 자료다.

　ⓑ 우측의 QR 코드를 통해 원본 영상을 볼 수 있다.

> 💡 **최겸의 메시지**
>
> 여기에서 특정 전문가들의 자료들을 소개한 것은 누군가를 공격하거나 폄하하기 위함이 아니다. 우리가 믿고 있었던 것이 무엇인지 정확하게 이해하기 위함이다. 위의 자료에 등장하는 분들은 이 사회에서 누구보다도 대중의 건강을 위해서 노력하고 있었던 분들이다. 나는 우리가 함께 틀린 것을 바로잡기를 원한다.

3) 요요 현상의 원인에 대한 전통적 믿음

(1) 우리가 생각했던 것

'다이어트 종료 후 이전의 생활로 돌아갔을 것이다.'
'다이어트 종료 후 많이 먹었거나 운동량이 부족했을 것이다.'

위의 생각은 전문가와 일반인 모두에게 만연하다. 감량 이후에 음식을 필요량 이상으로 많이 먹으면 요요가 일어날 가능성이 높은 것은 사실이다. 하지만 감량 이후 다시 많이 먹지 않았고 게을러지지도 않았는데도 요요가 일어나는 사례들이 다수 존재한다. 설명되지 않는 현상이 있다는 건 우리의 생각에 문제가 있을 수 있다는 것을 의미한다.

전통적인 다이어트 과정에서 몸 안에서 일어나는 현상들을 이해한다면 요요현상은 독특한 일이 아니라 오히려 자연스러운 현상이다. 이는 이후에 내가 소개하게 될 '대사 적응'이라는 현상과 전통적 다이어터의 몸에서 일어나는 현상을 확인한 다양한 연구의 데이터에서 명확하게 드러난다.

4) 칼로리 균형 가설

(1) 소개

칼로리 균형 가설은 살이 찌고 빠지는 현상을 몸에 들어오는 칼로리와 소모되는 칼로리 사이의 균형을 통해서 설명하는 방법론이다. 아래의 공식으로 대표된다.

섭취 에너지(A) − 소모 에너지(B) = 체지방량 변화(C)

위의 공식은 아래의 문장으로 이어진다.
- 섭취한 에너지가 소모한 에너지보다 많으면, 체지방량은 증가한다.
- 섭취한 에너지가 소모한 에너지보다 적으면, 체지방량은 감소한다.

기존의 다이어트 방법론, 다이어트 관련 상품과 서비스, 공공 비만 정책들은 이 공식을 몸에 적용해서 살이 찌거나 빠지는 현상을 설명해왔다. 하룻동안 먹는 음식의 칼로리를 더한 값에서 하룻동안 소모할 것으로 '추정되는' 에너지량을 빼는 방식으로 몸의 변화를 예측했다. 이렇게 계산된 숫자가 0보다 작으면 칼로리 적자가 일어났다고 판단하고, 적자 폭 만큼 체지방이 빠질 것이라고 주장했다. 몸이 부족한 만큼의 에너지를 체지방을 '원활하게' 분해해서 쓸 것이라고 가정했기 때문이다.

(2) 저열량과 저지방이 다이어트 식단의 핵심이 되다

1980년 미국에서 최초의 대국민 영양 가이드라인이 발표된다. 이후 한국의 영양 전문가들은 이를 의심 없이 받아들이고 비슷한 영양 권고안을 내놓았다. (국내 영양 권고안을 보면 미국의 영양 가이드라인을 따라서 작성했다고 추측할 만한 요소들이 몇 가지 보인다) 그렇게 음식의 지방은 심장병을 유발할 뿐만 아니라 비만을 유발하는 물질로 알려지게 된다. 전문가들은 지방은 칼로리 밀도가 높기에 살찌게 만드는 물질이라고 주장했다. 그 결과 '저열량'과 '저지방'은 다이어트 식단의 핵심 키워드가 되었다.

전문가의 지위를 가진 사람들은 열량과 지방 함량이 낮은 음식은 다이어트에 좋은 음식이고, 반대로 열량이나 지방이 많은 음식은 다이어트에 나쁜 음식이라는 생각을 전파했다. 일반 대중은 전문가와 식품 및 보건 당국의 말을 믿고 따랐다. 특히 다이어트를 하는 사람들은 칼로리와 지방 섭취에 유의했다. 닭가슴살과 샐러드가 대표적인 다이어트 식품이 된 것은 지방 함량과 열량이 낮기 때문이다. 오늘도 어떤 엄격한 다이어터가 샐러드 드레싱이나 소스를 먹지 않는 이유는 여기에 사용된 문제의 성분 때문이 아니라 칼로리와 지방 함량 때문이다.

(3) 움직여야 빠진다

다이어트를 할 때 운동이 중요한 이유가 무엇인지 물어보면 많은 사람들이 '칼로리 소모' 효과라고 답할 것이다. 운동을 하면 에너지가 소모되니까 칼로리 적자에 기여할 수 있고, 부족해진 에너지만큼을 지방을 태울 수 있을 것이라는 논리다. 그리고 누군가는 근육은 지방보다 소모 칼로리가 많기에 근육량이 늘면 기초 대사량이 늘어난다는 점도 이야기할 것이다. 결국 운동을 하는 이유도 칼로리 때문이었다.

칼로리 기반의 다이어트 패러다임은 사람들에게 충분한 다이어트 효과를 보였다. 이 책을 읽고 있는 사람 중 많은 사람들이 과거에 감량에 성공한 경험이 있을 것이다. 실제로 이렇게 식단과 운동을 조절한 많은 사람이 살을 빼는데 성공한다. 단, 단기적으로 말이다.

(4) 많은 다이어터가 장기적으로 실패한다

많은 다이어터가 장기적으로 다이어트에 실패한다. 다이어트에 실패한다는 것은 다이어트 자체에 실패하거나 단기적으로 감량한 체중이 이후에 다시 되돌아온다는 뜻이다. 몇 개월 동안 열심히 노력해서 감량한 몸이 수 년 내에 원래대로 돌아가는 것을 성공이라고 보기는 어렵다.

많은 사람들이 장기적으로 다이어트에 실패한다는 것은 많은 사람들이 경험적으로 알고 있다. 이는 실제 연구에서도 확인된 바 있는 사실이다. 비교적 최근 자료 중에서는 미네소타 대학 트레이시 맨Traci Mann 교수의 〈효과적인 비만 치료에 대한 탐색 : 다이어트는 답이 아니다Medicare's Search for Effective Obesity Treatments : Diets Are Not the Answer〉라는 논문이 참고할 만하다. 연구진은 지금까지 무작위 대조 방식을 통해 진행된 다이어트 연구 데이터들을 검토하여 장기적으로 요요현상이 얼마나 일어나는지 확인했다.

연구진은 다이어트 실험 종료 이후 참가자들을 2년 이상 추적한 연구의 데이터를 종합 분석했다. 대부분의 연구에서 다이어터들이 첫 9~12개월간은 감량에 '성공'했다. 단기적으로는 다이어트에 성공한 것이다. 그런데 문제는 다이어트 종료 이후의 2~5년 사이에 대부분의 사람의 몸이 처음에 가깝게 돌아왔다는 것이다. 평균을 계산해보니 다이어트 이전보다 950g 정도의 감량이 일어났을 뿐이었다. 1kg도 감량하지 못한 것이다.

많은 사람이 이런 결과가 나타난 이유가 다이어트 이후에 식단이나 활동에 문제가 있었을 것으로 생각할 것이다. 이런 상황을 본 다이어트 전문가나 주변의 지인은 먹는 양을 좀 더 줄이든 운동을 조금 더 하라고 말할 것이다. 그러면 요요현상을 겪는 다이어터는 답답한 마음으로 스스로를 자책할 것이다.

전통 다이어트 패러다임은 요요현상이 다이어터의 잘못이라고 생각했다. 칼로리 균형 모델이 진리라고 생각하니까 요요현상이 칼로리 균형의 문제로만 보이는 것이다.

(5) 다이어트 악순환

어떤 다이어터들은 여기서부터 잘못된 다이어트의 악순환에 들어간다. 무작정 먹는 양을 줄이고 운동량을 늘린다. 다이어트 성공 사례와 동기 부여 영상을 보며 의지를 다진다. 먹방 영상을 보면서 식욕을 참는다.

하지만 의지는 호르몬을 이길 수 없다. 몸과 마음의 컨디션이 조금씩 나빠진다. 그리고 어느 시점에 무너진다. 폭식, 구토, 다이어트의 반복. 몸과 마음은 함께 무너진다.

(6) 결론

내가 2016년 다이어트를 연구하기 시작한 계기 중 하나도 친한 친구에게 일어난 다이어트 악순환을 목격했던 것이다. 이후로 6년이 지났지만 지금도 여전히 많은 사람들이 이런 현상을 경험하고 있는 것으로 보인다.

혹시 주변에서 이런 문제를 겪는 사람을 보지 못했다면, 이런 상황에 있는 사람들이 자신의 상황을 말하지 못하기 때문일 가능성이 높다. 사회는 요요 현상이 다이어터의 절제력 부족과 나태 때문에 발생한다고 말했다. 요요 현상의 문제가 사회 표면으로 드러나지 않고 있는 이유도 칼로리 균형에 기반한 다이어트 패러다임 때문이다.

우리는 칼로리 중심의 다이어트 패러다임이 지배하는 사회 속에 살고 있다. 전문가들은 칼로리 균형 가설이 의심의 여지가 없는 진리인 것처럼 말했고 여기에 근거한 다이어트 방법들을 전파했다. 대중은 이를 믿었고 많은 사람들이 열심히 다이어트를 했다.

나는 이어질 내용을 통해서 전통적 다이어트 패러다임이 엉터리임을 떠나서 위험하다는 것을 보여줄 것이다. 많은 사람이 다이어트에 '장기적으로' 실패했던 이유가 방법의 문제라는 것을 과학으로 증명할 것이다. 여기에서부터 우리가 믿고 있던 다이어트 패러다임은 무너질 것이다.

3. 대사 적응

1) 대사 적응이란?

(1) 자원이 줄었을 때 몸이 대처하는 방법

- 프리랜서로 일하는 소월(가상의 인물)이의 통장에는 10만 달러 정도 저금되어 있다.
- 소월이는 매월 2,000달러를 벌고, 2,000달러를 모두 쓰면서 산다.
- 그런데 갑자기 일이 줄어서 월 수입이 500달러로 줄었다,
- 이 상황이 1년간 지속되어 잔고가 8만 2,000달러가 되었다.
- 이때 소월이는 지출을 어떻게 조정할 것인가?
    ⓐ 지출을 유지한다(5년 내로 파산한다)
    ⓑ 지출을 줄인다
- 높은 가능성으로 지출을 어느 정도 줄일 것이다. 물론 수입 감소 상황이 일시적이라는 확신이 높으면 지출액에 큰 변화를 주지 않을 수도 있

다. 반대로 수입 감소에 대해서 걱정이 크고 이 상황이 장기화될 수 있다고 예상하면 지출액을 줄일 것이다. 그래야 장기적으로 '생존'할 수 있기 때문이다.

앞의 예시를 몸에 적용해보자. 돈을 열량으로, 월 단위를 일 단위로 바꿔보겠다.

- 소월이의 몸에는 10만 kcal 정도의 체지방이 저장되어 있다.
- 소월이는 매일 2,000kcal를 섭취하고, 2,000kcal를 모두 소모하면서 산다.
- 그런데 갑자기 다이어트를 시작해서 하루 섭취 열량이 500kcal로 줄었다. (활동량은 변하지 않았다)
- 이런 상황이 2주 동안 지속되어 약 8만 kcal 정도의 체지방이 남았다.
- 이때 소월이의 몸은 칼로리 소모량을 어떻게 조정할 것인가?
    ⓐ 소모량을 유지한다 (2개월 내에 소월이의 생명에 문제가 생긴다)
    ⓑ 소모량을 줄인다

위의 예시를 통해 우리 몸(뇌)의 입장을 고려해볼 수 있었다. 몸은 섭취 에너지가 부족해진 상황에서 칼로리 소모량을 줄인다. 이는 우리의 의지와 상관 없이 일어난다. 이렇게 '사용 가능한 에너지'가 변할 때 소모 에너지를 조절하는 반응을 대사 적응Metabolic Adaptation이라고 부른다.

(2) 대사 적응

　대사 상태가 변했을 때 몸이 내부의 활동을 조절해서 변화에 대처하는 것을 말한다. 음식 이외에도 활동, 수면, 스트레스 등 다양한 자극들도 대사 적응에 영향을 미친다. 신경 및 호르몬 시스템 활동의 변화를 통해서 일어난다. 이는 앞에서 렙틴이라는 호르몬의 효과를 다룰 때도 간단하게 언급한 바 있다.

　몸에 들어오는 에너지의 양과 소모되는 에너지의 양은 서로 영향을 준다. 몸은 사용 가능한 에너지의 양이 바뀌었을 때 전신의 활동성을 조절해서 에너지 소모량을 조절한다. 사용 가능한 에너지가 부족해지면 대사량을 줄이고, 사용 가능한 에너지가 늘어나면 대사량을 늘리기도 한다. 반대로, 소모되는 에너지의 변동도 식욕과 포만감에 영향을 줘서 우리의 섭식 행위를 유도한다. 장시간의 유산소 운동을 통해 에너지를 많이 소진했을 때 식욕이 올라오는 것을 느껴본 적이 있을 것이다.

　대사 적응은 많은 사람이 다이어트에 실패하거나, 단기적 성공 후 요요 현상을 겪게 만든 가장 결정적인 이유다. 노력해서 섭취 칼로리를 줄이거나 운동을 해도(활동 대사량을 늘려도) 몸이 자동으로 쓰는 대사량을 떨어뜨리면 결국 제자리 걸음이 된다. 어떤 사람들은 다이어트 과정에서 대사량이 지나치게 떨어져서 오히려 살이 찌기 쉽게 된다.

(3) 다이어트 중 대사 적응이 발생하는 구조

① 원인 : 대사 기능에 문제가 있고 체지방 분해를 제대로 열지 못한 상태에서 저열량 다이어트를 실행한다.

② 중간 결과 : 단기적 체지방 감량은 일어나지만 동시에 신체 기능과 활성도가 떨어진다.

③ 최종 결과 : 대사 적응이 발견된다. 이는 요요현상으로 이어질 수 있다.

2) 역사 상 최악의 대사 적응을 기록한 연구

(1) 소개

한 번쯤 TV나 유튜브에서 다이어트 경연이나 다이어트 캠프 형식의 콘텐츠를 본 적이 있을 것이다. 이런 프로그램의 형식은 전형적이다. 살을 간절히 빼고자 하는 참가자들과 전문가로 구성된 코치진이 등장한다. 참가자들은 몇 개월 동안 먹는 양을 조절하고 운동을 많이 한다. 최종 결과 발표일이 되면 참가자들은 눈에 띄게 달라진 모습으로 나타나 감량 결과를 보여주고 아름다운 결말을 맺는다. 그런데 우리는 방송이 끝난 후 다이어트 프로그램 참가자들에게 어떤 일이 일어나는지 알지 못했다.

2016년, 국제 비만 학회지에 충격적인 연구 〈다이어트 경연 후 6년이 지나도 끈질기게 이어진 대사 적응 Persistent Metabolic Adaptation 6 Years after The Biggest Loser Competition〉가 발표된다. 이 자료의 발표는 다이어트 학계에서 중대한 사건이었으며 잘못된 다이어트가 초래하는 대사 적응 효과에 대해서 학계가 경각심을 갖게 만들었다. 나는 몇 년 전 이 논문을 처음 읽었던 순간을 명확하게 기억한다. 스타벅스 창가자리에 앉아 이 논문의 데이터를 보면서 여러 번 소름이 돋았으며 탄식을 내뱉었다. 그 내용을 여러분에게 소개한다.

(2) 실험 설계

연구진은 다이어트를 하고 나면 대사량이 어떻게 바뀌는지 확인하려 했다. 단순히 다이어트가 끝난 직후뿐만 아니라 오랜 세월이 지났을 때의 변화를 확인코자 했다.

'다이어트 이후 몸에는 어떤 일이 일어날까?'

실험에 참가한 사람들은 미국의 대표적인 다이어트 경연 프로그램인 〈더 비기스트 루저 The Biggest Loser〉 시즌8의 참가자들이었다. 연구진은 총 세 가지 시점에 동일한 건강 지표들을 측정하고 변화를 비교했다. 측정 시점은 다이어트를 시작하기 전, 30주간의 다이어트가 끝난 직후, 그리고 6년이 지난 뒤였다.

- 측정 지표 : 체중, 체지방량, 총 대사량, 휴식 대사율, 랩틴 수치, 인슐린 수치 등
- 측정 시점 : '다이어트 전', '다이어트 직후', '6년 뒤'

해당 시즌의 참가자는 총 16명이었다. 그중 14명(남성 6명, 여성 8명)이 최종 연구까지 참여했다. 그 14명에게 일어난 결과를 지금부터 살펴본다.

(3) 실험 결과

이 중에서 주목할 만한 내용은 다음과 같다.

표1)
다이어터들의 체성분 및 대사량 변화

지표	다이어트 전	⟶	다이어트 직후	⟶	6년 뒤
체중	149kg	-58kg	91kg	+41kg	132kg
체지방량	73kg	-47kg	26kg	+35kg	61kg
제지방량	76kg	-12kg	64kg	+6kg	70kg
총 대사량	3804kcal	-802kcal	3002kcal	+427kcal	3429kcal
휴식 대사량	2607kcal	-611kcal	1996kcal	-93kcal	1903kcal
대사 적응 효과	29kcal	-304kcal	-275kcal	-224kcal	-499kcal
신체 활동 지수 (kcal/kg/일)	5.6	+4.4	10.0	+0.1	10.1

*체성분 중량은 논문 데이터의 수치를 소수 첫 째 자리에서 반올림

단기적 결과

- 다이어트를 시작하기 전의 체중은 평균 148.9kg이었는데 다이어트 직후 90.6kg으로 바뀌었다. 참가자들은 전문가들이 처방한 엄격한 식단과 운동을 통해 30주 동안 평균 58.3kg을 감량했다.
- 감량한 체중 58.3kg 중 체지방은 47.2kg이었다.
- 다이어트를 시작하기 전의 총 대사량은 평균 3,804kcal였다. 그런데 30주 간의 다이어트가 끝난 직후 총 대사량은 3,002kcal로 떨어졌다. 참가자들의 몸은 다이어트 전에 비해서 하루 800kcal를 덜 쓰고 있었다. 이는 일반적인 식사 1~2끼에 해당하는 에너지다. 단순히 지방과 근

육량 감소에 의한 대사량 감소 효과만으로는 설명이 안 되는 양이다.
- 감소한 총 대사량 중에서 600kcal는 휴식 대사량에서 감소했다. 다이어트를 하니까 자동으로 몸이 에너지를 아끼는 절전모드에 들어간 것이다.

장기적 결과

연구진은 다이어트 종료 후 6년이 지난 시점에도 참가자들의 몸 상태를 확인했다. 다이어트를 끝낸 직후에는 몸이 많이 지쳐있어서 대사량이 떨어진 것일 수도 있기 때문이다. 6년이라는 시간은 몸이 회복하기에 충분했을 것이다. 데이터를 한번 살펴보자.
- 참가자들에게 상당한 요요현상이 일어났다. 6년 사이에 평균 체중이 41kg 증가하여 131.6kg이 됐다.
- 증가한 체중 41kg 중 체지방은 35.2kg이었다.
- 참가자 14명 중 5명은 6년 뒤의 체중이 다이어트 전의 체중과 거의 비슷했고 오히려 다이어트 시작 전보다 찐 사람도 있었다.

누군가는 이걸 보고 '다이어트가 끝나고 많이 먹었나 보네.' 또는 '6년 동안 운동을 안 하고 게으르게 살아서 쪘겠지'하고 생각할 수 있다. 요요현상의 원인을 정확하게 확인하기 위해선 휴식 대사량의 변화를 살펴봐야 한다.

다이어트에 의한 휴식 대사량 변화

다이어트 전 2,607kcal → 다이어트 직후 1,996kcal → 6년 뒤 1,903kcal

- 대사 적응 효과를 조금 더 정확하게 보기 위해선 총 대사량에서 휴식대사량이 차지하는 비율(휴식대사량/총 대사량)을 계산해서 살펴 볼 수 있다. 이 값은 다이어트 전 68.5%였는데 다이어트 직후 66.5%, 6년 뒤 55.5%로 떨어진다. 이는 참가자들이 6년이 지난 시점에서도 운동을 열심히 하고 있거나, 몸이 활성도를 굉장히 떨어뜨렸을 것이라는 사실을 드러낸다. 운동을 열심히 하지만 활성도가 떨어지는 현상이 동시에 일어나고 있었을 가능성도 충분하다.

표1-2) 데이터 출처 : Fothergill E, Guo J, Howard L, Kerns JC, Knuth ND, Brychta R, Chen KY, Skarulis MC, Walter M, Walter PJ, Hall KD. Persistent metabolic adaptation 6 years after "The Biggest Loser" competition. Obesity (Silver Spring). 2016 Aug;24(8):1612-9. doi: 10.1002/oby.21538. Epub 2016 May 2. PMID: 27136388; PMCID: PMC4989512.

표2)
호르몬 변화

지표	다이어트 전	→	다이어트 후	→	6년 뒤
HOMA-IR	2.5	-1.8	0.7	+2.9	3.6
공복 혈당	95.7	-25.5	70.2	+34.7	104.9
공복 인슐린	10.4	-6.5	3.9	+8.2	12.1
C-peptide	3	-1.7	1.3	+1.4	2.7
중성지방	128.5	-71.1	57.4	+35.5	92.9
랩틴	41.14	-38.58	2.56	+25.12	27.68

호르몬 지표 변화

이 실험은 체중과 체지방뿐만 아니라 다른 건강 지표들도 함께 측정했다. 그중에서 주목할 것은 인슐린 저항성을 보여주는 HOMA-IR 수치다.

① HOMA-IR

ⓐ HOMA-IR(Insulin Resistance)은 인슐린 저항성을 보여준다.

ⓑ 1 이하면 정상으로 간주하고, 2 이상으로 넘어가면 인슐린 저항성이 높다고 본다.

ⓒ 참가자들의 HOMA-IR 수치는 다이어트 전 2.5였다. 이 수치는 다이어트 직후 0.7까지 내려갔지만 6년 뒤 3.6까지 증가했다. 오히려 다이어트 전보다 인슐린 저항성이 더 높아진 것이다.

② 공복혈당
  ⓐ 공복 혈당은 몸이 혈당을 조절하는 능력에 문제가 있는지 간접적으로 보여준다.
  ⓑ 보통 당뇨 환자들에게서 높게 발견되어서 당뇨를 진단하는 간접적인 지표로도 사용된다. 공복혈당 수치가 126mg/dL 이상이면 당뇨를 의심할 수 있다.
  ⓒ 참가자들의 공복혈당은 다이어트 전 95.7mg/dL에서 다이어트 직후 70.2mg/dL로 내려왔지만 6년 뒤 104.9mg/dL까지 증가한다.

③ 공복 인슐린
  ⓐ 공복 상태에서 인슐린 수치가 높다는 것은 몸이 불필요하게 많은 양의 인슐린을 분비하고 있다는 것을 의미한다. 이 수치는 인슐린 저항성이 높다는 것을 간접적으로 보여줄 수 있다.
  ⓑ 수치 변화 : 10.4 → 3.9 → 12.1
  ⓒ 6년 뒤 참가자들의 몸은 다이어트 전보다 더 많은 인슐린을 분비하고 있었다.

(4) 해석
  ① 단기적 성공
    ◦ 참가자들은 피나는 노력으로 식단을 조절하고 운동도 열심히 했다. 이를 통해 30주동안 평균 90.6kg을 감량했다. 감량된 체중의 대부분은 지방이었다. 다이어트에 '성공'한 것이다.
    ◦ 다이어트 종료 후 6년 사이 상당한 요요 현상이 일어났다. 빠졌던 지방의 대부분이 다시 돌아왔다. 참가자 14명 중 5명은 원래 체중과 거의 같아지거나 오히려 다이어트 전보다 더 쪘다.

- '신체 활동 지수' 값을 보면 그들의 활동 지수는 다이어트 이후에 크게 증가했고 장기간 유지되고 있었다. 언론 인터뷰에서 그들은 다이어트 이후에 보통 사람들보다 적게 먹어도 살이 쪘으며 식욕과 포만감을 느끼는 데도 문제가 생겼다고 말했다.

② 대사 적응
- 참가자들이 다시 살찌고 식욕과 포만감을 느끼는데 문제가 생긴 것은 대사 적응의 결과다. 몸이 대사적 변화에 대처하여 신경과 호르몬의 작용을 통해 기본적으로 쓰는 에너지 수준을 대폭 떨어뜨린 것이다. 이는 요요 현상의 주 원인이었을 것이다.
- 시간이 지나면서 살은 다시 돌아왔지만, 몸의 정상적인 기능과 활동성은 회복되지 않았다.
- 참가자들 중 가장 많은 체중을 감량했던 우승자 대니 카힐Danny Cahill의 휴식 대사량은 다른 누구보다도 많이 떨어졌다.
- 심지어 6년간 체중 유지를 그나마 잘한 축에 속하는 일부 실험자들의 신진대사율은 요요가 크게 일어난 사람들에 비해 낮은 편이었다고 한다. 다이어트 이후에 유지를 잘했든 못했든 신진대사량은 회복되지 않았다.

③ 건강 문제
- 참가자들의 몸에서 일어난 문제는 체지방량 증가와 대사 저하에만 그치지 않았다.
- 인슐린 저항성은 30주간의 다이어트 과정에서 개선되었지만, 6년 뒤에는 다시 높아져 있었다. 심지어 6년 뒤의 인슐린 저항성은 다이어트 전보다 더 높은 상태였다. 다이어트를 하기 전보다 쉽게 살찌고 식욕을 조절하는 게 어려워진 몸이 된 것이다.

(5) 국내 유사 사례 : SBS 스페셜의 다큐멘터리
<다이어트의 종말>

  2016년 SBS에서 방영된 〈다이어트의 종말〉이라는 다큐멘터리에서도 더 비기스트 루저 참가자에게 일어난 것과 동일한 현상이 발견되었다. 취재진은 과거 국내에서 방영됐던 한 다이어트 프로그램의 참가자들을 찾아갔다. 대부분의 참가자들에게 요요 현상이 일어나 있었다.

3) 6개월 동안 저열량 식단을 했던 36명의 남성에게 일어난 변화

(1) 소개

  섭취 칼로리를 줄였을 때 몸의 변화를 제대로 보여준 역사적인 실험이 하나 있다. 앤설 키즈라는 생리학자를 비롯한 연구진이 진행한 미네소타 기아 실험_{Minnesota Starvation Experiment}이다.

  2차 세계 대전이 끝날 무렵 미네소타 대학의 연구진은 인간의 몸이 굶는 상태에서 보이는 생리학적, 심리학적 반응을 확인하기 위해서 실험을 하나 기획한다. 양심적 병역거부자 중에서 선발된 건강한 남성 36명은 1년 동안 (1944년~1945년) 미네소타 대학교 내의 통제된 조건 속에서 살아간다. 연구진은 실험 참가자들에게 정해진 음식을 제공하면서 정해진 활동을 하게 만들었고, 다양한 생리학적, 심리학적 지표를 측정했다.

(2) 실험 설계

① 표준화 식단(3개월)

- 첫 3개월은 입소한 참가자들의 식단과 체중을 안정화하면서 여러 수치들을 측정했다.
- 동일한 식단 규칙 안에서 참가자 각자의 대사량에 맞춰 음식을 제공하며 체중을 안정화했다.
- 참가자들은 하루 평균 3,200kcal를 섭취했다.

② 저열량 식단(6개월)

- 본격적으로 실험이 진행된 기간이다.
- 식단
  - 하루에 평균 1,570kcal를 섭취했다.
  - 단백질은 50g(200kcal), 지방은 30g(270kcal), 탄수화물 275g(1,100kcal) 정도로 구성된 음식을 제공 받았다. 탄수화물이 전체 열량의 70%를 차지했다.
  - 먹은 음식은 주로 통밀빵, 감자, 마카로니, 시리얼, 순무, 양배추와 소량의 유제품과 고기였다.
- ※ 식단의 내용은 이 실험을 진행한 사람이 앤설 키즈라는 것을 생각하면 이해가 쉽다. 그는 인류가 고탄수화물 저지방 영양 패러다임을 믿게 만드는 과정에서 가장 중요한 역할을 한 인물이다.
  - 식사는 월~토 오전 8시와 오후 6시에 하루 두 끼가 제공되었고, 일요일에는 특별히 점심을 많이 먹을 수 있었다고 한다.

- 활동
  - 매주 35.4km(≒ 잠실한강공원 ↔ 여의도한강공원 왕복 거리)를 걸었다. 미시시피 강변을 걷거나, 러닝머신을 뛰었다고 한다.
  - 주당 15시간씩 일했다. 대학 실험실, 세탁장, 숙소 등에서 일을 부여받았다.
  - 대학 수업을 듣는 등 교육 활동을 주당 25시간 받았다.

일상적인 생활을 최대한 유지하며 섭취 칼로리를 줄이고 운동량을 상당히 늘렸던 것이다.

③ 정상 식단(3개월)
- 각자 2,000~3,200kcal를 섭취했다.
- 총 4그룹으로 나누어서 각각 다른 칼로리의 음식과 보충제를 섭취했다.

④ 재활 식단(2개월)
- 참가자들이 먹고 싶은 만큼의 칼로리를 자유롭게 섭취할 수 있게 했다.

(3) 결과

24주 동안 섭취 칼로리를 제한하고 운동량을 늘린 결과는 다음과 같았다

① 체성분 변화
- 체중 : 평균 16.8kg 감량(기존 체중의 25% 감소)
- 체지방 : 70% 감소
- 근육 : 40% 감소

※ 연구진은 실험을 기획할 때 참가자들의 체중이 평균 35.3kg 감소할 것으로 예상했다. 하지만 이 예측은 빗나갔다. 대사적응이 발생했기 때문이다.

② 기초 대사 변화
- 총 대사량 : 40% 감소 (이는 체성분 감소에 의해 일어나는 대사량 감소 효과를 크게 초과했다)
- 분당 심박수 : 55회 → 35회
- 심장 박출량 : 20% 감소
- 체온 : 35.4도로 저하
- 혈압 : 감소

③ 신체 증상
- 지구력과 스테미나 : 감소
- 추위 : 여름에도 추위를 호소하는 참가자들이 있었다.
- 극도의 피로감
- 어지럼증
- 탈모
- 부종(다리, 발목, 얼굴)
- 손톱 약해지고 부서짐
- 소화 장애
- 수면 장애
- 어지러움
- 감각 이상 : 시력 장애, 청력 장애 등

④ 심리 증상
- 음식에 대한 강한 욕망
- 폭식증
- 우울감 : 심각한 우울증에 빠진 참가자가 도끼로 자신의 손가락 3개를 잘라내서 퇴소했다.
- 신경과민
- 스트레스
- 성욕 상실
- 한 참가자는 연구진을 위협해서 연구에서 배제되고 정신병원으로 이송되었다.

⑤ 음식에 대한 관심도와 집착이 상당히 심해졌던 사례들
- 처음에 연구진은 커피와 껌을 무제한으로 제공했지만 몇몇 사람이 하루에 15잔 이상의 커피와 40통 이상의 껌을 씹는 바람에 이 역시 커피는 9잔, 껌은 2통으로 제한되었다.
- 연필에서 심을 빼내고 남은 나무를 씹어먹은 사람이 있었다.
- 빈약한 식단을 어떻게 해서든지 많게 보이게 하기 위해 음식을 늘어뜨려 놓거나, 물에 불려서 먹었다.
- 식사를 끝마치자마자 다음 식사 때는 어떤 순서로 음식들을 먹을 것인지 토론하기도 했다.
- 요리책을 많이 봤다고 한다. (다이어터가 먹방을 보는 것과 비슷하다)

⑥ 섭취량을 다시 늘렸을 때 발생한 변화
- 폭식증
- 휴식 대사량은 빠르게 회복되었다.
- 대인관계에 대한 욕구나 성욕이 정상적으로 돌아올 때까지는 약 8개월 정도가 걸렸고, 9개월째에 체중과 지방이 정상적으로 돌아갔다고 한다.
- 다만, 감소한 근육 질량은 다시 채워지지 않았고 다시 늘어난 체중의 대부분은 지방이었다.

(4) 해석

이 실험은 탄수화물 중심의 저열량 식단과 많은 활동을 병행한 다이어트가 몸에서 어떤 반응을 일으키는지를 보여줬다. 참가자들은 저열량 식단 기간동안 원래 먹던 양의 50% 정도를 섭취했다. 이는 지금도 많은 다이어터들이 실제로 하고 있는 행동이나 일부 연예인의 다이어트 식단과 비교했을 때 큰 이질감이 없다.

사용 가능한 에너지가 부족한 상황이 지속되면서 다양한 신체적 반응이 일어났다. 몸은 전신의 활성도를 떨어뜨렸고 대사량이 크게 감소했다. 몸이 정상적으로 기능하지 않다 보니 생각과 감정에도 문제가 생겼다. 음식에 대한 집착이 강해지는 것도 다이어트를 해본 이들에게는 그리 낯설지는 않았을 것이다. 위에서 언급된 모든 현상은 대사 적응의 증상이자 결과다.

참가자들이 섭취량을 정상화했을 때 대부분의 체중을 회복했다. 문제는 돌아온 체중의 대부분이 지방이었으며 잃어버린 근육은 거의 돌아오지 못했다는 것이다.

이를 통해 우리는 잘못된 다이어트 과정에서 몸이 어떻게 반응하는지 알 수 있다.

4) 감량한 체중을 유지한 사람들에게서 장기간 이어지는 대사 적응

다음 논문은 2011년 〈감량한 체중을 유지한 다이어터에게서 발견되는 대사 적응의 장기 지속 현상 Long-term Persistence of Adaptive Thermogenesis in Subjects Who Have Maintained a Reduced Body Weight.〉이라는 제목으로 발표되었다. 핵심 내용은 다음과 같이 요약된다.

- 참가자들은 칼로리 제한 식단과 운동을 통해서 기존 체중의 10% 이상을 감량하고 1년간 유지했다.
- 감량한 체중을 1년간 유지하는데 성공한 이들의 총 대사량은 원래 그 체중을 갖고 있는 사람들과 비교했을 때 평균 400kcal 낮았다.
- 심지어 체중을 최근에 감량했던 사람과 1년 이상 감량된 체중을 유지한 사람의 대사량 감소 폭에는 별 차이가 없었다.

- 다이어트 과정에서 배고픔 호르몬인 그렐린 수치가 크게 증가했는데 이는 1년 뒤에도 정상화되지 않았다.
- 포만감 관련 호르몬(펩타이드 YY, 아밀린, 콜레시스토키닌 등)도 1년 뒤까지 낮게 유지되고 있었다.

이 연구는 칼로리 제한 식단과 운동을 통해서 적당한 체중을 감량하고 1년 동안 유지한 사람(유지어터)에게서는 어떤 일이 일어나는지 확인했다. 유지에 성공한 사람들의 겉모습은 좋아 보였을지 몰라도 대사량, 포만감, 그리고 식욕 시스템은 정상화되지 못했다. 이는 전신의 건강 상태도 예전보다 떨어져 있으며 식욕을 조절하는 게 예전보다 어려울 것이라는 사실을 암시한다. 대사 적응의 전형적인 결과다.

이 연구의 인사이트를 현실에 적용하면 이런 결론이 나온다.
"전통적 방법으로 기존 체중의 10%를 감량하는 데 성공하고 유지한 사람은 원래 먹는 양보다 적게 먹거나 더 움직여야 유지할 수 있다."

5) 버몬트 교도소 과식 실험

그럼 섭취량을 늘리면 대사량은 어떻게 변할까? 이번에는 과식을 했을 때 몸에서 일어나는 현상을 확인한 연구를 살펴보자. 논문의 제목은 〈비만과 단식에 대한 내분비 및 대사적 적응 Endocrine and Metabolic Adaptation to Obesity and Starvation〉이다.

이는 1968년 미국 버몬트주 벌링턴의 주립 교도소에서 수감자 일부를 대상으로 진행되었다.

연구진은 과식을 유발해서 3개월간 기존 체중의 25%가 증가하면 몸에서 어떤 일이 일어나는지 확인하고자 했다. 수감자를 대상으로 진행했기에 생활 습관을 통제하고 모니터링하는 것이 용이했고, 목표 체중 달성 시 출소일을 당겨주는 인센티브가 제공되었다고 한다.
최초의 실험 설계는 다음과 같았다.

- 하루 섭취 열량 : 2,200kcal → 4,000kcal로 증가
- 식사 내용
  - 아침 : 달걀, 해시 브라운, 베이컨, 토스트 ⇒ 정통 미국식
  - 점심 : 샌드위치 자유롭게
  - 저녁 : 스테이크, 치킨 요리, 감자, 채소
  - 야식 : 달걀, 해시브라운, 베이컨, 토스트 ⇒ 정통 미국식

그런데 실험 진행 중 문제가 발생했다. 어느 시점에 체중 증가세가 멈춘 것이다. 섭취 열량이 풍부해지니까 몸에서 활성도를 올리는 방향의 대사 적응이 일어난 것이다. 수감자들의 몸은 에너지를 이전보다 더 많이 활활 태우고 있었다.
그래서 연구진은 계획을 수정하여 하루 평균 섭취 칼로리를 8,000~10,000kcal로 늘렸다. 그 결과 참가자들의 체중은 평균 16kg 정도 증가(기존 체중

의 20.9% 증가)했다.

그리고 흥미로운 현상이 몇 가지 더 발견되었다.
- 과식 실험 종료 후 정상 식단으로 돌아가니 12주 만에 대부분이 원래 몸을 회복했다.
- 일부 수감자는 과식 중에도 일정 수준 이상 체중이 증가하지 않았다.

참가자들이 쉽게 살찌지 않았으며, 실험 종료 후 빠르게 원래 몸으로 돌아간 것은 과식의 결과 대사량이 늘었기 때문일 것이다. 이는 우리가 많이 먹는다고 그대로 살이 찌지 않는 현상을 설명한다. 건강한 사람들의 몸은 섭취 칼로리가 늘어났을 때 소모 칼로리를 자동으로 늘린다.

나는 대식가로 알려진 먹방 유튜버나 많이 먹는데도 살이 쉽게 찌지 않는 사람들의 사례도 대사 적응과 연관이 있을 것이라는 가설을 가지고 있다. 어떤 소수의 사람은 과식에 반응해서 대사량이 매우 크게 증가하는 특징을 가지고 있을 수 있다. 그들은 여기에 더해 세포가 에너지를 태우는 대사적 능력도 뛰어날 것이라고 예상한다.

이 실험의 인사이트도 명확하다.
"건강한 몸은 섭취량을 늘렸을 때 에너지 소모량을 늘린다."

6) 체중 증량과 감량에 따른 대사량 변화

이는 1995년에 뉴 잉글랜드 의학 저널에 발표된 〈변화한 체중에 따른 대사량 변화$_{\text{Changes in Energy Expenditure Resulting from Altered Body Weight}}$〉라는 제목의 연구다. 해당 연구의 책임자인 루돌프 라이벌$_{\text{Rudolph Leibel}}$ 교수는 1980년대 중반부터 다이어트가 대사량에 미치는 영향을 연구해온 인물이다. 연구진은 참가자를 2그룹(정상 체중 vs 비만)으로 분류하고 체중을 늘리고 줄이는 것에 따라서 대사량이 어떻게 변하는지 확인했다.

연구진은 섭취 칼로리 변화를 통해서 10% 체중 증량, 10% 체중 감소, 20% 체중 감소를 유도했다. 그리고 대사량의 변화를 확인했다. 일정에 따른 체중 변화 시나리오는 다음과 같았다.

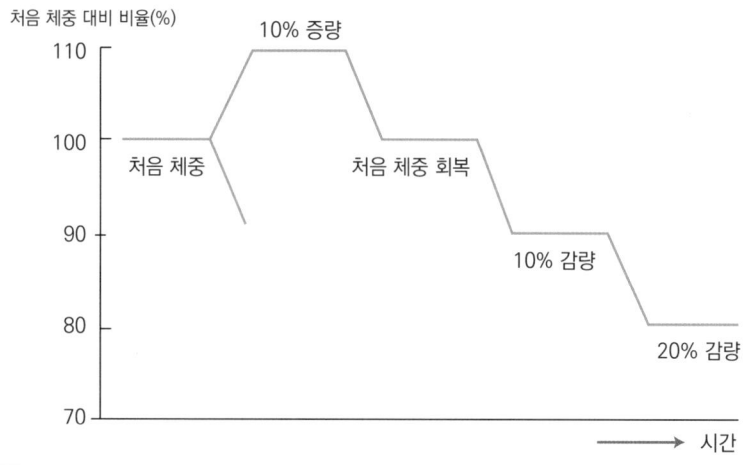

그림5) **체중 변화 설계**

그림5) 출처 : Leibel RL, Rosenbaum M, Hirsch J. Changes in energy expenditure resulting from altered body weight. N Engl J Med. 1995 Mar 9;332(10):621-8. doi: 10.1056/NEJM199503093321001. Erratum in: N Engl J Med 1995 Aug 10;333(6):399. PMID: 7632212.

참가자들의 대사량은 다음과 같이 변했다.
- 체중 10% 증가 ● 총 대사량 500kcal 증가(기존 대비 16% 증가)
- 원래 체중 회복 ● 원래 대사량 회복
- 체중 10% 감량 ● 총 대사량 218~244kcal 감소(기존 대비 15% 감소)
- 체중 20% 감량 ● 총 대사량 약 300kcal 감소

7) 5만 명의 여성이 7년 간 저지방 다이어트 식단을 했더니 일어난 변화

미국에서 19,541만 명의 여성을 대상으로 진행된 WHI$_{\text{Women's Health Initiative}}$라는 역사적 실험 프로젝트가 있다. 해당 프로젝트의 참가자 중 5만 명을 대상으로 진행된 저지방 식단 기반의 다이어트 연구가 있다. 이 내용은 2006년에 〈7년간의 저지방 식단에 따른 체중 변화$_{\text{Low-Fat Dietary Pattern and Weight Change Over 7 Years(The Women's Health Initiative Dietary Modification Trial)}}$〉라는 제목의 논문으로 발표되었다.

연구진의 목표는 저지방 식단이 비만, 심혈관 질환, 암 등에 어떤 효과가 있는지 파악하는 것이었다. 아마도 저지방 고탄수화물 패러다임이 국가적 영양 권고안에 도입된 상황에서 이것의 효과를 확인하려 했던 것으로 보인다. 하지만 결과는 '누군가에게' 매우 실망스러웠다.

(1) 설계

실험은 참가자들을 실험군과 대조군으로 나눠서 진행되었다. 실험군의 사람들은 식단과 운동 변화를 실행했고, 대조군의 사람들은 기존의 생활을 그대로 유지했다.

연구진은 실험군의 생활 습관을 다음과 같이 변화시켰다.

- 1일 섭취 열량 : 1,788kcal → 1,446kcal (342kcal 감소)
- 지방 섭취 비율 : 38.8% → 29.8%
- 탄수화물 섭취 비율 : 44.5% → 52.7%
- 1일 운동량 : 14% 증가

참가자들은 매일 권장 열량보다 361kcal 적게 먹었다. 식단은 저지방 고탄수화물 원칙에 기반하여 곡물, 채소, 과일, 식이섬유 위주로 구성되었다. 그리고 운동량을 14% 늘렸다. 이를 7년 반 동안 지속했다. 반면, 대조군은 이전 습관을 유지하며 실험군보다 더 많은 열량과 지방을 섭취했다.

(2) 결과

- 실험에 참가한 이들은 7년 간 약 1kg 밖에 감량하지 못했다. 허리둘레는 평균 0.39인치 증가했다.
- 7년 동안 매일 밥 1공기 분량의 음식을 덜 먹었으며, 지방 섭취량도 줄였고, 운동량을 늘렸다는 것을 생각하면 실망스러운 결과였다.

- 원래 연구진은 실험자들이 일 년간 약 13.6kg을 감량할 것을 예상했다. 하지만 대사 적응의 효과 때문에 이 예측도 빗나갔다. 앞서 살펴본 미네소타 기아 실험에서도 연구진의 감량 예측이 한참 빗나갔다는 점을 기억하자.
- 사실 참가자들은 실험을 시작하고 첫 1년간 1.8kg 이상 감량했다. 그런데 2년 차부터 요요 현상이 일어났고 실험이 끝날 즈음에는 감량 효과가 더 줄어들어 있었다.
- 결론 : 7년 반 동안 밥 1공기 분량만큼 덜 먹고, 지방 섭취량도 줄이고, 더 움직였는데 감소한 체중은 1.1kg밖에 되지 않으며 허리둘레는 오히려 늘어났다.

4. 다이어트에 의한 식욕/포만감 이상

전통적 방식의 다이어트 이후에 다이어터의 몸에 일어나는 변화는 대사 적응 뿐만이 아니다. 다이어트 과정 또는 이후에 식욕과 포만감을 느끼는 작용에도 문제가 생기는 현상이 다이어터에게서 보고되곤 한다. 이런 현상은 주로 식욕과 포만감을 느끼게 만드는 호르몬의 변화를 통해 일어난다.

1) 저열량 다이어트에 따른 그렐린 변화

2002년 발표된 다음의 연구 〈식단을 통한 감량 또는 위 우회 수술 이후 혈중 그렐린 수치〈Plasma Ghrelin Levels after Diet-induced Weight Loss or Gastric Bypass Surgery〉에선 비만인 사람들이 전통적 방식으로 다이어트를 했을 때 배고픔 호르몬인 그렐린이 어떻게 변화하는지 볼 수 있다.

참가자들은 6개월간 다이어트 과정에서 체중을 평균 17% 감량했다. 하루 3끼 식사를 진행하며 그렐린 수치를 측정했다. 그 결과는 다음과 같이 요약된다.

- 6개월간의 다이어트 이후 그렐린 수치는 전반적으로 24% 증가한 상태였다.
- 다이어트를 한 사람들의 그렐린 수치는 하루 내내 높은 상태로 유지됐다.
- 다이어트 이후에 식사를 하고 나서 그렐린이 가장 낮게 떨어진 수치가, 다이어트 이전에 가장 배고픈 시점의 수치와 비슷했다. 다이어트를 했을 때 가장 배가 부른 시점의 식욕이 다이어트를 하지 않았을 때 가장 배고픈 시점의 식욕과 비슷하다는 말이다.

지금도 많은 다이어터와 유지어터(감량된 체중을 유지하는 사람)가 이렇게 식욕 시스템에 문제가 생긴 상태에 있을 것이다. 이런 상황에서 먹는 양을 적절하게 조절하기 어렵고 폭식의 위험이 높은 것은 자연스럽다. 이는 다이어터의 잘못이 아니라 대사에 문제가 생겼기 때문에 일어나는 일이다.

2) 10주 다이어트 직후와 1년 후의 그렐린과 펩타이드YY 변화

- 2011년 뉴잉글랜드 의학 저널에 실린 다음의 연구 〈체중 감량 후 장기 지속되는 호르몬 변화 Long-term Persistence of Hormonal Adaptations to Weight Loss〉에서 다이어트 이후 그렐린(배고픔 호르몬) 증가와 PYY(포만감 호르몬) 감소를 확인할 수 있었다. 연구진은 10주간의 다이어트 종료 직후와 1년이 지난 뒤 참가자들의 몸 상태를 다시 확인했다.
- 역시나 다이어트가 끝나고 1년이 지나서 보니 대부분의 체중은 돌아와 있었다. 하지만 그렐린(배고픔 호르몬)과 PYY(포만감 호르몬) 수치는 다이어트 이전의 상태로 회복되지 않았다. 요요 현상에 더해 정상적인 식욕/포만감 체계도 망가진 것이다.
- 다시 한번, 문제는 다이어터의 잘못이 아니라 호르몬이라는 것을 알 수 있다.

5. 칼로리 균형 공식의 문제

배경 지식 요약

(1) 흡수된 포도당의 운명

　① 당장 세포에서 에너지로 쓰이거나

　② (나중에 쓸 수 있게) 글리코겐의 형태로 저장되거나

　③ (나중에 쓸 수 있게) 지방으로 전환된다.

　탄수화물이 충분히 든 음식을 먹으면 혈당이 오르고 시간이 지나서 내려가는 것은 ①~③번 중 하나의 작용 때문이다.

(2) 지방 세포의 체지방

- 체지방 : 지방 세포 안에 중성지방의 형태로 에너지가 저장된 것이다.
- 체지방 합성 : 지방 세포 표면에서 지단백질 분해 효소가 활성화되어 있을 때 혈액 속 지단백질에 들어 있던 지방산이 지방 세포로 이동하여 중성지방으로 저장되는 것이다.
- 체지방 분해 : 혈중 인슐린 농도를 포함한 지방 세포 외부 조건이 충족되었을 때, 지방 세포 내의 지방 분해 효소가 활성화되어, 지방산이 혈액 속으로 유입되는 것이다.

(3) 간과 근육의 글리코겐

- 당장 쓰지 못하는 포도당이 길게 연결되어 간과 근육에 저장된 형태다.
- 글리코겐은 상대적으로 쉽고 빠르게 꺼내어 쓸 수 있는 에너지원이다.
- 간과 근육에 약 2,000kcal 정도 저장된다.
- 물과 결합하여 저장된다. 글리코겐 1g에 물 3g이 결합하는 것으로 알려져 있다.
- 음식 섭취가 없으면 12~16시간 사이에 저장량이 크게 줄어든다.
- 간 글리코겐량은 몸이 영양소를 저장하거나 분해하는 데 중요하게 작용한다.

1) 문제1 : 섭취 에너지와 소모 에너지가 독립적이라고 가정했다.

칼로리 균형 공식

섭취 에너지(A) − 소모 에너지(B) = 체지방량 변화(C)

전통적 칼로리 균형 가설은 '섭취 에너지와 소모 에너지가 독립적'이라고 가정했다. 이 가정은 거짓이다.

소모 에너지(B)의 양은 섭취 에너지(A)의 양에 따라서 유동적으로 변한다. 에너지 총 소비량은 섭취하는 열량에 따라서 최대 50%까지 증가하거나 감소할 수 있다. 휴식 대사량을 포함해서 대사량을 구성하는 요소들이 식단, 활동, 수면 습관 등에 따라서 크게 바뀌기 때문이다. 이는 단순히 운동을 통해서 의식적으로 소모되는 에너지와 별개의 이슈다. 소모 칼로리는 변동성이 크며 예측하기도 어렵다.

칼로리 공식이 전제한 중요한 가정 중 하나가 거짓이므로 칼로리 공식 또한 거짓이다.

만약 우리가 그동안 당연하게 가정했던 것처럼 섭취 에너지와 소모 에너지가 서로 독립적인 변수였다면 섭취 에너지가 감소한 만큼 체지방량이 변할 가능성이 지금보다는 높았을 것이다. 그러나 소모 에너지는 섭취 에너지에 따라서 유동적으로 변하며 이는 체지방 합성 및 분해 작용에 영향을 미친다. 그래서 앞서 살펴본 다이어트 연구에서 연구진의 감량 예측이 크게 빗나가곤 했던 것이다.

논리 세계에선 섭취 에너지와 소모 에너지가 독립적이지 않다는 것을 증명하는 것만으로도 칼로리 균형 공식이 거짓이라는 것이 증명된다. 하지만 이어서 칼로리 균형 공식이 엉터리인 것을 증명하는 다른 방법도 소개하겠다. 나는 여기에서 칼로리인 칼로리아웃 가설을 완전히 무너뜨릴 것이다.

2) 문제 2 : 호르몬과 효소가 지방 분해에 미치는 영향을 고려하지 못했다.

칼로리 균형 모델은 체지방이 합성되고 분해되는 작용에 관여하는 다양한 호르몬과 효소를 고려하지 못했다. 체지방 합성에는 인슐린, 랩틴, 아디포넥틴 등의 호르몬이 중요하게 작용한다. 체지방 분해 작용에 있어서 호르몬 민감성 지방 분해 효소, 지단백질 분해 효소 등 다양한 효소의 역할이 필수다.

호르몬과 효소 상황이 갖춰지지 않으면 칼로리가 많든 적든 우리가 원하는 반응이 일어날 수 없다. 창고에서 물건을 꺼내고 싶어도 창고의 문이 잠겨 있으면 꺼낼 수 없듯 말이다. 같은 원리로 체지방의 에너지가 필요한 상황이라도 체지방 분해를 위해 필수적인 호르몬과 효소 조건이 맞지 않으면 꺼내어 쓸 수 없다.

그리고 앞서 살펴봤듯 전신의 대사적 활성도를 조절하고 식욕과 포만감을 조절하는 것도 호르몬을 통해서 일어난다. 칼로리 저울은 이런 복잡하고 정교한 대사 상황을 표현하지 못한다.

3) 문제 3 : 음식의 종류가 가진 힘을 고려하지 못했다.

"칼로리는 칼로리일 뿐이다. A calorie is a calorie."라는 말이 있다. 어떤 음식이든 그것이 살이 찌고 빠지는데 미치는 효과는 칼로리로 환원된다는 생각에 기인한 주장이다. 칼로리가 칼로리인 건 맞는데 실제 맥락에서 그 칼로리가 어디에 들어 있고 어떻게 섭취되느냐에 따라서 몸에서 일어나는 반응은 천차만별이다. 음식의 종류가 몸에 미치는 영향은 다양하며 중요하다.

이 책에서 지금까지 설명한 내용을 이해했음에도 불구하고 콜라의 100kcal와 올리브유의 100kcal가 동일하다고 생각하는 사람은 없을 것이다. 콜라의 액상 과당은 혈당을 높이고 췌장 인슐린 반응을 촉진하고 간에서 독처럼 작용하지만 올리브유는 그렇지 않다. 이는 단순히 열량의 문제가 아니다.

칼로리 균형 모델은 음식의 종류와 실제 섭취되는 맥락의 영향을 고려하지 못한다.

4) 문제 4 : 체지방도 에너지로 사용될 수 있다는 점을 간과했다.

칼로리 균형 공식

섭취 에너지(A) − 소모 에너지(B) = 체지방량 변화(C)

이 공식은 좌변의 변수를 잘못 설정했다. 몸은 그날 섭취한 에너지뿐만 아니라 저장되어 있던 에너지를 통해서도 필요한 에너지를 공급할 수 있다. 그렇기에 좌변에 '저장된 에너지 중 사용 가능한 에너지'도 포함됐어야 한다.

누군가는 섭취 에너지로 설정된 값이 최근에 섭취된 에너지와 과거에 섭취되어 저장된 에너지를 모두 포함하는 개념이었다고 주장할 수도 있을 것이다. 그럼 이 공식을 사용할 때 그렇게 적용했어야 한다. 나는 아직 누구도 섭취 에너지 변수를 다룰 때 그날 섭취한 음식 뿐만 아니라 '분해 가능한 체지방의 에너지'까지 반영해서 계산하는 것을 본 적이 없다.

혹자는 우변에 있는 저장 에너지량 변화가 체지방 에너지를 의미하는 게 아니냐고 물을 것이다. 이 공식에서 좌변에 있는 변수들과 우변에 있는 변수는 시점이 서로 다르다. 좌측에서 어떤 현상이 일어난 이후의 결괏값이 우변의 저장 에너지 변화를 나타낸다.

칼로리 균형 모델은 체지방이라는 중요한 변수를 누락함으로써 공식의 변수를 잘못 설정하는 오류를 범했다.

5) 문제 5 : 섭취 에너지 모두를 사용 가능한 것은 아니다.

칼로리 균형 공식

섭취 에너지(A) - 소모 에너지(B) = 체지방량 변화(C)

이 공식의 또 다른 가정에도 오류가 있다. 그것은 섭취 에너지 모두를 그날 쓸 수 있다고 가정한 것이다. 이 명제 또한 사실이 아니다. 섭취되었지만 당장 쓸 수 없는 에너지가 있을 수 있다.

섭취된 에너지가 소모되기 위해선 적절한 생화학적 맥락이 갖춰져야 한다. 맥락의 대표적 요소에는 섭취 에너지의 종류, 양, 조합, 개인의 대사적 상황 등이 있다. 여기에 더해 호르몬과 효소의 작용도 중요하다.

예를 들어, 일반인이 에너지 공급이 이미 충분한 상황에서 가만히 앉아서 콜라를 마신다고 해서 몸이 당장 콜라만큼의 에너지를 더 소모하진 않는다. 이중 대부분은 간으로 직행할 것이고 일부는 지방으로 변환되어 저장될 것이다. 그리고 이렇게 지방으로 저장된 에너지는 당장 쓰지 못할 가능성이 높다.

섭취 에너지를 제대로 쓰지 못하는 상황에는 현재 탄수화물 중심의 식사 맥락도 영향을 미친다. 많은 현대인은 탄수화물(밥, 빵, 면, 설탕이 든 음료수, 과일 등)을 중심으로 아침, 점심, 저녁 식사를 하고 간식도 섭취하며 살고 있다. 이런 맥락에서 섭취된 탄수화물은 포도당과 과당으로 지나치게 빠르게 많이 흡수된다. 이렇게 흡수된 에너지 중 적지 않은 양이 당장 에너지로 쓰이지 못하고 지방으로 바뀐다. 게다가 일정량 이상의 탄수화물과 함께 섭취된 지방도 에너지로 쓰이기보다 저장될 가능성이 높다.

결국 음식을 통해 섭취된 에너지 중 소모할 수 있는 에너지는 최근의 섭취 맥락에 따라서 크게 달라진다. 전통 칼로리 패러다임은 이를 고려하지 못하고 섭취하는 에너지를 모두 소모할 수 있을 것이라 가정했다. 이 가정도 틀렸다.

6) 결론

나는 칼로리 균형 가설의 오류를 다양한 방식으로 증명했다. 공식 자체에도 오류가 있으며, 공식이 사용되는 방식에도 문제가 있다.

칼로리와 관련해서 몸에서 실제로 일어나는 일은 다음에 가깝다.

① A만큼의 에너지를 섭취한다.

② 섭취한 에너지의 일부(B)와 저장되어 있던 에너지의 일부(C)를 에너지로 소모한다.

③ 섭취되었지만 사용되지 않은 에너지(A-B)는 나중에 쓸 수 있는 형태로 저장된다.

④ 섭취되었지만 사용되지 않은 에너지(A-B)에서 저장되어 있다가 사용된 에너지(C)를 뺀 만큼 저장 에너지량이 변화(E)한다.

※ '섭취한 에너지 중 어느 정도의 에너지가 소모될 지'와 '저장되어 있던 에너지 중 어느 정도 소모될 지'는 개인의 대사적 맥락에 따라 크게 달라진다.

$$섭취한\ 에너지 = A$$

$$사용된\ 음식\ 에너지 = B$$

$$사용된\ 체지방\ 에너지 = C$$

$$섭취되었지만\ 사용되지\ 못한\ 에너지 = A - B$$

$$총\ 대사량 = B + C$$

$$저장\ 에너지\ 변화량 = (A - B) - C = E$$

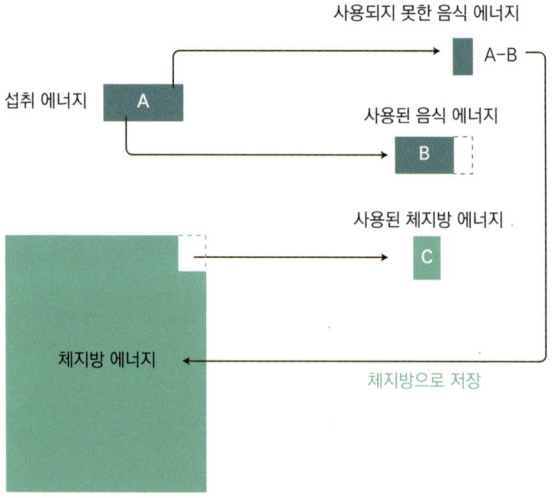

　나는 칼로리 균형 공식의 옳고 그름을 떠나서 다이어트를 다룰 때 칼로리 공식을 사용하는 게 바람직하지 않다고 생각한다. 왜냐하면 우리의 무의식이 에너지 소모량에 미치는 영향력이 상당하며 개인별 대사 상태의 차이가 너무 크기 때문이다. 그리고 음식의 칼로리나 활동 칼로리를 계산하는 것도 오차가 너무 크다. 이런 이유들로 인해 발생하는 오차가 너무 커서 우리가 머리로 계산하고 예측해봤자 무의미한 계산이 될 가능성이 높다.

5-2 | 전통 영양 패러다임의 문제

1) 대표 상식

> 💠 화살표 뒤에 내 의견을 담았다.

① 뭐든지 골고루 잘 먹어야 한다. 💠 사실이 아니다. 먹지 말아야 할 음식이 있다.

② 365일 세 끼를 먹어야 한다. 💠 사실이 아니다. 가끔은 적절한 공복이 필요하다.

- 비슷한 주장 ⓐ 세 끼를 먹지 않으면 근손실이 일어난다.
- 비슷한 주장 ⓑ 끼니를 거르면 대사량이 떨어진다.
- 비슷한 주장 ⓒ 아침을 거르면 점심에 과식하게 된다
- 비슷한 주장 ⓓ 공복 운동은 근손실을 유발한다.

③ 아침을 거르면 안 된다. 💠 사실이 아니다. 각자만의 적절한 식사 타이밍이 있다.

④ 식사 외에도 간식을 잘 챙겨 먹어야 한다. 💠 사실이 아니다. 식사 때 제대로 먹으면 굳이 간식을 먹을 필요는 없다.

⑤ (고탄수/충분 단백/저지방의) '균형 잡힌' 식습관이 좋다. 💠 제대로 입증된 적 없는 주장이다. 현재 영양 권고안은 오히려 인슐린 과잉 노출을 통해 비만과 다양한 대사 질환의 위험을 높일 수 있다.

⑥ 되도록 일반 곡물 대신 통곡물(잡곡, 통밀)을 섭취하는 게 좋다. 💠 사실이 아니다. 문제가 되는 곡물(밀)을 먹거나, 문제가 되는 양만큼 먹

는다면 정제 여부가 만드는 차이는 큰 의미가 없다.
⑥ 채소를 충분히 섭취해야 한다. ⊕ 일부 채소가 건강에 유익한 것은 사실이지만 주의가 필요한 것들이 있다. 다른 식재료와 마찬가지로 적절한 섭취가 필요한 것이지 채소가 그 자체로 만능 식품은 아니다.
⑦ 과일을 꾸준히 섭취해야 한다. ⊕ 현대의 영양 맥락에서 과일은 오히려 문제를 유발한다. 특히 다이어터가 과일을 찾아 먹을 이유는 없다.
⑧ 탄수화물(포도당)은 최고의 에너지원이다. ⊕ 증명된 적 없다. 탄수화물과 지방 모두 중요하다.
⑨ 탄수화물을 안 먹으면 뇌에 문제가 생긴다. 포도당은 뇌의 유일한 에너지원이다. ⊕ 아래는 이런 생각을 담은 대표적인 예시 자료다.

"포도당은 가장 중요한 신체 에너지원이며, 특별히 포도당을 유일한 에너지로 필요로 하는 기관은 뇌와 포도당의 해당작용에 의존하는 적혈구, 백혈구, 신장의 수질(medulla)과 같은 기관이 있다. 섭취가 부족한 경우에는, 체내에서 지질이나 단백질 분해 산물로부터 포도당을 합성한다. 따라서 대체적으로 결핍증은 나타나지 않는다. 그러나 장기간 당류의 섭취가 부족하면, β-hydroxybutyric acid, acetoacetic acid와 같은 케톤체의 합성이 증가하고, 그 결과 수용성 비타민과 일부 무기질의 부족으로 인하여 골밀도의 감소, 고콜레스테롤증, 요로 결석증, 그리고 중추신경계 손상이 나타난다는 보고가 있다(Vining, 1999). 또한 체내 글리코겐 저장량이 감소하여 근육 약화 현상이 나타날 수 있다(Hultman 등, 1999)."

출처 : 보건복지부·한국영양학회, 2015 한국인 영양소 섭취기준 85p, 2015

🌐 사실이 아니다. 케톤은 그 자체로 유해하지 않으며 뇌의 에너지원이다. 글리코겐 저장량이 줄어든다고 근육 약화가 일어난다는 주장은 과장이다. 그리고 몸은 필요한 만큼의 포도당을 합성할 수 있다.

⑩ 키토시스를 방지하기 위해 매일 100g 이상의 탄수화물을 섭취해야 한다. 🌐 키토시스가 나쁘다는 잘못된 전제를 상정했다. 키토시스는 유해하지 않다.

2) 정책/전문가 자료

(1) <2021 한국인을 위한 식생활 지침>

〈한국인을 위한 식생활 지침〉은 보건복지부, 농림축산식품부, 식품의약품안전처가 공동으로 수립하여 정기적으로 발표하는 자료다. 이 자료는 입증되지 못한 영양 패러다임을 담고 있다.

2021 한국인을 위한 식생활 지침   🌐 화살표 뒤에 내 의견을 담았다.

① 매일 신선한 채소, 과일과 함께 곡류, 고기·생선·달걀·콩류, 우유·유제품을 균형 있게 먹자 🌐 '균형'의 기준은 무엇이며 그 타당성은 과연 입증되었는가? 우리가 알고 있는 균형은 허상이다.

② 덜 짜게, 덜 달게, 덜 기름지게 먹자 🌐 기름지게 먹는 것이 나쁘다는 가설은 입증되지 못했다.

③ 물을 충분히 마시자

④ 과식을 피하고, 활동량을 늘려서 건강 체중을 유지하자 ◉ 많이 먹지 말고 많이 움직이라는 이야기다. 현대의 비만의 원인이 과식과 활동량 부족이라고 전제하는 게 드러나지만, 이 지침 자체가 틀린 말은 아니니 넘어간다.

⑤ 아침 식사를 꼭 하자 ◉ 아침을 꼭 먹어야 한다는 논리는 제대로 입증되지 못했다.

⑥ 음식은 위생적으로, 필요한 만큼만 마련하자

⑦ 음식을 먹을 땐 각자 덜어 먹기를 실천하자

⑧ 술은 절제하자

⑨ 우리 지역 식재료와 환경을 생각하는 식생활을 즐기자

(2) <2015 한국인 영양소 섭취 기준>

〈한국인 영양소 섭취 기준〉은 한국영양학회와 보건복지부와 함께 발간하는 자료다. 이는 현재 영양 전문가들과 보건 담당자들이 가진 지식의 오류를 정확하게 보여준다. 궁금한 사람은 이 책을 모두 읽고 한국영양학회 또는 보건복지부 홈페이지에서 검색하여 〈2015 한국인 영양소 섭취 기준〉 파일을 다운받아 읽어보길 바란다.

이 자료에서 전통 영양 패러다임이 탄수화물, 단백질, 지방의 비율을 설정한 근거를 확인할 수 있는데 그 근거는 사실이 아니거나 논리가 빈약하다.

그리고 하루 3끼와 간식을 섭취하는 것을 권장하는데 이는 근거가 입증된 바 없는 주장이다.

이 자료는 국내에서 가장 큰 공신력을 가지는 있는 영양 권고안이다. 이 자료가 5천 만 국민의 입에 들어가는 음식의 양과 종류를 결정한다. 의료 및 영양 현장의 실무자들은 이 내용을 바탕으로 식단을 제안하며, 다양한 다이어트, 건강, 피트니스 주제의 콘텐츠가 이 자료를 인용하기 때문이다.

하지만 이 자료가 입증되지 못한 사실을 기반으로 작성되었다는 것은 비극이다.

3) 지방과 콜레스테롤에 대해 잘못된 관점

(1) 전통적 인식 : "지방은 칼로리가 높아 섭취시 비만의 위험을 높인다."

이런 통념은 지방이 탄수화물과 단백질에 비해 g당 칼로리가 높다는 사실에 기인한다. 그런데 칼로리 밀도가 높다는 말은 지방을 다른 영양소의 식품과 '동일한 무게만큼 섭취했을 때' 몸에 더 많은 에너지가 들어온다는 의미일 뿐이다. 우리는 일상에서 음식을 먹을 때 특정 영양소 간의 차이를 비교하면서 섭취하지 않는다.

우리는 먹고 싶은 음식의 조합으로 먹고 싶은 만큼 섭취한다. 우리는 동일한 중량의 쌀밥과 올리브유를 놓고 어떤 것을 먹을지 선택하거나 생각하는 방식으로 음식을 먹지 않는다. 동일한 중량의 탄수화물이 지방보다 칼로리보다 낮다고 해도 내가 이것을 얼마나 먹고 싶은지와 얼마나 먹을 수 있는지는 다르다. 당신은 기름을 언제 섭취하는가? 굳이 생으로 찾아 먹지는 않는다. 가열 요리를 할 때 팬에 두르거나 샐러드 드레싱 등으로 사용할 것이다. 여러분은 이때 기름의 중량과 다른 재료의 중량을 비교하는가? 아니다. 그냥 우리가 필요하다고 생각하는 만큼 쓴다. 그리고 배가 부른 만큼 먹는다.

대부분의 사람이 밥 1공기(약 300kcal)는 쉽게 먹을 수 있어도 올리브유 32g(칼로리 약 300kcal)는 퍼먹지 못할 것이다. 지방은 탄수화물에 비해서 포만감이 크기 때문이다. 그 포만감은 단순히 느끼해서 발생하는 게 아니라 식욕 호르몬을 자극하는 경로로도 발생한다. 중요한 것은 우리의 실제 행동과 몸의 반응이지 머리로 계산되는 칼로리 밀도 숫자가 아니다.

그리고 나는 앞서 단순히 칼로리만으로는 우리 몸에서 일어나는 반응을 알 수 없다는 것을 설명했다. 칼로리의 적고 많음 자체는 정작 몸 안에서 일어나는 반응을 반영하지 못한다. 칼로리를 기준으로 어떤 음식이 다이어트에 좋고 나쁨을 결정하는 것은 생화학적으로도 타당하지 않다.

(2) 전통적 인식 : "지방과 콜레스테롤 섭취는 심혈관 질환의 위험을 높인다."

이는 1950년대부터 미국에서 힘을 얻어 전 세계에 퍼진 가설이다. 하지만 지방이나 콜레스테롤 섭취 자체가 질병을 유발한다는 가설은 아직도 입증된 적 없으며 오히려 사실이 아니라는 것이 충분히 입증되었다. 심혈관 질환자들의 혈관에서 지방이나 콜레스테롤이 축적되는 증상이 나타난다면 그 원인은 해당 물질을 섭취하는 것 자체가 아니라 맥락이다.

지방과 콜레스테롤 모두 몸에서 중요하고 자연스러운 물질이다. 문제가 되는 것은 이런 물질들이 산화되고, 손상되고, 축적되는 맥락이다. 나는 심혈관 질환의 위험을 높이는 주요 요인은 고혈당 반복, 높은 산화 스트레스, 염증 과잉, 간 문제, 그리고 오토파지 부재 등에 있다고 추측한다.

(3) 전통적 인식 : "(불포화지방은 괜찮고) 포화 지방은 나쁘다."

사실이 아니다. 챕터1에서 지질에 대해서 다룬 내용을 참고하길 바란다.

4) 설탕의 문제를 잘못 이해하고 있다.

이 내용은 중요하기 때문에 이어지는 챕터에서 별도로 다룰 것이다.

5-3 | 설탕 논란 종결

1) 최겸의 입장

　반복되는 설탕 섭취는 대사 시스템을 교란하고 망가뜨린다. 이는 비만, 당뇨, 암, 간 질환, 심혈관 질환 등 거의 모든 대사 질환의 위험을 높인다. 이런 문제들과 설탕 섭취의 '상관 관계'와 '인과 관계'는 모두 상당히 입증되어 있다. 다만 아직 많은 사람들이 이 내용을 제대로 바라 보지 못했을 뿐이다.

> " 적당히 먹는 건 괜찮다던데? "

(1) 설탕을 적당히 먹는 것은 괜찮다는 사람들의 대표 주장은 다음과 같다.　　　　　　　　　[화살표 뒤에 파생 주장을 담았다.]

- 설탕이 비만을 유발하는 건 칼로리 밀도가 높기 때문이다. ➡ 적당히 조절해서 먹고 운동하면 된다.
- 설탕은 에너지는 많지만 미량 영양소가 결핍되어 문제다. ➡ 적당히 조절해서 먹고 운동하면 된다.
- 설탕이 충치를 유발하는 게 큰 문제다. ➡ 적당히 조절해서 먹고 양치질을 잘 하면 된다.
- 설탕 중독은 개인의 절제력의 문제다. ➡ 개인들이 절제력을 더 키우면 된다.

- 포도당은 인간의 중요한 에너지원인데 설탕은 포도당을 효과적으로 공급한다. 🌿 설탕은 인체에 중요한 에너지원이다.
- 당뇨 환자들은 설탕을 안 먹으면 저혈당이 올 수 있다. 🌿 당뇨 환자는 설탕이 필요하다.

이는 설탕의 효과에 대해서 제대로 이해하지 못했을 때 할 수 있는 주장이다. 설탕이 대사에 문제를 일으키는 이유를 아래에 정리한다. 이 내용을 이해하면 앞으로 설탕의 문제에 대해서 헷갈리는 일은 없을 것이며 현재 전 세계에서 대사 질환이 전염병처럼 늘어난 상황이 다르게 보일 것이다.

(2) 과당의 대부분은 간에서 독처럼 처리된다.

과당을 처리하는 장기는 간이다. 자신의 오른쪽 갈비뼈를 만져보면 그 너머에 간이라는 장기가 있다. 소화계를 통해서 흡수된 영양소를 처리하는 물류 센터이자, 해독 작용에 있어서 가장 중요한 장기다. 흡수된 과당의 대부분(80% 이상)은 간으로 들어가고, 간은 과당을 처리한다. 설탕과 관련된 대부분의 문제는 간이 과당을 처리하는 과정에서 일어난다.

다음은 내분비 전문가 '로버트 러스티그'가 〈과당은 취하지 않는 술이다 Fructose: It's "Alcohol without the Buzz"〉라는 논문에서 설명한 과당 대사 과정을 핵심만 요약한 그림이다.

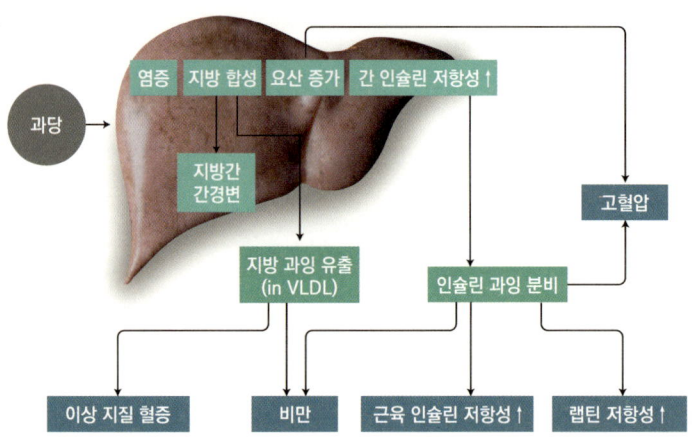

그림6) 과당 대사의 문제

 설탕이 든 음식을 섭취하면 과당과 포도당이 빠르게 몸에 흡수된다. 몸에 들어온 과당은 위의 그림과 같이 대사된다. 과당 대사는 간이 술(에탄올)을 처리하는 방식과 유사점이 많다. 술과 유사하게 간에 독처럼 작용한다. 과당 대사는 곧 독성을 처리하는 과정이며, 그 과정에서 대사적 문제가 유발된다. 설탕은 만성 독이다.

 과당은 다양한 경로를 통해서 지방 합성을 유발한다. 지방 합성의 직접적인 경로는 섭취된 과당이 에너지로 쓰이지 못하고 지방신생합성이라는 작용을 통해 지방으로 바뀌는 것이다. 그리고 간은 에너지 대사의 중심에 있는 기관이기에 과당의 독을 처리하고 있을 때는 섭취된 다른 영양소들이 에너지로 쓰이기보다는 지방으로 전환될 가능성이 높다.

그림6) 원본 출처 : Lustig RH. Fructose: it's "alcohol without the buzz". Adv Nutr. 2013;4(2):226-235.

이렇게 간에서 만들어진 지방의 운명은 2가지다. 간 바깥으로 배출되거나, 간에 저장되거나. 기본적으로 과당 대사를 통해 만들어진 지방은 VLDL(초저밀도 지단백질)에 담겨서 간 바깥으로 배출된다. VLDL에 담긴 지방은 혈액 속을 떠다니다가 장기 주변 또는 다른 부위의 지방 세포에 들어가서 체지방으로 저장된다. 살이 찌는 것이다.

설탕을 처리하면서 간에서 만들어진 지방의 일부는 간에 쌓인다. 술을 마시지 않는 어린이가 지방간에 걸릴 수 있는 이유는 여기에 있다. 간에 지방이 끼는 과정에서 간의 인슐린 저항성이 높아지고 간에 문제가 생긴다. 이건 에너지 대사에서 가장 중요한 장기의 기능에 문제가 생기는 것을 의미한다.

간에 문제가 생기면 에너지 공급과 해독 작용에 문제가 생긴다. 이는 활력 저하, 불안정한 에너지 공급(공복이 조금 길어지면 손이 떨리거나 기력이 떨어지는 사람들), 불안정한 식욕 등으로 나타난다. 이 뿐만 아니라 다른 장기와 시스템에서도 문제가 서서히 커진다. 문제의 정도가 어떤 수준을 넘어갔을 때 우리가 비만, 당뇨, 이상지질 혈증, 동맥 경화 등을 진단하게 되는 것이다.

심지어 이때는 간에서 만들어진 지방이 지방 세포에 저장되기에 최적의 상황이다. 포도당과 과당을 같이 섭취했기에 혈중 인슐린 농도가 높다. 혈중 인슐린 농도가 높을 때는 지방 세포에 지방이 저장되는 작용이 활성화되며,

체지방을 에너지로 쓰는 작용은 억제된다. 쉽게 말해, 지방을 쓸 수는 없는데 합성과 저장 작용은 원활한 상황인 것이다.

과당 대사 = 해독 + 지방 합성 + 지방 저장

> 💡 **최겸의 조언**
>
> 평소에 지방을 많이 안 먹거나 채식을 하는데도 불구하고 중성지방 수치가 높게 나오는 사람들이 있을 것이다. 그럴 경우 설탕이나 정제 탄수화물을 과잉 섭취하고 있지 않은지 점검해볼 필요가 있다. 다량의 과당과 포도당을 통해서 간에서 만들어진 지방이 혈액 속으로 다량 흘러나오고 있을 가능성이 높다.

(3) 설탕에 든 고농도의 포도당은 체성분을 손상시킨다.

> **당화(Glycation)**
> : 체내 또는 피부의 구성 물질(단백질, 핵산, 지질 등)에 당이 결합하여 손상되는 것

고농도의 포도당은 당화 작용을 통해 체성분을 손상시킬 수 있다. 문제가 발생하는 과정은 다음과 같은 2단계 구조로 볼 수 있다.

1단계)
고혈당 → 당화 작용 → 세포 변성, 인체 콜레스테롤과 LDL 손상, 당화 산물(AGEs, Advanced Glycation End products) 생성 → 장기 손상, 노화, 질병

2단계)

당화 산물 수용체 활성 → 산화 스트레스 증가, 염증 증가 → 전신(세포, 혈관, 피부) 노화 및 질병 위험 증가 → 당뇨 합병증, 심혈관 질환, 암, 치매 등

혈관과 세포가 고혈당에 반복 노출되는 것은 혈관 손상, 세포 기능 저하, 장기 손상을 포함한 다양한 문제를 유발한다. 다음은 당뇨 환자들에게서 높은 비율로 발생하는 대표적인 당뇨 합병증이다. 이를 살펴보면 문제 상황들에는 주목할 만한 공통점이 있다.

- 망막병증 : 눈의 망막에 생기는 병을 의미한다. 망막 미세혈관의 순환에 문제가 생겨서 발생한다. 제때 해결하지 못하면 시력 상실의 위험이 있다.
- 신장 질환 : 신장이 망가지고 신장 투석이 필요하다.
- 당뇨병성 족부 궤양(당뇨발) : 발의 혈액 순환에 문제가 생겨 발이 썩는 현상이다. 한국에서 매년 2,000명 정도가 당뇨병성 족부 궤양으로 인해 발을 절단한다.

눈, 신장은 특히 많은 모세혈관(가느다란 혈관)이 분포되어 있고 발은 말초 기관이다. 이런 장기의 혈관은 고혈당에 의한 손상에 더욱 취약하다.

> 💡 **최겸의 메시지**
>
> 혹시 이 글을 읽는 사람 중 내분비 대사 또는 당뇨 관련 의료인이 있다면 꼭 전하고 싶은 메시지가 있다. 당뇨 환자에게 다량의 탄수화물(전체 열량의 55% 이상) 섭취를 권장하는 것이 타당한지, 그리고 현재 당뇨 환자의 '혈당 관리' 개념이 이상하진 않은지 스스로 질문 해보길 바란다.
>
> 당뇨 환자에게는 지방산과 케톤을 통한 연료 공급의 가치가 조금 더 크다. 제이슨 펑이 쓴 〈당뇨 코드〉는 여러분에게 새로운 방향을 보여줄 것이라 생각한다. 이 선택의 비용은 고작 책 한 권을 사서 읽어보는 것뿐이다.

(4) 설탕은 산화 스트레스를 크게 증가시킨다

활성 산소$_{\text{ROS, Reactive Oxygen Species}}$는 에너지 대사 과정에서 자연스럽게 만들어지는 부산물이다. 활성 산소는 자연스럽게 나오는 물질이지만 과잉 생성 시 정상적인 체성분에 문제를 일으킬 수 있다. 한 번쯤 들어봤을 항산화 물질이라는 것은 이 활성 산소를 처리하는 물질이다. 몸은 항산화 물질을 통해 활성 산소의 부하를 적절하게 조절하는 능력이 있다.

그런데 활성산소가 너무 많이 생성되거나 제대로 처리되지 못할 때는 몸에 문제가 된다. 이런 상황을 산화 스트레스가 커진다고 표현한다. 산화 스트레스란 활성 산소가 전신의 세포에 가하는 부담이자 손상을 의미한다. 높은 산화 스트레스에 반복 노출되는 과정에서 체내 구성 요소에 문제가 생길 수 있다. 술이나 설탕은 처리 과정에서 다량의 활성 산소를 생성시킨다. 산화 스트레스가 증가하는 것이다.

설탕은 항산화 물질의 생성을 억제하는 방식으로도 산화 스트레스를 키운다. 간에서는 글루타치온이라는 항산화 물질이 생성된다. 글루타치온은 산화 스트레스 감소, 면역 강화, 간 해독 보조 등의 효능을 가지고 있다. 설탕은 글루타치온의 생성을 억제한다. 그러면 산화 스트레스를 처리하는 것이 어려워지고 면역력과 간 해독 능력도 떨어질 수 있다.

(5) 설탕 섭취는 당화 작용과 산화 스트레스를 통해 심혈관 질환의 위험을 크게 높인다.

높은 수준으로 반복되는 당화 작용과 통제되지 못하는 활성 산소는 혈관 내벽을 손상시킬 수 있다. 심지어 이때 간에서 일어난 과당 대사의 결과로 만들어진 다량의 지방이 VLDL에 담겨서 혈액으로 철철 흘러나오고 있다. 이 상황에서 VLDL에 담긴 콜레스테롤과 같은 지질 물질은 혈관 내피의 손상 부위에 축적될 가능성이 높다. 설탕이 동맥경화(동맥이 좁아지거나 막히는 질환)를 포함한 심혈관 질환의 리스크를 높이는 원리는 여기에 있다.

(6) 설탕은 식욕 체계를 교란시킨다

많은 사람이 설탕이 들어간 식품을 절제하는 게 어렵다는 것을 경험해봤을 것이다. 설탕은 한번 손을 대면 섭취를 조절하는 게 어렵다. 이는 우리의 잘못은 아니다. 설탕은 뇌에 강력한 쾌락을 전달하는 물질이며 여러 가지 경로로 식욕을 교란한다.

경로1) 혈당/인슐린 크래쉬

설탕 섭취 ▸ 포도당 과잉 흡수 ▸ 혈당 스파이크 ▸ 인슐린 스파이크 ▸ 혈당 크래쉬 ▸ 인슐린 크래쉬 ▸ 에너지 공급 이상 및 결핍 증상 ▸ 당분 섭취 욕구 증가

설탕의 절반을 차지하는 포도당은 설탕에 고농도로 농축되어 있다. 그렇기 때문에 설탕을 먹으면 혈당이 크고 빠르게 올라간다. 높은 혈당은 인슐린 과분비를 유도하고, 인슐린 과분비는 이어서 혈당이 크게 떨어지는 혈당 크래쉬 현상을 유발한다. 인슐린이 혈당을 너무 많이 처리해버린 것이다. 심지어 이때는 인슐린의 효과로 인해 음식이나 몸에 저장된 지방도 에너지로 쓰는 것이 어렵다.

이렇게 되면 몸에 충분한 에너지가 있어도 쓰지 못하게 된다. 자연스럽게 기력이 떨어지고 식욕이 오른다. 이때 몸은 다시 고당분 또는 고탄수화물 식품을 원하게 만든다. 몸이 현재 상황을 문제로 인식하고 다시 혈당을 올리게 만드는 것이다.

설탕이 유발하는 혈당과 인슐린 반응은 정상적인 에너지 수급과 식욕 체계에 문제를 일으킨다.

경로2) 인슐린/랩틴 저항성 증가

설탕은 인슐린 저항성을 높인다. 인슐린 저항성이 높다는 것은 에너지가 충분해도 세포에 제대로 공급되지 못한다는 것을 의미한다. 인슐린 저항성이 생기면 포만감 호르몬인 랩틴 신호 체계에도 문제가 생긴다. 이는 자연스럽게 식욕 이상으로 이어진다.

경로3) 뇌 보상 중추 과잉 흥분(중독)

설탕은 뇌의 보상 중추를 과잉 흥분시켜 중독을 유발하고 식욕 조절을 어렵게 만든다. 뇌에는 '외측 시상하부-복측피개부 고리'라고 불리는 신경 회로가 있다. 복측 피개부는 뇌의 보상(쾌락) 센터고, 외측 시상하부는 배고픔을 조절한다.

설탕을 먹으면 혀의 단맛 수용체가 단맛 신호를 뇌간에 전달한다. 이 신호를 통해 외측 시상하부-복측피개부 고리가 과하게 흥분되며 강한 쾌락을 느낄 수 있게 된다. 다른 쾌락 자극과 마찬가지로 설탕 섭취를 통해서 해당 보상 시스템이 흥분되면 설탕을 더 먹고 싶어지고 절제하는 게 어려워진다.

이런 자극에 노출되는 현상이 반복되면 갈수록 자제력이 떨어지고 설탕에 대한 갈망은 증가한다. 설탕이 중독을 유발하는 원리는 마약, 술, 담배, 섹스와 유사하다. 도파민 신경 가소성 연구를 보면 마약 중독자의 행동과 설탕 중독자의 행동이 유사하며, 동물 실험에서도 쥐가 코카인 못지않게 설탕에 중독되는 것을 볼 수 있었다.

경로4) 과당은 뇌가 열량으로 인식하지 못한다

설탕의 절반인 과당은 렙틴 분비를 자극하지 않고 혈당과 인슐린에 큰 영향을 미치지 않는다. 그래서 과당을 먹었을 때 뇌는 포만감을 제대로 느끼지 못한다. 정상적인 음식은 충분한 에너지와 함께 포만감을 주는 게 정상이지만 설탕에 다량 함유된 과당은 그렇지 못하다. 우리가 음식을 먹을 때 탄산음료를 먹는다고 해서 배가 부르다고 느끼지 못하는 현상과 식사 이후에도 달콤한 디저트를 먹을 수 있는 것도 이와 관련이 있다.

(7) 설탕은 장내 유해균의 증식을 유발한다

우린 무수히 많은 미생물과 함께 살고 있다. 몸에 살고 있는 미생물의 군집을 마이크로바이옴이라고 한다. 주로 소장과 대장에 사는 많은 미생물은 인체가 제공하는 환경 속에서 인체와 상호작용하고 있다.

여기에는 좋은 균(유익균), 나쁜 균(유해균), 중립적인 균이 있다. 유익균은 우리에게 도움이 되는 물질을 만들고 건강에 유익한 효과들을 주는 반면, 유해균은 몸 전체의 기능을 떨어뜨리고, 배고픔을 유발하는 작용을 가지고 있다. 장내 미생물들의 환경과 조성을 적절하게 유지하는 것은 건강에 중요하다.

설탕은 장내 유해균 증식을 유발한다. 장내 유해균이 득세할수록 우리가 식욕을 안정적으로 유지하는 건 더 어려워진다.

(8) 중요한 것은 맥락이다

과당이 지방 합성을 유도하는 대사 메커니즘을 보면 과거의 인류에게 과일은 미래에 필요할 에너지를 지방으로 저장하기 위해 좋은 수단이지 않았을까 하는 생각이 든다. 당시에는 에너지 섭취량이 넉넉하지 않았기에 지방을 저장하는 것은 생존에 유익한 일이었다. 하지만 현재는 그럴 필요가 없어졌다.

사실 과당도 일부는 당장의 에너지를 만드는데 쓰일 수 있다. 간이 설탕을 처리하는 과정에서 이를 확인할 수 있다. 과당도 포도당처럼 피루브산이 되어 간의 미토콘드리아에서 에너지를 만드는 데 쓰이는 메커니즘이 있다. 하지만 실제 맥락에선 이런 작용이 제대로 일어나기 어렵다.

현대에 과당이 섭취되는 방식과 맥락에 문제가 있다. 지금 우리가 과당을 섭취하는 방식은 인류 선조가 가끔씩 과일을 먹던 때와 전혀 다르다. 가공 과정에서 포도당과 과당이 비정상적으로 높은 농도로 설탕에 농축된다. 우린 이 농축 물질을 통해 과당을 섭취한다. 설탕을 직접 먹든 가공 식품에 든 상태로 먹든 다량의 설탕이 빠르게 혈관과 간에 들어온다.

참고로 70g짜리 초콜릿 하나의 당류 함량은 36g이다. 설탕 한 스푼이 4~5g 정도니까 어른 손바닥 만한 초콜릿 하나로 순식간에 설탕 9스푼을 먹는 것이다. 이는 몸이 정상적으로 처리할 수 있는 맥락이 아니다.

현대인의 간이 설탕의 과당을 처리하는 상황을 카페의 바리스타가 주문을 처리하는 것에 대입해보자.

① 지나치게 많은 과당이 한 번에 빠르게 들어온다
   = 〈아메리카노 100잔〉 주문이 30분 동안 빠르게 들어온다.
② 과당뿐만 아니라 포도당도 같이 들어온다.
   = 〈아메리카노 50잔 + 라떼 50잔〉 주문이 30분 동안 빠르게 들어온다
③ 가당 음료와 함께 음식을 섭취하며 포도당과 지질도 함께 유입된다.
   = 〈아메리카노 50잔 + 라떼 50잔 + 허니브레드 25개〉 주문이 30분 동안이 들어온다.
④ 수십 년간 설탕/액상과당을 섭취한다.
   = 수십 년간 이렇게 일한다.

여러분이 이 카페의 직원이고, 수십 년간 매일 이렇게 일을 해왔다면 어떨 것 같은가? 그동안 많은 현대인의 간이 이렇게 혹사 당하고 있었던 것이다. 중년에 들어서 간 기능이 예전 같지 않은 것은 단순히 직원들이 오래 일했기 때문이 아니다. 그동안 간을 혹사시키고 회복할 시간을 주지 못했기 때문이다. 앞서 강조했듯 이렇게 간이 망가지면 전신의 대사 체계에 문제가 생기고, 비만과 대사 질환이 발생할 가능성이 현저하게 높아진다.

(9) 핵심 정리

① 설탕의 과당은 간에서 독처럼 대사된다.
② 설탕이 간에서 대사되는 과정에서 지방 합성과 저장이 촉진된다.

③ 설탕 대사 과정에서 간에서 만들어진 지방의 일부는 간에 저장된다. 이는 간 기능을 떨어뜨리고, 대사 능력과 해독 능력을 저하시키며, 인슐린 저항성을 포함한 다양한 대사 문제로 나타난다.

④ 설탕이 유발하는 고혈당은 산화 스트레스를 증가시켜 세포나 혈관과 같은 체성분을 손상시킨다.

⑤ 설탕 섭취는 다양한 경로로 식욕을 교란하고 중독을 유발할 수 있다.

이게 설탕이 유해한 이유인 동시에 대사를 건강하게 만들기 위해서 설탕을 반드시 끊어야 하는 이유다. 설탕은 독이다. 설탕 섭취가 반복되면 대사 문제 위험이 증가한다. 이런 내용을 이해했을 때 설탕을 적당히 먹어도 된다는 주장은 담배를 적당히 펴도 된다는 말과 다를 바 없다.

지금부터 우리가 설탕에 대해서 어떻게 알고 있었으며, 전문가들은 어떤 이야기를 하고 있었는지 살펴보자.

2) 전통적 시각

(1) 대표 주장

🔆 아이콘 뒤에 내 코멘트를 함께 달았다.

① "당은 몸에 중요한 에너지원이기에 그 자체를 나쁘다고 볼 순 없다."

🔆 설탕의 과당이 간을 중심으로 대사를 망친다는 것은 충분히 입증되었다.

② "과당은 자연의 과일에서도 발견되는 자연스러운 물질이다."

🔆 중요한 건 맥락이다. 설탕은 과당과 포도당을 고농축해서 만든 물질이고 인간의 몸은 다량의 설탕을 정상적으로 처리할 수 없다.

③ "첨가당은 빈 칼로리$_{Empty\ Calorie}$ 음식이기 때문에 문제가 된다. 몸에 필요한 영양소는 없으면서 칼로리(에너지) 밀도가 높아 너무 많은 칼로리 섭취를 유발한다."

🔆 설탕이 간을 중심으로 대사를 망친다는 것은 충분히 입증되었다. 만약 영양소 결핍이 진짜 문제였으면 설탕을 먹어도 다른 음식을 조금 더 먹었으면 됐을 것이다.

④ "설탕은 과일과 달리 식이섬유나 수분이 제거되어서 적정량보다 많이 먹게 되는 게 문제다."

🔆 설탕이 간을 중심으로 대사를 망친다는 것은 충분히 입증되었다.

⑤ "설탕 중독은 사실이 아니다. 이는 개인의 절제력 문제이며 어떤 맛있는 음식이든 과섭취를 유도할 수 있다."

🔆 이는 실제 많은 전문가의 생각의 기저에 있는 것으로 보인다. 하지

만 설탕이 술, 마약, 담배 등과 마찬가지로 중독을 유발하는 강력한 물질이라는 것은 연구로 입증되어 있다. 궁금하면 설탕이 뇌 보상 시스템에 미치는 영향을 다룬 논문이나 자료를 찾아보길 바란다.

참고로 유수의 의료 전문가들이 한국 당뇨병 학회지에 이런 문장을 담은 시론을 발표한 적이 있다.

> "음식과 관련하여 다양한 중독현상이 발생할 수 있지만 현재 지식에서 핵심요인은 '개인의 취약성'이지 '물질 그 자체'가 아니다."
>
> -2016년 한국 당뇨병 학회지에 실린 시론 '소란스러운 탄수화물 중독' 중-

해당 자료는 다음의 링크(https://bit.ly/NoisyCarbAddiction)에서 확인 가능하다. 당뇨병이 탄수화물을 몸이 제대로 처리하지 못하는 질병이라는 것을 떠올렸을  때 현재 전문가들의 인식에 큰 문제가 있다는 것을 알 수 있다. 탄수화물과 고당분 식품이 중독을 일으킨다는 것은 지금 접근 가능한 자료로 충분히 확인 가능하다. 그럼에도 불구하고 지금도 다양한 채널에서 다양한 주류 전문가들이 색안경을 끼고 탄수화물을 옹호하는 것이 발견되고 있다.

⑥ "설탕의 주된 문제는 이를 썩게 하는 것이다." 🟢 사실이다. 문제는 이 표현이 설탕이 가진 더 큰 문제에 대한 주의를 분산시킬 때 전략적으로 사용된다는 것이다.

이런 전략이 처음 구사된 것은 1980년 미국에서 국가적으로 제정되고 공표된 최초의 식단 가이드라인이었다. 이는 〈1980 미국인을 위한 식단 가이드라인₁₉₈₀ Dietary Guidelines for Americans〉 15페이지에서 확인 가능하다.

해당 자료를 작성한 이들은 설탕의 대표 문제로 충치 유발을 지적한다. 이어서 설탕을 '너무 많이(too much)' 먹지 않도록 하며, 먹고 나서는 불소를 활용해서 양치질을 잘 할 것을 강조한다. 여러분에게는 이게 무슨 의미로 다가오는가?

보통 사람이 이런 말을 들으면 그냥 적당히 먹고 양치질을 잘 하면 된다고 생각할 가능성이 높다. 심지어 국내 전문가들도 그렇게 믿은 것으로 보인다.

저 자료가 만들어졌던 1970년대 후반에도 이미 설탕이 간을 중심으로 유발하는 문제는 확인되어 있었다. 그런데 설탕의 문제로 고작 충치 유발 효과만 언급하고 더 중요한 이야기를 하지 않았다는 건 의아한 일이다.

(2) 설탕에 대한 국내 전문가의 관점을 보여주는 대표 자료
: 강재헌 님 YTN 인터뷰

> 🌐 아이콘 뒤에 내 코멘트를 함께 달았다.

강재헌 님이 2016년 YTN과 진행한 인터뷰를 소개한다. 이는 주류 비만 전문가가 설탕에 대해 가진 관점을 잘 보여준다.

앵커(여) : 전 세계가 설탕 줄이기에 전쟁이라고 표현할 정도로 각고의 노력을 하고 있는데요. 우리 정부도 당류 종합 저감 계획을 발표했는데, 이 설탕이 우리 몸에 구체적으로 어떤 영향을 미치는지 짚어 봐야할 것 같습니다. 설명해주시죠.

강재헌 : 네, 설탕이나 당류가 몸에 무조건 해로운 건 아닙니다. 그런데 적정 섭취량을 넘어서 섭취량이 과다했을 때 우리 몸에 문제를 일으키는데요. 우선 비만을 통해서 당뇨병, 고혈압 같은 질병을 유발하고 그 때문에 심혈관질환이나 뇌혈관 질환의 위험까지 높이게 되는 것이 바로 문제입니다.

🌐 이미 처음의 두 문장에서 강재헌 님의 생각이 모두 드러났다. 그리고 비만과 대사 질환들의 인과 관계를 혼동하고 있다는 것도 함께 드러난다. 설탕 섭취가 비만을 유발하고, 비만이 다른 질병을 유발한다는 논리다. 나는 앞서 이런 인과 관계가 틀렸다는 것을 설명했다.

앵커(여) : 네, 그럼 적절히 설탕을 섭취하는 것은 우리의 몸에 좋다고 볼 수 있겠네요?

강재헌 : 그렇죠. 적당량일 때는 상관이 없는데 지금 우리 나라의 경우도 지금 당류 섭취가 점점 증가하고 있고. 특히 소아 청소년 계층과 젊은 층의 당류 섭취가 빠르게 증가하는 것이 우려가 되고 있습니다.

🌐 나는 이 부분에서 깊은 한숨을 내뱉었다.

앵커(남) : 헌데, 당이라고 하면 저부터도 보통 설탕을 많이 떠올리곤 합니다. 설탕 이외에도 우리의 건강에 안 좋은 당이 있다면 어떤 것들이 있을까요?

강재헌 : 아까 말씀드린 것처럼 안 좋은 당은 아니지만요. 많이 먹었을 때 문제가 되는 당을 말씀하신다면 설탕 말고도 포도당이라든지, 액상과당, 그리고 또 집에서 쓰는 요리당 같은 것도 많이 먹게 되면 건강에 문제를 일으킬 수 있습니다.

● 굳이 당이 안 좋은 것은 아니라고 변호하면서 문장을 시작했다. 그리고 '많이 먹었을 때' 문제가 된다는 점을 재차 강조하고 설명을 시작한다. 심지어 한 문장에서 많이 먹는 게 문제라는 말이 두 번 등장한다. 일련의 발언은 발언자의 의도를 잘 드러낸다.

앵커(남) : 방금 말씀해주신 액상 과당의 경우 심혈관질환을 일으킬 수 있다고 합니다. 액상과당이 어떤 것이고 또 우리 건강에 어떤 영향을 미치는지 자세히 한번 설명 부탁드립니다.

강재헌 : 네네. 액상 과당은 그 안에 과당하고 포도당이 섞여 있는 것인데요. 사실 이 과당 같은 경우 과일에도 있곤 한데 이 액상 과당이 안 좋은 이유는 식이섬유가 없고 그냥 당만 있는 거죠. 그래서 흡수도 빨리 되고 열량 섭취는 과다해지는데 포만감은 하나도 없다는 게 문제가 되겠습니다.

● 과당이 과일에도 있다고 표현하며 다시 과당을 변호하고 시작한다. 그리고 액상과당의 문제는 열량 섭취 과다와 포만감 부재라고 지적한다. 결국 많이 먹는 게 문제라는 것이다.

인터뷰 출처 : 유튜브 채널 YTN 사이언스, 〈[YTN 사이언스] 정부 설탕 줄이기 칼 뽑아⋯세계는 설탕과 전쟁 중 / YTN 사이언스〉 다음 링크(https://bit.ly/KangOnSugar) 영상의 00:32~02:32 부분에서 확인 가능하다.

(3) <2015 한국인을 위한 영양소 섭취 기준>에서 드러난 이상한 관점

다음은 2015년 한국인을 위한 영양소 섭취 기준에서 당류 섭취 권고량에 대해서 언급한 부분을 발췌한 것이다.

> **한국인의 1일 당류 섭취기준**
> 총당류 섭취량을 총 에너지섭취량의 10-20%로 제한하고, 특히 식품의 조리 및 가공 시 첨가되는 첨가당은 총 에너지섭취량의 10% 이내로 섭취하도록 한다. 첨가당의 주요 급원으로는 설탕, 액상과당, 물엿, 당밀, 꿀, 시럽, 농축과일주스 등이 있다.
>
> 자료출처 : 보건복지부 · 한국영양학회, 2015 한국인 영양소 섭취기준, 2015, 92~93p

여러분들에게 위의 문장들은 어떻게 해석되는가? 나는 이걸 처음 봤을 때 머릿속에 이런 질문이 떠올랐다.

- 총당류 섭취량 하한선 10%? 당류를 과잉 섭취하는 것은 몸에 문제가 되는데 섭취량의 하한선은 굳이 왜 필요하지? 그리고 10%의 근거는 뭘까?
- 총 당류 섭취량 상한선 20%? 너무 많지 않아? 20%의 근거는 뭘까?

이 권고안이 왜 이상한지 한번 설명해보겠다.

"총당류 섭취량을 총 에너지섭취량의 10-20%로 제한하고"

여러분에게는 이 문장이 어떻게 해석되는가? 당류(단당류 + 이당류)를 10~20%가 넘지 않게 섭취하라는 뜻으로 보이는가? 아니면 당류를 10~20% 만큼 섭취하라는 뜻으로 보이는가? 나는 처음 이걸 읽었을 때 후자라고 생각했다. 실제로 국내 전문가들이나 언론은 그런 방식으로 해석하고 인용하기도 했다. 예를 들어서 "실내 온도를 18~23℃로 제한한다"라는 표현의 의미는 그 범위 내에서 맞추라는 것이다.

일단 후자라고 가정해보고 이 제안을 하루 2,000kcal를 섭취하는 여성에게 적용해보자. 매일 50~100g의 당류를 섭취하라는 뜻이다. 도대체 그 근거는 어디에서 나오는가?

"첨가당은 총 에너지 섭취량의 10% 이내로 섭취하도록 한다."

이 문장은 더 위험해 보인다. 이 제안을 하루 2,000kcal를 섭취하는 여성에게 적용해보자. 그럼 설탕을 하루에 50g까지 먹는 것은 괜찮다는 뜻이다. 설탕 50g은 설탕 12 티스푼이다. 너무 많다.

지금 집에 설탕이 있으면 12 티스푼을 계량해보길 바란다. 여러분이 눈에 보이는 게 현재 영양 전문가들이 제안하는 하루 최대 설탕 섭취량일 것이다.

현재 현대인이 설탕을 많이 섭취하고 있는 게 여전히 대중의 잘못이라고 생각되는가?

아직 끝나지 않았다. 설탕에 대한 대중의 인식을 혼란스럽게 만드는 건 이런 정부 자료만이 아니다. 다양한 매체에서 전문가들이 설탕에서 내놓는 발언을 보면 일반 대중으로서는 굉장히 혼란스럽다. 대표적인 자료들을 몇 가지 소개한다.

(4) <'설탕과의 전쟁'? 번지수 잘못 짚었다> 시사저널 기고문

2016년, 시사저널에 실린 한 기고문에는 굉장히 다양한 사람들이 설탕에 대한 의견을 제공하며 등장한다. 전문가들의 의견이 인용된 내용만 정리해서 아래에 담았다.

① 식품공학 전문가 최낙언 이사
- "과일과 우유에도 당이 많지만 정부가 농가의 눈치를 보느라 이는 문제 삼지 않으면서, 만만한 가공 식품의 첨가당만 겨냥한 것"
- "게다가 우리는 당류를 그렇게 많이 먹는 편이 아니므로 정부의 이번 정책은 번지수를 잘못 짚은 셈"
- "미국에서 설탕의 무해성을 이미 밝혔는데 굳이 한국이 설탕과의 전쟁을 벌이는 것은 이해할 수 없다"
- "현대인의 비만 등 건강 문제는 열량을 너무 많이 섭취하고 운동도 하지 않은 탓"

② 이기원 서울대 식품생명학과 교수
- "(중략) 모든 과일이 본래 그렇게 달지 않은데 유독 국내 과일이 단 것은 인위적으로 달게 만들어왔기 때문"
- "이런 점을 개선하지 않고 첨가당만 줄인다고 비만 등 건강 문제를 해결하기는 어렵다"

③ 박태균 중앙대 의약식품대학원 겸임 교수
- "첨가당 섭취량이 기준치보다 아래이고 식약처도 설탕세를 고려하지 않는다고 한 만큼 당분간 설탕세 도입은 힘들 것"

④ 정명섭 중앙대 식품공학과 교수
- "설탕과 소금은 기호의 문제이지 얼마나 먹으라고 정하기 어렵다"

기사 출처 : 2016년 시사저널 1383호, 노진섭 기자, 〈'설탕과의 전쟁'? 번지수 잘못 짚었다〉

⑤ 안철우 강남세브란스병원 내분비내과 교수
- "당류가 직접적으로 당뇨를 일으키는 게 아니라 당류로 비만해져서 당뇨가 생기는 것"
- "몸이 당을 흡수하지 못하는데 당류를 섭취하면 혈액에 당분이 과도하게 쌓이기 때문에 당뇨 환자에게 사과 3분의 2개 등으로 하루 섭취량을 제한한다"

⑥ 심진영 CJ프레시웨이 영양사
- "급식 사업장의 메뉴는 영양학적으로 균형을 잡은 것"
- "특정 메뉴를 구성할 때 가능한 한 500kcal를 초과하지 않으며, 소금 함량도 3g 이내로 구성하기 때문에 외식 메뉴보다 나트륨과 칼로리가 적다"

(5) <'건강의 敵' 누명 40년, 설탕이 억울하대요> 조선일보 기사

이 기사에는 주목할 만한 전문가 두 분의 발언이 등장한다. 원문 일부와 나의 코멘트를 함께 싣는다.

① 하상도 중앙대 식품 공학과 교수
- 원문 : 하상도 중앙대 식품공학과 교수도 "설탕이 인체에 유해하다는 인식은 일종의 '누명'"이라고 했다. 그는 설탕의 '반수치사량(半數致死量·LD50)'을 근거로 들었다. 반수치사량은 독성 물질의 특성을 평가하기 위해 용량과 독성 반응의 상관관계를 나타내는 지표로, '일정한 조건에서 실험동물에게 독성 물질을 투여할 경우 실험동물의 50%가 죽는 양'을 뜻한다. 하 교수는 "설탕의 반수치사량은 29.7g/㎏인데 반해 소금의 반수치사량은 3.0g/㎏"이라면서 "독성으로 따지자면 소금이 설탕보다 몸에 더 나쁜데 사람들은 설탕이 더 나쁘다고 생각한다"고 말했다.

- 최겸 의견 : 하상도님의 논리는 단시간에 과량 섭취했을 때 설탕이 소금보다 덜 위험하니까 괜찮다는 것이다. 이는 소금을 단시간에 과량 섭취하면 몸의 전해질 밸런스가 무너져서 생명에 문제가 생길 수 있다는 점을 이용한 것이다. 괜히 독성이라는 개념을 가져오니 일반인이 보면 그럴싸해 보이는 논리가 전개된다.

독성 물질은 2가지로 나눌 수 있다. 하나는 급성 독으로 노출되었을 때 바로 치명적인 문제를 일으키는 것이다. 다른 하나는 만성 독으로 당장 치명적이진 않지만 오랫동안 반복 노출되는 과정에서 서서히 생명에 문제를 일으키는 물질을 의미한다. 설탕 만성 독이다. 담배나 다른 유해 물질과 마찬가지로 당장 많이 노출된다고 치명적이진 않다. 반복 섭취되는 과정에서 몸을 서서히 망가뜨리기에 규제되어야 하는 물질인 것이다.

특정 물질의 유해성은 건 단기에만 국한되는 것이 아니다. 설탕은 장기적으로 유해하다. 그러므로 단시간에 과량 섭취되었을 때 문제가 되지 않기 때문에 설탕이 유해하지 않다는 주장은 타당하지 않다.

② 오성훈 신안산대학 식품생명과학과 교수
- 원문 : 오성훈 신안산대학 식품생명과학과 교수는 "설탕이 성인병의 원인이 된다는 건 어디까지나 과량을 섭취했을 때의 이야기"라고 말했다. 그는 "당뇨를 비롯한 각종 대사증후군은 몸의 항상성이 깨지면 생기는데, 설탕뿐 아니라 모든 식품첨가물이 과량 섭취 시 몸의 항상성을 깨뜨린다"고 했다.
- 최겸 의견 : 이는 도처에서 볼 수 있는 2가지 논리를 모두 담고 있다. 하나는, '많이 먹으니까 문제다'라는 논리이며, 다른 하나는 '다른 것도 문제가 되는데 왜 설탕만 뭐라고 하느냐'라는 입장이다.

자료 출처 : 2015년, 조선일보, 곽아람 기자, '건강의 敵' 누명 40년, 설탕이 억울하대요

설탕이 대사 질환을 유발하는 원리는 이미 다양한 연구를 통해서 입증되어 있다. 그리고 다른 식품 첨가물 중 문제가 있는 게 있다면 그것도 개별적으로 다루면 된다. 그런 이야기를 전문가 타이틀을 가지신 분이 설탕의 문제를 이야기하는 자료에서 언급하실 필요는 없었던 것 같다.

(6) 기타 자료

설탕에 대한 전문가들의 잘못된 관점을 담은 자료는 이외에도 정말 많다. TV 건강 프로그램, 인터뷰, 유명 유튜버의 영상 등. 혹시나 더 관심 있으신 분들은 아래의 자료들을 추가로 읽어보실 것을 권한다.

내과 의사 조홍근 님의 주간경향 기고문

- 제목 : 〈닥터 조홍근의 '알기 쉬운 건강이야기']설탕 음모론과 포화지방 그리고 콜레스테롤〉
- 링크 : https://bit.ly/JoOnSugar

식품공학 전문가 최낙언 님의 개인 블로그 포스팅

- 제목 : 〈감미료를 둘러싼 부질없는 유해성 논란〉
- 링크 : https://bit.ly/ChoiOnSugar

〈과학으로 먹는 3대 영양소〉의 저자인 의사 고든 님의 ㅍㅍㅅㅅ 기고문

- 제목 : 〈한국인의 당류 섭취와 '빈 칼로리' 문제〉
- 링크 : https://bit.ly/GordonOnSugar

※ 위에서 언급된 분들을 폄하할 의도는 없다. 나는 어떤 주장이나 관점을 비판하고 있는 것이다. 많은 분들이 비판과 비난은 다르다는 것을 이해하실 거라 믿는다.

사회가 특정 분야의 전문가에게 권위를 부여하는 것은 그만큼 자신의 일을 잘 해야 하는 책임이 있기 때문이다. 한 사회의 전문가의 발언은 사회 전체에 큰 영향을 미친다. 특히 여기에서 인용된 분들은 우리 사회에서 의료, 영양 현장에서 중요한 일을 수행해오신 분들이다. 이분들의 노력과 선의를 왜곡해선 안 된다. 누구나 실수를 할 수 있으며 생리학과 건강은 원래 어려운 주제다.

만약 우리가 잘못 알고 있었던 것이 있다면 다시 바로잡아야 할 것이다. 사람들에게 잘못 전달한 게 있다면 정정해야 한다. 그렇지 않으면 사람들은 어느 시점에 전해 들은 잘못된 정보를 가지고 평생 살아가게 되기 때문이다.

전문가분들에게 요청한다. 이 문제를 바로잡는 것을 도와달라. 혹시나 내 주장에 문제가 있다고 생각하거나 자신의 입장에 변화가 있다면 언제든 gyumchoi@gmail.com으로 메일 주시길 바란다.

5-4 | 밀가루 논란 종결

대부분의 사람들이 밀가루가 몸에 나쁘다는 것은 알고 있지만 그 이유는 잘 모른다. 그리고 밀가루가 나쁘지 않다거나 글루텐프리 식단이 허상이라는 주장도 간간히 볼 수 있다. 밀가루와 글루텐이 왜 문제가 되는지 여기에서 이해해보자. (우측 QR 코드의 영상에서 쉽게 설명했다)

혹시 알 수 없는 이유로 다음의 증상들을 겪은 적이 있는 사람이라면 조금 더 관심 있게 봐도 좋을 것이다.

- ☑ 장이 예민하거나 소화 질환이 있다.
- ☑ 식후 복통, 설사, 부종, 피부 가려움증, 섬유근육통, 우울, 피로, 무기력, 만성 두통 등의 증상을 종종 경험한다.
- ☑ 염증성 질환이 있다.
- ☑ 자가면역 질환이 있다.
- ☑ 주의력 결핍 과잉행동장애(ADHD)가 있다.
- ☑ 루게릭병 등의 운동 기능 장애가 있다.

(1) 글루텐이란?

글루텐$_{Gluten}$이라는 단어의 글루$_{Glue}$는 풀이다. 끈적한 성질을 가져서 서로 다른 물질 사이에 결합을 만들어주는 물질이다.

밀, 호밀, 보리와 같은 곡물에는 '글리아딘'과 '글루테닌'이라는 단백질이 있다. 이 단백질에 물을 첨가하고 반죽을 하면 글루테닌과 글리아딘이 서로 결합하면서 탄력성 있는 얇은 피막을 형성하게 된다. 이것이 글루텐이다.

글루텐의 피막은 빵을 만들 때 만들어지는 가스를 붙잡아서 부풀게 하고 쫄깃한 면과 빵을 만들 수 있게 한다. 우리 주변의 많은 식품에 밀가루가 들어간다. 빵과 면이 대표적인 밀가루 식품이고 빵을 활용한 샌드위치, 토스트, 피자, 대부분의 과자나 가공식품의 전분에도 밀가루가 사용된다.

밀가루가 들어간 음식은 맛있을 뿐만 아니라 저렴하다. 밀가루는 대량 생산이 용이하고 단가가 저렴한 곡물이다. 덕분에 약 2만 년 전 인류가 농경을 시작한 뒤로 쌀과 함께 인류의 기근을 해결하는데 주요한 역할을 했다. 밀은 쌀이 주식인 동아시아보다는 유럽이나 미주에서 주식으로 섭취되었다.

(2) 셀리악 병의 발견

유럽에서는 오래전부터 밀가루 음식에 급성 문제를 일으키는 사람들의 케이스가 보고 되어 왔다. 다만 당시까지만 해도 그 사람들이 왜 아픈지 알지 못했다. 나중에 셀리악병으로 알려진 이 질병은 굉장히 높은 사망률을 보였다. 하지만 현대에 이르기까지 의사들은 무엇이 문제이며 어떻게 해결해야 하는지 제대로 모르고 있었다.

그런데 글루텐에 대한 관점을 바꾸게 만든 역사적 사건이 일어난다. 바로 2차 세계 대전이다. 1940년대 네델란드에 빌럼 디케$_{\text{Willem Dicke}}$라는 의사가 있었다. 그는 특정 문제를 겪던 환자들의 케이스가 전쟁 기간에 대폭 감소했다는 것을 발견했다.

그는 전쟁 과정에서 사람들에게 일어난 중요한 변화를 하나 발견한다. 사람들이 주식이었던 빵을 먹지 못하게 되고 감자를 먹게 된 것이다. 이는 전쟁 중에 밀 농사를 짓기가 어렵고, 먹을 것 자체가 부족했으며, 빵을 만들고 굽는 것도 어려운 환경 때문이었다.

셀리악병에 걸린 아이들의 사망률이 이 시기에 극적으로 감소했다. 셀리악 아동의 사망률은 35% 이상에서 0%에 가깝게 감소했다. 디케 박사는 전쟁 후 밀의 섭취가 다시 가능해졌을 때 해당 환자들의 사망률이 다시 예전과 같이 오르는 것을 목격한다.

이후 디케 박사를 포함해 영국 버밍엄 출신의 의사들로 구성된 연구팀은 수술 환자들의 장 점막의 견본들을 검사한다. 연구진은 밀단백질과 셀리악병의 연관성을 찾아낸다. 이때부터 셀리악병이 제대로 주목받게 된다. 이는 일부 셀리악병이나 글루텐 민감증을 가진 사람들에게 글루텐이 문제가 된다는 것을 보여줬다.
그런데, 글루텐이 몸에 나쁘지 않다고 주장하는 사람들은 "셀리악병을 앓는 사람이나 글루텐 민감증을 앓는 사람을 제외한 일반인에게는 글루텐이 문제가 안 된다"고 주장한다. 밀가루나 글루텐을 먹어도 문제가 없는 것처럼 보이는 다수의 사람들에게는 괜찮은 걸까?

(3) 2000년 조눌린의 발견

이탈리아 출신의 알레시오 파사노 Alessio Fasano 는 인류가 글루텐을 이해하는 데 중요한 역할을 한 연구자다. 그도 처음에는 글루텐이 셀리악병 환자에게만 문제가 되며, 글루텐 민감증은 일반적으로 식품이 알러지를 일으키는 것과 비슷하다고 생각했다고 한다. 그런데 그는 글루텐을 먹었을 때 장에서 활성화되는 어떤 단백질을 발견한다. 이 단백질 성분이 장에 어떤 반응을 일으키는데 그 핵심 결과가 장내 투과성이 증가하는 것이었다. 연구진은 그 단백질을 '조눌린'이라고 명명한다.

2000년, 파사노 연구진은 란셋 지에 조눌린에 대해서 다룬 아티클 〈장 투과성을 조절하는 조눌린의 발견과 조눌린이 셀리악 환자에게 미치는 영향 Zonulin, a Newly Discovered Modulator of Intestinal Permeability, and Its Expression in Coeliac Disease〉을 신는다. 연구진은 조눌린이 셀리악 환자들에게 일어나는 자가면역 질환, 인슐린 저항성 관련 질환 등의 문제와 관련이 있을 수 있다고 주장했다. 핵심 키워드는 조눌린과 장내 투과성이었다.

(4) 장내 투과성

장내 투과성을 이해하기 전에 배경지식이 조금 필요하다. 우리 몸은 음식에 대해서 3가지 방어선을 가지고 있다. 감각계, 위, 소장벽이다. 감각계는 음식의 모습이나 향취를 통해 음식이 상하거나 오염됐는지 알려준다. 위는 강한 산성의 위액을 통해 바이러스나 세균의 일부를 죽이며, 혹시 잘못된 음식이 들어왔다고 판단되면 늦기 전에 구토를 유도한다. 그리고 마지막 방어선이 소장벽이다. 여기에 대해서 조금 더 살펴보자.

소장은 관처럼 생겼는데 그 표면이 촘촘한 결합 구조를 가지고 있다. 이를 소장의 긴밀 결합이라고 부른다. 음식의 영양소가 실제로 우리 몸 '안'으로 들어오는 것은 소장벽의 긴밀 결합의 사이를 통과했을 때다.

소장 내벽은 막혀 있는 벽이 아니라 열고 닫는 문에 가깝다. 이렇게 상상하면 쉽다. 소장관을 따라서 문 앞에 문지기들이 서 있고 몸에 필요한 영양소는 몸 안으로 들여보내고, 유해한 물질(소화가 덜 된 음식, 독성 물질, 세균 등)은 들어오지 못하게 막는 것이다. 이런 특징을 선택적 투과성이라고 부르는데 나쁜 물질이 몸 '안'에 들어오는 것을 막고 건강을 유지하는데 굉장히 중요하다. 그래서 소장벽은 유해 성분이 진짜 몸에 들어오기 전 최후의 방어선이다.

(5) 글루텐이 장에 문제를 만드는 과정

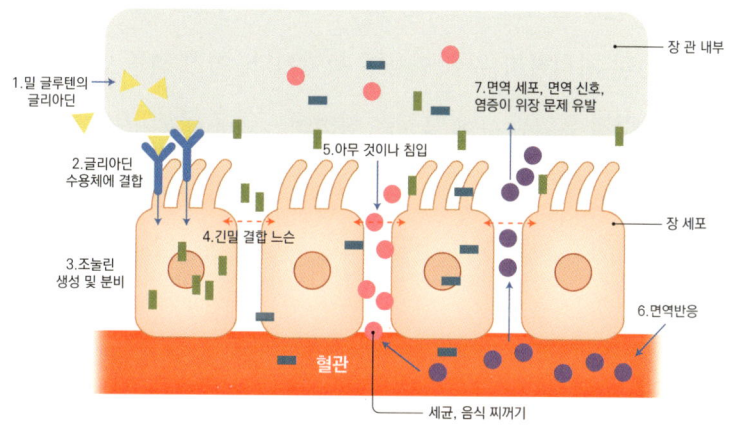

① 밀 글루텐의 글리아딘이 소장에 들어온다.

② 글리아딘이 소장벽의 CXCR3 수용체에 결합한다.

③ 조눌린이 생성된다.

④ 조눌린이 장벽의 긴밀 결합을 느슨하게 만든다.

⑤ 원하지 않는 물질들이 몸(혈액) 속으로 유입된다.

⑥ 면역 시스템이 자극되며 염증 반응이 일어난다.

⑦ 면역세포, 사이토카인, 염증 반응이 장과 전신에 문제를 유발한다.

글루텐에 들어 있는 글리아딘은 소장에서 조눌린이라는 물질의 분비를 자극한다. 이 조눌린은 장의 촘촘한 결합을 느슨하게 만든다. 이는 촘촘하게 서 있는 문지기 사이의 벽을 벌리는 것이고, 장에 구멍이 생긴다고 생각할 수도 있다. 그렇게 되면 나쁜 물질들도 몸속으로 들어올 수 있게 된다.

들어오면 안되는 물질들이 몸 안으로 들어오면 어떻게 될까? 몸에서 경보가 울리고 이걸 처리하기 위한 반응이 촉발된다. 이게 염증 반응이자 면역 반응이다. 이렇게 유입된 유해 물질은 직접적으로 몸 안의 문제를 만드는데, 과도한 면역 반응을 유도하며 간접적으로도 문제를 일으킨다. 면역 반응을 통해서 나오는 염증 물질은 몸의 정상적인 구성 요소를 공격하고 정상적 시스템을 망가뜨릴 수 있다. 자가면역질환이 그 예다.

(6) 셀리악병이나 글루텐 민감증이 없는 사람들에게는 괜찮을까?

조눌린 자극 반응의 본질은 '장 투과성 증가', '유해 물질 유입', 그리고 '면역 시스템 교란'이다. 여기에서 우리는 설탕이 당뇨를 유발하고, 담배가 폐암을 유발하는 과정을 떠올려볼 필요가 있다. 어떤 유해 자극이 한두 번 또는 1~2년 만에 질병을 일으키는 경우는 많지 않다. 대부분의 대사 문제는 문제 자극에 의한 반응이 수 년, 수십 년 반복되다가 몸이 더 이상 못 견딜 때 질병으로 진단되는 상태까지 발전한다.

글루텐이 조눌린을 통해서 장내 투과성을 높이는 것은 누구에게나 일어나는 일이다. 셀리악병과 글루텐 민감증을 가진 사람들은 글루텐 반응에 대한 내성이 부족해서 심각한 반응이 급성으로 나타나는 것일 뿐이다. 삶의 많은 요소들이 그러하듯 개인마다 정도와 속도에 차이가 있는 것이다.

혹시 젊을 때는 괜찮았는데 나이가 들면서 밀가루 소화가 안 된다거나 밀가루가 몸에 안 받는 사람들을 본 적이 있는가? 나는 이 현상도 글루텐이 장을 서서히 망가뜨리는 것과 관련이 있다고 본다. 그리고 나이가 들면서 병원에서도 이유를 알 수 없다고 말하는 질환들이 글루텐과 상관성을 보인 연구 결과가 다수 있다. 그래서 해외의 일부 의료 전문가는 아래와 같은 증상의 환자가 있을 때 밀가루와 글루텐을 끊었을 때 상태가 호전되는지 반응을 확인한다고 한다.

- ☑ 장이 예민하거나 소화 질환이 있다.
- ☑ 식후 복통, 설사, 부종, 피부가려움증, 섬유근육통, 우울, 피로, 무기력, 만성 두통 등의 증상을 종종 경험한다.
- ☑ 염증성 질환이 있다.
- ☑ 자가면역 질환이 있다.
- ☑ 주의력 결핍 과잉행동장애(ADHD)가 있다.
- ☑ 루게릭병 등의 운동 기능 장애가 있다.

이런 문제들의 원인이 무조건 글루텐이라고 단정 지을 수는 없다. 하지만 글루텐이 이런 문제의 위험을 높일 수 있음은 명백하다. 건강한 사람이더라도 글루텐 자극이 무수히 반복되는 과정에서 장에 충분한 문제가 생겼을 때 진짜 문제가 발생할 수 있다는 가설은 충분히 설득력을 가진다.

글루텐과 조눌린 이슈를 이해하는 의사들이 밀가루를 끊으라고 말하는 핵심 이유는 단순히 칼로리가 높아서가 아니다. 장을 중심으로 대사를 망가뜨리기 때문이다. 한두 번 먹는다고 문제가 되는 게 아니라 반복 섭취하면서 문제가 커진다는 것이다. 나이가 든다는 건 단순히 자연스러운 노화만 겪는 것이 아니다. 기본적인 노화 현상에 더해 각자가 수십 년 동안 몸에 노출시킨 자극에 의한 반응도 노화의 양상을 결정한다.

(7) 추가 의견

인류가 글루텐의 문제를 제대로 인지한 것은 채 100년이 되지 않았다. 조눌린과 장 건강 이슈를 제대로 바라본 것은 고작 20년 밖에 되지 않았다. 그렇기에 지금 현장에 있는 의사나 영양 전문가들이 이 내용을 제대로 인지하지 못하고 있을 가능성이 높다.

밀가루가 몸에 나쁘다고 말하는 의사들도 정확하게 이게 왜 문제인지는 모르는 경우가 많은 것으로 보인다. 진짜 문제를 제대로 이해하지 못하니까 적당히 조절하라는 말을 할 수 있는 것이다. 유해 물질에는 적정 섭취량이 존재하지 않는다.

심지어 어떤 전문가는 지금도 언론이나 기타 자료를 통해서 사람들이 밀가루와 글루텐에 대해서 헷갈리게 만드는 메시지를 던진다. 지금 인터넷에만 검색해도 글루텐에 대한 정보를 왜곡하는 자료들이 다수 발견된다. 의사와 식품공학 전문가가 함께 집필한 〈밀가루의 누명〉이라는 책은 대표적인 예시다.

밀가루와 글루텐의 문제를 언급하면 이렇게 반응하는 사람들이 있다.

"그래도 나는 건강하니까 괜찮다."

"나는 맛있는 거 다 먹으면서 살 거다."

"뭐든지 적당히 먹고 운동하면 된다."

나는 말리지 않는다. 결국 자신의 선택이다. 건강 관리는 논리와 확률에 기반한 리스크 관리 싸움이다. 자신의 건강과 인생을 걸고 여러 가지 선택지 중 적절한 것에 베팅하는 것이다. 나는 당신의 삶을 대신 살아줄 수 없다. 본인이 자신의 건강을 중요하게 생각하지 않는데 내가 대신 챙겨줄 순 없다.

밀가루와 글루텐을 평생 다량 먹어도 몸에 문제가 생기지 않는 사람들이 있을 것이다. 그 숫자가 얼마나 되는지는 누구도 알 수 없지만 분명 있을 것이다. 건강 주제에서 100%는 존재하지 않는다. 모든 몸은 기본적으로 같으면서도 개별적인 특징을 가지고 있다.

선택은 간단하다. 자신의 몸이 밀가루를 평생 먹어도 괜찮은 사례라고 믿고 러시안 룰렛을 하거나, 밀가루를 끊으면서 비만과 질병의 리스크를 현저하게 줄이거나. 자신의 선택의 결과는 자신이 책임을 지는 것이다.

나는 어떤 물질이 어떤 원리로 몸에 문제가 될 수 있는지 설명했다. 당신이 이 책의 논지를 이해하고 내가 제안하는 습관 변화를 시작하기로 결심했다면 밀가루와 글루텐을 끊어볼 것을 제안한다. 밀가루를 먹지 않는 선택은 비용이 들지 않으며 리스크가 없다.

(8) 핵심 정리

① 밀가루에는 글리아딘과 글루테닌이라는 단백질이 있다. 이 둘이 만나서 글루텐이 만들어진다.

② 글리아딘은 장에서 조눌린의 분비를 자극하고, 조눌린은 장내 투과성을 증가시킨다.

③ 글루텐이 장내 투과성에 미치는 작용은 글루텐 민감성 여부와 상관없이 일어난다. 단, 개인별 반응의 정도와 속도에 차이가 있다.

④ 장의 긴밀 결합이 느슨해지면 문제의 물질(박테리아, 작은 음식 조각, 독소 등)이 몸속으로 침투하게 된다.

⑤ 이어서 발생하는 염증/면역 반응은 우리의 장과 뇌를 포함한 신체 전반에 문제를 일으킨다.

⑥ 일부 사람들이 밀가루 음식을 먹은 후 경험하는 배탈, 복부 팽만, 두통, 가려움증, 관절통, 브레인 포그$_{Brain\ Fog}$는 표면 증상의 일부다.

⑦ 셀리악병 환자나 글루텐 민감성을 가진 사람은 글루텐 섭취 시 문제 반응이 급성으로 나타난다.

⑧ 글루텐이 만드는 문제가 오랫동안 무수히 반복되면 다양한 질병으로 이어질 수 있다.

CHAPTER 06.
새로운 다이어트 패러다임

> 💡 **주의**

여기에서부터 새로운 다이어트 방법과 습관들을 소개한다. 이는 내가 지난 6년간 다이어트를 연구하고 고민하면서 정립한 이론을 바탕으로 만들어졌다. 하지만 여전히 모든 행동에는 리스크가 있다는 점을 이해해야 한다.

특히 단식과 저탄수화물 식단은 여러분이 지난 수십 년간 살아온 방식과 정 반대의 행위다. 게다가 여러분의 몸은 탄수화물을 중심으로 여러 번 먹는 생활 습관에 맞춰져 있을 것이다. 굳어진 습관과 여기에 맞춰진 대사 시스템을 바꾸는 것은 어렵고 시간이 걸리는 일이다.

전 세계에서 많은 사람이 단식이나 탄수화물 조절 식단을 어렵지 않게 수행한다. 그럼에도 불구하고 당신은 주의할 필요가 있다. 단기간에 큰 효과를 보려는 마음은 버리고, 길고 천천히 그리고 안전하게 습관을 바꿔나가면서 몸의 변화를 주의 깊게 관찰하는 게 현명하다.

이 책에 담긴 모든 내용은 건강과 관련된 정보를 담고 있지만 의료 전문가의 의학적 처방을 대신할 수 없다. 과거 또는 현재에 크고 작은 건강 상의 문제가 있거나, 특정 약을 복용하고 있거나, 특정 치료를 실행하고 있거나, 몸이 약하거나, 스스로 정확한 판단을 내리기 어려운 미성년자거나, 임신을 준비하는 등의 특수한 상황에 있는 사람은 반드시 의료 전문가의 조언과 모니터링 하에서만 실행할 것을 권한다. 그리고 스타일스 다이어트를 실행하기 전에 이 책 전체에서 내가 전달한 내용, 논리, 개별 행동에 대한 주의 사항을 정확하게 이해하고 실행하길 바란다.

나는 여러분이 내가 전달한 정보를 통해서 새로운 관점을 얻고, 건강한 습관을 만들어서, 건강해질 수 있기를 간절히 바란다. 이 책을 공개한 이후에도 도움이 되는 정보를 전달하기 위해 노력할 것이다. 하지만 나는 다이어트를 수행하는 과정에서 일어날 수 있는 문제에 대해서 책임을 질 수 없다. 여러분의 몸의 주인은 여러분이 되어야 한다.

6 | 스타일스 다이어트 소개
1. 소개
1) 개요
6가지 습관 변화를 중심으로, 대사를 개선하며, 지방 분해를 활성화하는 다이어트

2) 해결하는 문제
대사 문제와 함께 체지방이 과다하게 저장되고 있는 상태

3) 문제의 중심 요소
① 혈당 과잉 노출

② 인슐린 과잉 노출

③ 인슐린 저항성

④ 간 문제

⑤ 랩틴 과잉 노출

⑥ 랩틴 저항성

⑦ 만성 코르티솔 과잉

⑧ 염증 과잉

⑨ 체지방 분해 이상

⑩ 식욕/포만감 이상

⑪ 대사량 저하

⑫ 장 건강 이상

⑬ 체지방 과잉 저장(체지방은 문제의 증상인 동시에 문제를 가중시킨다.)

4) 문제의 주요 원인

① 잦은 섭취

② 대사 문제 유발 식품 섭취

  ⓐ 기본 : 설탕/액상과당, 밀가루/글루텐, 대사 문제 유발 기름, 술

  ⓑ 기타 : 대사를 교란하는 음식, 체성분을 손상시키는 음식, 잘못된 방법으로 생산/

    가공/유통된 음식

③ 탄수화물 과잉 섭취

④ 열량 과잉 섭취

⑤ 스트레스 과잉

⑥ 양질의 수면 부족

⑦ 고강도 육체 활동 부재/감소

⑧ 장기 단식 부재

⑨ 잘못된 다이어트 반복

5) 최종 목표

① (기본) 불필요한 체지방 감량

② 체내 문제 개선

　ⓐ 질병 치료

　ⓑ 건강 검진으로 드러나는 문제 해결

　ⓒ 소화 문제 치료

　ⓓ 기타 건강 문제 해결

　ⓔ 질병 예방

③ 컨디션과 활력 개선

④ 식욕 정상화 및 안정

⑤ 안정감, 행복감 증진

⑥ 건강한 외모

　ⓐ 눈바디(눈으로 확인하는 체성분 상태)

　ⓑ 근육량

　ⓒ 건강한 피부

2. STILES : 6가지 습관
소개

1. Stop Eating Bad food 나쁜 음식 끊기
2. Time Restricted Eating 섭취 시간 제한하기
3. Intermittent Fasting 간헐적으로 단식하기
4. Low carb 탄수화물 섭취량 줄이기
5. Exercise 운동하기
6. Sleep 잠 잘 자기

1) Stop Eating Bad Food 나쁜 음식 끊기
(1) 소개

대사 문제를 유발하는 음식의 섭취를 끊거나 줄이는 것이다. 스타일스 다이어트 과정에서 반드시 지켜야 하는 습관이다. 이를 통해 대사를 개선할 수 있는 조건을 확보한다.

(2) 나쁜 음식을 끊어야 하는 이유

① 신체 구성 요소 손상 또는 시스템 교란 ● 322페이지의 모든 음식
② 호르몬 시스템 교란 ● 설탕/액상과당

③ 염증(불필요한 면역 반응) 유발 ✦ 322페이지의 모든 음식이 직/간접적으로 유발

④ 간 문제 (독성, 지방간, 간 손상) ✦ 술, 설탕/액상과당, 밀가루, 정제 탄수화물

⑤ 고혈당 ✦ 밀가루, 정제 탄수화물, 설탕/액상과당

⑥ 인슐린 저항성 ✦ 322페이지의 모든 음식이 직/간접적으로 유발

⑦ 높은 산화 스트레스로 인한 체성분 손상 ✦ 322페이지의 모든 음식이 직/간접적으로 유발

⑧ 장벽 손상 ✦ 밀가루/글루텐, 술

⑨ 장내 환경 황폐화 ✦ 설탕/액상과당, 밀가루/글루텐, 항생제(약물)

⑩ 뇌 보상 회로 과흥분 ✦ 설탕/액상과당, 글루텐, 술

⑪ 신경계 이상 유발 ✦ 설탕/액상과당, 글루텐, 염증 유발 식품, 술

(3) 목적

① 지방간 분해 및 간 건강 개선

② 염증 감소 및 면역 체계 정상화

③ 인슐린 저항성 개선

④ 렙틴 저항성 개선

⑤ 장 건강 개선

⑥ 식욕/포만감 안정

(4) 실행 내용

기본적으로 아래의 물질이 들어간 음식을 끊거나 섭취량을 상당량 줄인다.

　① **설탕/액상과당**

　② **밀가루/글루텐**

　③ **문제의 기름**

　④ **튀긴 음식**

　⑤ **술**

　⑥ **잘못된 방법으로 생산 ~ 가공 ~ 유통된 식품**

　⑦ **개인별 알러지 식품**

(5) 메시지

　스타일스 다이어트는 몸에 문제를 만드는 물질을 넣지 않는 것(S)에서 시작한다. 이건 내가 6년간 다이어트를 연구하면서 얻은 가장 중요한 인사이트다. 건강을 위해서 몸에 좋은 것을 '하는 것'보다 건강을 망치는 행위를 '하지 않는 것'이 더 중요하다. 칼로리, 운동, '탄수화물 : 단백질 : 지방' 비율을 이야기하기 전에 이것부터 고치고 바로 잡아야 한다. 원하는 게 건강하게 다이어트에 성공하는 것이라면 말이다.

　앞서 소개한 살이 찌는 현상과 다이어트의 본질만 이해한다면 이런 논리를 이해하는 것은 간단하다. 다이어트는 대사를 정상화하는 작업이다. 그렇기에 세포를 손상시키고 대사 시스템을 교란하는 음식을 몸에 그만 넣는 것부터 시작하는 것이다.

 과거의 일부 다이어트 방법론은 내가 여기에서 소개한 물질 중 일부에 대해서 경고하긴 했다. 다만 그 이유를 제대로 이해하고 있는 이들은 많지 않았다. 대부분 칼로리가 높거나 많이 먹게 되니까 살찌게 한다는 논리였다. 단순히 칼로리가 문제라는 논리로 보게 되면 적당히 양을 조절하면서 먹는 것은 괜찮다는 잘못된 결론이 나온다. 일례로 어떤 다이어트 유튜버는 콜라에 탄산수를 희석해서 먹는 것을 추천하기도 했다.

 문제를 고치기 위해선 문제를 유발하는 행위나 자극부터 멈춰야 한다. 문제의 물질들을 끊지 않고 다이어트를 하는 것은 폐에 문제가 생겼는데 담배를 끊지 않는 것과 동일하다. 폐에 문제가 생긴 사람이 공기가 좋은 곳으로 이사를 가고, 유산소 운동을 하고, 폐에 좋은 음식이나 약을 먹어도 담배를 끊지 않으면 문제를 해결할 수 없다.

 몸에 문제를 만들고 있었던 물질을 끊고 한 달간 유지하면서 몸과 마음의 변화를 살펴보자. 아직 몸이 너무 망가지지 않았다면 이것만 해도 많은 것이 바뀔 것이다. 스타일스 다이어트 과정에서 6가지 습관을 한 번에 바꾸는 게 어렵게 느껴지는 사람은 한 달 동안 이 원칙 하나만 지켜봐도 좋다.

(6) 자주 묻는 질문

Q : "위의 음식들을 아예 먹으면 안 되나요?" "어떻게 평생 안 먹나요?"

A : 폐에 문제가 있는 사람이 치료 과정에서 담배를 어떻게 피는 게 좋을지 생각하면 답은 쉽다. 정답은 완전히 장기적으로 끊는 것이지만 현실적으로 어렵다면 각자 합리적인 해결책을 찾아야 한다. 최소한 다이어트 초반 문제를 개선하는 기간(3~6개월)에는 문제의 음식을 확실하게 끊어주는 것을 권장한다. 이후에 장기적으로 어떤 습관을 가질지는 몸이 건강해진 이후에 다시 판단해보는 것이 현명할 것이다.

2) Time Restricted Eating 섭취 시간 제한하기

(1) 소개

평소에는 하루 1~2끼를 기본으로 제한된 시간 동안 음식물을 섭취하며 불필요한 간식을 먹지 않는다. 먹을 때 잘 먹고 그 외 시간에는 공복 시간을 확실하게 확보한다. 잘 먹는 것은 충분한 양의 영양소를 양질의 음식을 통해 섭취하는 것을 의미한다.

(2) 목적

공복 시간동안 소화 기관은 충분히 휴식 및 회복하고, 전신의 세포는 내부를 청소하고 정비한다. 인슐린 자극이 낮게 유지된 시간을 충분히 확보하여 체지방 분해 가능성을 높이고 인슐린 저항성은 낮춘다.

① 탄수화물 섭취량과 빈도 감소 ▸ 인슐린 노출량과 빈도 감소 ▸ 간 글리코겐 분해/ 간 지방 분해/ 간 회복 시간 확보 ▸ 간 건강 개선

② 탄수화물 섭취량과 빈도 감소 ▸ 인슐린 노출량과 빈도 감소 ▸ 인슐린 저항성 개선 ▸ 렙틴 저항성 개선

③ 탄수화물 섭취량과 빈도 감소 ▸ 인슐린 노출량과 빈도 감소 ▸ 체지방 분해 ▸ 렙틴 분비량 감소 ▸ 렙틴 저항성 개선

④ 음식 섭취에 의한 염증 반응량과 빈도 감소 ▸ 인슐린 저항성 개선/ 렙틴 저항성 개선

⑤ 장 휴식 및 회복 시간 확보 ▸ 장 건강 개선

(3) 실행 내용

이 제안의 맥락은 비만이라는 대사 문제를 고치는 상황이라는 것을 기억하자. 구체적 실행 방법은 각자의 상황과 우선 순위에 따라 선택한다.

① **평소 16시간 이상의 공복 갖기**
 ◦ 식사 이외 시간에는 칼로리가 있는 음식물을 섭취하지 않는다.

② 평소 1~2끼 섭취
- 평소에는 하루 1~2끼 섭취한다.
- 간식은 가끔만 허용한다.

③ 취침 4시간 전 취식 금지
- 숙면을 위해 취침 전 4시간은 음식을 먹지 않는다.

④ 먹을 때 잘 먹기(양과 질)
- 섭취 횟수와 시간을 제한하는 만큼 먹을 때 잘 먹는다.

3) Intermittent Fasting 간헐적으로 단식하기

평생 매일 3끼 이상을 먹으며 살아온 사람은 간헐적 단식을 함부로 시작해서는 안된다. 이는 운동을 안 하던 사람이 준비 운동도 없이 100kg 바벨 스쿼트를 하는 것과 같다. 해서는 안 되는 사람도 있고, 수행할 때 주의가 필요하며, 익숙해지는 데도 시간이 필요하다.

간헐적 단식을 시작하기 전 반드시 377페이지의 주의 사항을 참고한다.

(1) 소개

나는 단식을 24시간 이상 칼로리가 있는 음식물을 먹지 않는 행위로 정의한다. 간헐적 단식이란 가끔 단식을 하는 것이다.

몸에 24시간 이상 에너지를 넣지 않으면 간의 글리코겐이 어느 정도 소모되고 체지방 분해가 활성화된다. 이때부터 일어나는 몸의 반응은 체지방 분해 활성화, 간 지방 분해, 인슐린 저항성 개선에 매우 효과적이며 오토파지를 포함한 다양한 회복과 치유 효과가 있다.

참고로 세간에서 간헐적 단식은 여러 가지 의미로 혼용된다. 대표적으로 알려진 간헐적 단식 방법은 16:8 간헐적 단식, 18:6 간헐적 단식, 격일 단식, 단식 모방 식단 등이 있다. 하지만 나는 24시간 이상의 공복을 단식이라고 표현하며 앞서 소개한 '시간 제한 섭취'와 구분한다.

(2) 목적

① 오토파지(세포 청소, 정리) ▸ 전신 세포 회복/ 에너지 효율 증가

② 간 글리코겐 분해 ▸ 체지방 분해 활성/ 인슐린 저항성 개선

③ 체지방 분해 활성 ▸ 체지방량 감소 ▸ 렙틴 저항성 감소/ 염증 감소

④ 간 지방 분해 및 간 휴식 ▸ 간 건강 개선

⑤ 장시간 인슐린 자극 최소화 ▸ 인슐린 저항성 개선

⑥ 염증 유발 음식 섭취 불가 ▸ 염증 반응 개선

⑦ 장 휴식과 회복

⑧ 에피네프린, 노르에피네프린, 성장호르몬 등 대사 활성화 호르몬 분비 자극 ▸ 체지방 분해 활성화/ 대사 활성화

⑨ 케톤 생성 ▸ 뇌 포함 다양한 세포 건강 개선

⑩ 줄기세포 생성 증가

- 줄기세포는 조직을 유지하고 회복하는 재생 작용에 기여하는 세포다. 조직에 상처가 나거나 문제가 생길 경우 치유하는 과정에서 중요하다. 나이가 들수록 줄기세포가 줄어들면 세포에 생긴 문제나 죽은 세포를 치유하는 능력이 떨어진다. 이것은 노화의 본질 중 하나다.
- 그런데 줄기세포 생성을 유도하는 방법이 몇 가지 있다. 대표적으로 24시간 이상의 단식, 고강도 근력 운동, 레스베라트롤 섭취, 숙면 등이 있다.
- 단식은 몸의 재생 능력을 올리고 몸을 치유한다. 인간이 노화를 막을 순 없어도 속도와 양상은 바꿀 수 있다는 것이다.

(3) 실행 내용

① 1회 단식 시 권장 시간 : 24~48시간

- 단식 숙련자의 경우 36시간의 공복을 기본으로 추천한다. 대사적 효과를 누리면서도 부작용이나 다른 문제를 방지할 수 있는 안전한 선이기 때문이다. 고쳐야 할 대사 문제가 큰 사람들의 경우 48시간도 괜찮다.
- 단식 숙련자의 의미는 24시간 이상의 단식을 여러 차례 경험했으며 단식을 하는데 신체적 심리적 어려움이 없는 사람을 의미한다. 평생 하루 3끼를 먹던 일반인이 갑자기 24시간 이상의 단식을 하는 건 바벨을 들어본 적도 없는 사람이 준비 운동 없이 바벨 100kg 스쿼트를 하는 것과 같다. 흉내는 낼 수 있을지 몰라도 제대로 수행하기 어렵고 다칠 가능성이 높다.

② 빈도
- 비만을 포함한 대사 문제가 있는 경우 : 월 2~3회 추천(문제 정도에 따라)
- 건강한 사람이 질병 예방 또는 건강 관리를 위해서 하는 경우 : 월 1회 또는 분기 1~2회

③ 점진적 과부하
- 지금 많은 사람의 몸은 공복이 익숙하지 않고 체지방 대사가 어려울 것이다.
- 몸이 건강한 사람이라면 괜찮지만 일반적으로는 간헐적 단식을 갑자기 시작하는 것은 권장하지 않는다. 망가진 에너지 시스템이나 식욕 체계부터 먼저 개선하는 게 중요하다. 나쁜 음식을 끊고 하루 섭취 시간을 제한하는 것만 최소 3개월 이상 진행하면서 몸 상태가 나아지는 것을 체크해야 한다. 이 과정에서 공복과 체지방 대사에 충분히 익숙해졌을 때 단식을 넣어보는 것이 좋을 것이다.
- 초보자는 14~18시간 정도의 짧은 공복을 만드는 것부터 시작해서 점진적으로 공복 시간을 36시간까지 늘릴 것을 권장한다.

(4) 자주 묻는 질문

" 간헐적 단식에 대한 이야기가 다 달라요. 어떤 것을 해야 할까요? "

우선, 세간의 '간헐적 단식'이라는 개념은 모호하고 지칭하는 바가 광범위하다. 어떤 사람은 16시간의 공복도 단식이라고 부르고, 단식 모방 식단

(FMD)과 같은 방법론에서는 하루에 500kcal를 섭취하는 것을 단식으로 표현하기도 한다. 그렇기에 누군가가 '간헐적 단식'이라는 단어를 꺼낼 때는 그가 지칭하는 단식이 무엇인지 확인할 필요가 있다.

그리고 단식에 대해 연구한 자료가 있더라도 어떻게 수행하는 게 정답인지는 아직 누구도 모른다. 사실, 절대적인 정답을 찾는 것은 앞으로도 불가능할 것이다. 이는 마치 학자들이 오랜 시간 운동을 연구해왔지만 여전히 어떻게 운동을 하는 게 정답이라고 말할 수는 없는 것과 마찬가지다.

다양한 단식 전문가가 제안하는 방법론은 서로 조금씩 차이를 가지고 있다. 대신, 각자마다 주장에 대한 나름의 근거가 있을 것이다. 그중에서 타당해 보이고 자신에게 적절해 보이는 조언을 따르면서 몸의 반응을 보는 것이 현명할 것이다.

> **단식은 극단적인 식단이라던데요?**

이렇게 질문하는 분에게 내가 드는 이야기가 하나 있다. 6시에 저녁을 먹고 밤 10시에 잔다고 가정해보자. 푹 자고 아침 6시에 일어난다. 그리고 4시간동안만 물, 커피, 차 이외에 무언가를 먹지 않고 10시에 브런치를 맛있게 먹는다. 이상한가? 이상하지 않다.

방금 여러분은 16시간 동안 음식을 먹지 않았다. 야식을 먹지 않고 아침을 고작 4시간 늦게 먹는 것 뿐이다. 굳이 이걸 단식이라고 부르는 것이 타당할까? 위 예시에서 저녁을 1~2시간만 더 일찍 먹거나 첫 끼를 1~2시간만 더 늦게 먹어도 18~20시간 동안 음식을 먹지 않는 게 된다.

이렇게 생각해볼 수도 있다. 나의 제안은 해가 떠 있는 동안에만 1~2끼의 식사를 하는 것이다. 해가 떠서 시야가 확보되었을 때 음식을 구해서 먹고 해가 지면 음식을 먹지 않는다. 평소에 이렇게 살아가다가 가끔 음식이 풍부할 때는 간식이나 3끼를 먹을 수도 있다. 이는 자연의 동물들이 살아가는 방식과 비슷하다. 이상한가?

누군가에게 간헐적 단식이 극단적으로 보인다는 건 그만큼 자주 먹는 것을 당연하게 생각했다는 것을 방증한다. 지금 대부분 현대인의 몸은 공복 시간이 일정 시간 이상 길어지면 에너지 공급이 원활하지 않을 가능성이 높다. 대표적 증상이 기력이 없고, 집중력이 떨어지고, 예민해지고, 무언가가 먹고 싶어지는 것일 것이다. 하루 3끼 식사에 익숙해져 있다 보니 여기에 맞춰서 배고픔 호르몬인 그렐린도 하루 3번 이상 오르내릴 것이다.

그런데 간헐적 단식을 3개월 정도 제대로 해보면 에너지 대사는 조금 더 유연해질 것이다. 공복이 조금 더 길어져도 큰 무리가 없으며 오히려 이때 컨디션과 집중력이 더 좋다는 것을 느낄 수도 있다. 이전보다 하루 중의 에너지 레벨이 더 안정적으로 유지될 것이다. 16시간의 공복은 원래 그리 어려운 일이 아니다. 에너지 대사가 건강하고 유연하다면 말이다.

> **❝ 제안하는 단식 시간의 근거는 뭔가요? ❞**

내가 언급하는 시간이 절대적인 값은 아니다. 다만 어떤 근거를 가지고 있다.

24시간 이상의 공복을 단식으로 분류하는 것은 공복 시간이 24시간 이상 이어졌을 때 본격적으로 활성화되는 현상들이 있기 때문이다. 그중 대표적인 것이 오토파지다. 오토파지를 통한 세포 청소 작용이 제대로 활성화되기 위해선 24시간 이상의 공복이 필요하다.

오토파지 외에도 간 글리코겐이 충분히 분해되어야 간에 낀 지방이 본격적으로 분해될 수 있다. 이는 인슐린 저항성을 개선하는 데 효과적이다. 그리고 장이 충분히 휴식하고 회복할 수 있는 환경을 만들기 위해서도 24시간 미만의 공복은 너무 짧다고 볼 수 있다.

단식 중 일어나는 생리적 작용들이 굳이 24시간을 기준으로 스위치가 켜지듯 켜지고 꺼지는 것은 아니다. 평균적으로 18시간을 전후로 에너지 체계가 본격적으로 변한다고 볼 수 있다. 그런데 단식 중 몸에서 일어나는 반응에는 개인차가 있어서 간에 문제가 많고 체지방 분해 능력이 떨어지는 사람들에게는 더 긴 공복이 필요하다. 이런 이유로 나는 24시간을 단식을 구분하는 기준으로 잡는다.

내가 24시간 미만의 공복을 단식과 구분하는 것은 운동에 비유하여 설명할 수 있다. 운동마다 본격적인 운동 효과를 볼 수 있는 운동 시간이 있다. 웨이트 트레이닝의 일반적인 상황을 예로 들어보면 준비 운동과 워밍업에 15분 정도 필요하고, 본 운동은 25분 이상은 했을 때 적절한 운동 효과를 볼 수 있을 것이다. 그런데 24시간 미만의 단식은 마치 15분의 워밍업이 끝나고 본 운동을 시작한 지 10분도 되지 않았을 때 운동을 마치는 것과 비슷하다. 운동을 하지 않는 것보단 낫겠지만 운동의 효과를 제대로 누리기엔 모자란 시간인 것이다.

부연하자면 내가 처음부터 24시간 이상의 단식을 하는 것을 금하고 짧은 공복부터 점진적으로 늘려가는 것을 권장하는 것도 운동의 비유로 설명이 된다. 웨이트 트레이닝을 처음 시작한 사람이 바로 고중량의 바벨을 들면 문제가 된다. 그 전에 기본적인 유연성, 가동성, 근력 등의 기본기를 갖추고 적절한 운동 수행 방법을 몸에 익혀야 한다. 그 뒤에 조금씩 실력이 늘고 통제력을 가졌을 때 강도를 높여나가는 것이 바람직하다. 운동도 단식도 결국 몸에 부하를 주는 스트레스 자극이라는 것을 잊지 말자.

내가 일반적으로 36시간의 단식을 추천하는 이유도 비슷한 구조에서 설명할 수 있다. 나는 36시간의 단식이 워밍업 15분에 이어서 40분 정도의 운동을 하는 것과 비슷하다고 느낀다. 일반적으로 이 정도의 단식이나 운동은 확실한 대사적 효과를 유도하면서도 문제는 일으키지 않을 정도인 것이다. 운동도 너무 많이 하면 문제가 되듯이 단식도 특정한 목적이 있지 않은 이상은 36시간을 기본으로 설정하는 것이 안전하고 적절하다고 본다.

물론 이는 경험에 기반한 주관적이고 상징적인 이야기다. 이는 내가 지난 5년간 여러 차례 단식을 수행하고 꾸준히 웨이트 트레이닝을 해오면서 얻은 개인적 느낌을 전달하기 위해 만든 비유일 뿐이다. 결국 답은 여러분의 몸의 반응에 있다. 안전하게, 천천히, 점진적으로 공복에 대한 통제력을 늘려가보길 바란다.

4) Low Carb 탄수화물 섭취량 줄이기

(1) 소개

탄수화물 섭취량을 줄여서 인슐린에 노출되는 양과 빈도를 줄인다. 이를 통해 체지방 대사를 활성화하고 과거 인슐린에 과잉 노출되어 발생한 다양한 문제들을 고친다.

다이어트 중 탄수화물 섭취량을 줄이는 것은 당연한 행동이다. 혈중 인슐린 농도를 충분히 낮춰야 체지방 분해를 활성화할 수 있기 때문이다. 그리고 인슐린 저항성과 랩틴 저항성을 개선하기 위해서도 탄수화물 섭취량을 적게 유지해주는 것은 중요하다. 인슐린 노출을 충분히 줄이지 않으면서 인슐린 저항성을 개선하려는 것은 술을 매일 조금씩 마시면서 간을 고치려는 것과 같다.

모두가 저탄수화물 식단을 할 필요는 없지만 기존 식단보다는 탄수화물 섭취량을 줄여야만 한다. 각자가 찾아야 하는 것은 적절한 섭취량이 어느 정도인가다. 탄수화물을 무조건 적게 먹거나 먹지 않는다고 좋은 것은 아니다. 각자의 맥락에 따른 적절점이 있다. 각자 그 지점을 찾아야 한다.

(2) 목적

① 인슐린 분비 자극 감소 ▶ 인슐린 저항성 개선

② 간 글리코겐 분해/ 간 지방 분해 ▶ 간 건강 개선 및 인슐린 저항성 개선 ▶ 랩틴 저항성 개선

③ 간 글리코겐 분해 ▶ 체지방 분해 활성화 ▶ 체지방 감량 ▶ 랩틴 저항성 개선/ 염증개선

④ 췌장에 낀 지방 분해 ▶ 인슐린 저항성 개선

⑤ 인슐린 분비량과 분비 빈도감소 ▶ 간과 췌장 휴식 및 회복

⑥ 인슐린 노출 감소를 통한 공복 최대화 및 간헐적 단식의 효과 최대화

(3) 실행 내용

① 평소 탄수화물 섭취량 줄이기

- 효율적 감량과 대사 문제 개선을 위해서 하루 탄수화물 섭취량을 150g 이하로 가져간다.
- 탄수화물 섭취량을 줄이는 게 어려운 사람들의 경우 탄수화물 섭취량을 기존 섭취량의 1/2~2/3 정도로 줄여주는 것만으로도 충분히 의미가 있다. 일일 섭취량 제한, 간헐적 단식, 운동을 어느 정도로 하느냐에 따라서 탄수화물 섭취량은 조절 가능하다.
- 음식의 탄수화물 함량을 계산할 때 몸에 거의 흡수되지 않는 식이섬유의 함량은 제외한다.

② 탄수화물의 질 반드시 개선

- 탄수화물 섭취량을 줄이는 것은 단순히 탄수화물 총량 감소만을 의미하는 것은 아니다. 문제가 되는 탄수화물의 섭취량을 줄이고, 상대적으로 몸에 무리가 없는 탄수화물을 선택한다.
- 백미, 뿌리 채소, 잎 채소와 같이 자연 그대로의 형태인 것만 허용한다.
- 채소를 풍부히 섭취하는 것은 좋으나 일부 주의가 필요한 채소들이 있다.

③ 양질의 단백질과 지방 섭취 늘리기

- 탄수화물 섭취량이 감소하는 만큼 양질의 단백질과 지방은 충분히 섭취해야 한다.
- 지방을 충분히 섭취한다고 해서 억지로 많이 먹으려고 할 필요는 없

다. 우리 몸의 주 연료는 탄수화물 또는 지방이다. 그리고 지방은 최근에 먹은 음식의 지방 뿐만 아니라 지방 세포에 저장된 지방을 포함한다.
- 체지방 분해가 활성화되면 지방 세포에 있는 지방도 에너지로 원활하게 쓰게 된다. 다이어트는 곧 몸에 있는 '체지방을 먹는 것'이다.

④ 몸이 건강해지는 과정에서 탄수화물 적정 섭취량 찾고 조절하기
- 다이어트 기간 내내 그리고 평생 저탄수화물 식단을 해야하는 것은 아니다. 다이어트를 통해 대사를 충분히 개선한 뒤에는 각자의 맥락에 맞게 탄수화물 섭취량을 늘리거나 섭취 타이밍을 조절할 수 있다.
- 적정 탄수화물 섭취량은 각자의 목표, 몸 상태, 생활 방식에 따라 다르다. 각자 6개월 이상 탄수화물 섭취를 적절하게 제한해주면서 몸의 반응을 확인한다.

5) Exercise 운동하기

(1) 소개

운동은 대사 문제를 고치고, 대사를 활성화시키는데 굉장히 효과적인 습관이다. 산책 및 스트레칭과 같은 기본적인 신체 활동을 꾸준히 가지고, 근육을 크게 동원하며 호흡이 가빠지는 격렬한 운동을 주 2~4회 실행한다.

자신이 즐길 수 있는 운동을 찾고 제대로 배운다. 앞으로 1년 간 꾸준하게 지속하면서 나에게 가장 잘 맞는 운동 루틴을 찾는다. 그리고 이걸 평생 가져갈 습관으로 만든다.

(2) 목적

① 간 글리코겐 분해/ 간 지방 분해 ▸ 간 건강 개선 ▸ 인슐린 저항성 개선 ▸ 랩틴 저항성 개선

② 간 글리코겐 분해 ▸ 체지방 분해 가능 환경 조성 ▸ 체지방 감량 ▸ 랩틴 저항성 개선 & 염증 개선

③ 스트레스 조절 능력 개선 개선 ▸ 코르티솔 안정 ▸ 인슐린 저항성 개선 / 체지방 분해 가능성 증가

④ 췌장에 낀 지방 분해 ▸ 인슐린 저항성 개선

⑤ 시간 제한 섭취 및 간헐적 단식의 효과 증폭

⑥ 혈액 및 림프(노폐물 통로) 순환 활성화 ▸ 대사 전반 개선/ 피부 개선/ 염증 개선

⑦ 아드레날린 및 성장 호르몬 분비 자극 ▸ 대사량 증가 및 체지방 분해 활성화

⑧ 엔돌핀, 도파민, 세로토닌 분비 자극 ▸ 우울증 개선/ 항 스트레스/ 불안감 해소/ 신경안정/ 안정된 뇌파 유지 등

이 글을 읽고 있는 사람 중 적지 않은 사람들이 우울증을 가지고 있을 것이다. 밖으로 나가는 것, 무언가를 실행하는 것 자체가 어려울 수 있다. 쉽지 않을 것이란 것 안다.

> 운동은 우울과 관련된 상태를 버티거나 개선하는 데 있어서 약을 먹는 것보다 더 안전하며 지속 가능한 방법이다. 운동은 지금 상태에서 나오는데 가장 좋은 시작점이 될 수 있다.
>
> 가볍게 집 주변이나 공원을 산책하는 것에서부터 시작해보자. 햇빛이 있는 시간에 해주는 것이 가장 좋고, 일과 이후에 해주는 것도 좋다. 혹시나 조금 더 자신감이 생기면 유튜브에서 운동 영상을 따라 해볼 수도 있고, 여기서 더 의욕이 생기면 좋은 운동 선생님을 찾아서 운동을 배워보자.

⑨ 성취감을 통한 심리적 만족과 안정감

⑩ 운동하는 것 자체가 식단을 포함한 다른 습관들을 건강하게 유지할 동기를 강화한다.

⑪ 세로토닌 분비 자극 ▶ 식욕 안정/ 수면 개선

⑫ 근육량 증가, 탄력 증가, 피부 개선, 체형 교정, 활력 증가 ▶ 신체 외적 매력 개선

⑬ 애프터번 효과 : 고강도 운동 후 휴식 과정에서 에너지를 더 소모하는 현상이다. 대사량을 늘리고 체지방 분해 가능성을 높인다.

⑭ 오토파지를 통해 문제가 있거나 오래된 성분 재활용 ▶ 세포 건강을 유지하고 암, 심혈관질환, 알츠하이머 등의 질병을 예방하는데 도움을 준다.

⑮ 운동은 수면의 질을 개선한다. 숙면은 다이어트 효과를 증폭시킨다. (단, 늦은 저녁 시간 이후의 운동은 대사를 지나치게 활성화해 숙면을 방해할 수 있다)

⑯ 운동은 면역 강화에도 효과적이다. 격렬한 운동은 염증과 산화 스트레스에 대해서 더 잘 대처하게 만든다.

(3) 실행 내용

① 가벼운 신체 활동
- 주 5회 이상 20~30분 이상 산책한다.
- 아침이나 자기 전에 스트레칭을 수행해주는 것도 추천한다.

② 메인 운동
- 근육을 크게 자극하면서 숨이 차는 운동을 주 2~4회 실행한다.
- 스트레칭과 워밍업 시간을 제외하고 회당 20~45분이 적절하다.

(4) 주의

- 운동을 처음 시작하거나 체중이 많이 나가는 경우 격렬한 운동은 주의가 필요하다. 이 경우에는 걷기나 산책량을 늘리는 것으로 운동을 대신하는 것이 좋다.
- 각자의 몸 상태나 숙련도를 고려해서 운동 부하를 점진적으로 늘려나가야 한다. 몸이 어느 정도 준비가 되었을 때 본격적으로 운동을 실행해본다.
- 식단 변화로 인해서 몸이 겪는 부하가 특히 큰 사람들이 있다. 이 경우에는 식단 변화에 충분히 익숙해지고 컨디션이 좋아졌을 때 운동을 시작하는 게 좋다.

(5) 메시지

운동은 단순히 칼로리 소모를 위해서 하는 게 아니다. 운동은 대사 문제를 고치고 활성화하며, 그 외에도 다양한 효과를 가져다준다.

- 각자가 원하는 몸을 만들 수 있게 해 준다.
- 안정감, 만족감, 행복감 등의 긍정적 느낌을 제공한다.
- 공부를 하든, 일을 하든, 창작을 하든 그것을 더 잘할 수 있게 만든다.
- 병에 걸릴 가능성을 낮춘다.

운동은 삶에서 투자 대비 수익률이 가장 높으면서도 안전한 투자 중 하나다. 그러므로 앞으로 운동에 투자하는 시간과 돈은 아끼지 말자.

나는 여러분이 살이 빠지고 건강해지는 것에서 나아가서 각자 최고의 몸을 갖고 살아가면 좋겠다. 꼭 가져야만 하는 몸이 있는 것은 아니며, 누군가에게 인정 받기 위해서 운동을 해야 하는 것도 아니다. 그냥 당신이 가지고 있는 잠재력에서 가장 멋진 몸을 가지고 삶에서 남은 시간을 누려봤으면 좋겠다. 스스로 만족할 수 있는 몸으로 마음껏 활동한다는 건 즐거우면서도 아름다운 일이다.

6) Sleep 잠 잘 자기

(1) 소개

하루 '8시간', '푹', '매일 규칙적으로' 자야 한다. 좋은 수면의 핵심 3가지는 양, 질, 리듬이다. 스타일스 다이어트의 본질은 대사를 건강하게 만드는 것이기에 좋은 수면은 필수다. 앞에서 소개한 5가지(STILE) 습관을 아무리 잘 지켜도 제대로 자지 않으면 몸은 제대로 회복할 수 없다. 수면이 망가지면 앞의 5가지 습관을 유지하는 것도 어려워질 것이다.

(2) 수면의 중요성

수면의 효과 : 회복과 최적화

① 뇌 노폐물 및 독소 청소

② 체내 손상 요소 복구 및 합성

③ 사실 기억 강화

④ 운동 기억 강화(운동 능력 향상)

⑤ 정보 통합을 통한 창의력 향상 및 문제 해결 능력 증대

⑥ 인지 능력, 사고력 강화

⑦ 신호 체계(신경/호르몬) 정리

⑧ 감정 안정

⑨ 면역력 강화

잠을 잘 못 자면 생기는 문제

① 뇌세포 손상 및 퇴행성 뇌질환 위험 증가

② 뇌 기능(기억, 인지, 사고, 학습) 저하

③ 운동 능력 저하

④ 활동성 저하

⑤ 대사량 저하

⑥ 인슐린 저항성 증가

⑦ 코르티솔 분비 증가

⑧ 호르몬 이상으로 인해 식욕 조절 어려움

(3) 수면 과학의 핵심

※ 수면 과학에 대해서 우측의 QR 코드에 연결된 영상에서 자세히 설명했으니 보는 것을 추천한다.

우리가 잠에 들고 잠에서 깨는 데는 생체 시계, 멜라토닌, 코르티솔, 수면 압력, 수면 사이클 5가지 요소가 중요하게 작용한다. 하나씩 살펴보자.

① **생체시계** : 뇌에 있는 시교차상핵을 중심으로 작동하는 생체 리듬이 수면과 각성을 조절한다

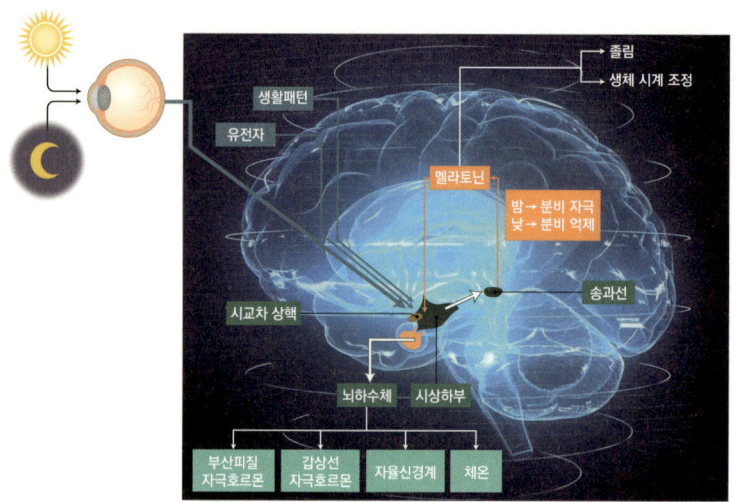

우리의 뇌에는 하루 24시간을 주기로 신체 전반의 활동을 조절하는 생체시계가 있다. 그것은 시교차상핵이다. 시교차상핵은 시신경을 통해 들어온 빛 자극을 바탕으로 전신의 요소의 활동을 지휘하여 생체 리듬을 조절한다.

② 멜라토닌 : 잠들 수 있게 해주는 호르몬

  멜라토닌은 우리가 졸리게 만들고 몸이 잠들 수 있게 준비해주는 호르몬이다. 시교차상핵 뒤에 있는 송과선에서 분비된다. 멜라토닌의 분비 양상은 빛 자극을 중심으로 하는 일주기 리듬과 관련 깊다. 빛은 멜라토닌 합성을 억제하기 때문에 햇빛, 강한 조명, 전자기기 화면의 블루라이트를 쐬면 합성이 억제된다.

혈중 멜라토닌 농도는 해가 지면서 점점 증가하다가 한밤중에 최고점을 찍는다. 새벽에 접어들면서 점점 낮아지고 아침에 해가 뜨는 시간 즈음부터 저녁까지는 농도가 낮게 유지된다.

멜라토닌은 몸에 저장된 세로토닌을 통해서 만들어진다. 햇빛이 있을 때 충분히 야외 활동을 해주면 잠을 잘 자는 데 도움이 된다. 햇빛이 멜라토닌의 재료인 세로토닌 합성을 유도하기 때문이다.

③ 코르티솔 : 잠에서 깨게 만드는 호르몬

대사 활성 효과를 가진 호르몬이다. 빛이나 스트레스 자극에 반응해서 부신피질에서 분비가 자극된다. 우리가 아침에 깨고 나서 몸이 점점 각성하는 이유와 아침에 빛이 없으면 잠에서 깨기 어려운 이유는 코르티솔과 관련이 있다. 혈중 코르티솔 농도는 저녁부터 밤이 가까워질수록 낮아지고, 깊은 새벽부터 증가하기 시작해 아침 9시 즈음에 최고치를 찍는다. 그리고 다시 저녁이 될 때까지 천천히 감소한다.

④ 수면 압력 : 수면 압력이란 자고 싶은 욕구를 의미한다. 뇌에서 아데노신의 농도가 높아질수록 수면 압력이 증가한다.

체내의 세포는 활동 과정에서 ATP(아데노신3인산)를 분해하여 아데노신을 생성한다. 뇌에서 생성된 아데노신은 신경세포의 아데노신 수용체와 결합한다. 아데노신 수용체에 아데노신이 결합하면 해당 신경세포의 활동이

둔화된다. 뇌에서 아데노신의 농도가 높아지고 아데노신 수용체에 아데노신이 다량 결합하면 졸리고, 피로감이 느껴지며, 각성이 억제된다.

기상 후 12~16시간 즈음 뇌의 아데노신 농도가 높게 높아진다. 이 시간에 졸린 이유 중 하나는 아데노신이 만들어 내는 수면 압력이 증가하기 때문이다. 뇌 아데노신을 처리하는 방법은 양질의 수면밖에 없다.

⑤ **수면 사이클** : 자는 동안 몸은 램수면과 비램수면의 사이클 속에서 신체를 회복하고 최적화한다.

  수면은 뇌파의 특징을 중심으로 얕은 수면에서부터 깊은 수면으로 분류할 수 있다. 아래에 램수면과 비램수면의 특징을 정리했다.

- 램수면은 상대적으로 얕은 수면이다.
- 비램수면은 상대적으로 깊은 수면이다.
- 수면의 단계에 따라서 몸에서 일어나는 반응이 다르며 램수면과 비램수면 각각 중요한 역할이 있다.
- 우리가 자는 동안 깊은 비램수면에 들어갔다가 얕은 램수면으로 나오는 것이 약 4~5번 반복된다.

  수면 중 뇌파 변화를 보면 8시간을 자야하는 이유를 알 수 있다. 덜 자게 되면 수면의 후반부에 수면이 주는 효능들을 놓치게 된다.

(4) 목적

① 전신 회복 및 대사 개선

② 체지방 분해 활성화를 위한 호르몬/효소 조건 최적화

③ 인슐린 저항성 개선

④ 렙틴 저항성 개선

⑤ 코르티솔 분비 개선
- 수면 부족은 코르티솔 분비를 촉진한다. 하룻밤만 수면이 부족해도 혈중 코르티솔 농도가 100% 이상 증가했으며, 높아진 코르티솔 농도가 그 다음 날 저녁까지도 37~45% 증가한 상태로 유지된 데이터가 있다.
- 한 연구에서 건강한 사람들의 수면 시간을 4시간으로 제한하니 인슐린 민감도가 40% 감소했다. 수면 부족이 5일 동안 지속되자 인슐린 분비량은 20% 증가했고, 인슐린 민감도는 25% 감소했다. 이때 코르티솔 분비는 20%까지 증가했다.
- 코르티솔 자극이 장기 지속되면 불필요한 혈당 상승을 유발한다. 이는 인슐린 과잉 자극을 의미하며 인슐린 저항성 증가 및 체중 증가로 이어진다.

⑥ 식욕/포만감 호르몬 안정

⑦ 공복과 운동이 몸에 주는 변화에 대한 회복 최적화

(5) 실행 방법

① 수면을 방해하는 자극과 행동을 줄인다.

② 숙면에 적합한 수면 환경을 만든다.

③ 안정적인 수면 루틴을 만들고 루틴이 깨지지 않도록 노력한다.

④ 해가 뜨고 지는 것에 맞춰서 일찍 일어나고 일찍 잔다.

⑤ 낮에 활발하게 활동하며 에너지를 소모한다.

CHAPTER 07.
스타일스 다이어트 가이드

7 | 스타일스 다이어트 가이드
1. Stop Eating Bad Food 나쁜 음식 끊기

1) 기본 방법

기본적으로 끊어야 하는 물질은 설탕(액상과당), 밀가루(글루텐), 문제가 되는 기름이다. 그리고 어떤 음식이든 기름에 튀겼다면 거른다.

(1) 설탕/액상과당

설탕과 액상과당은 가장 먼저 피해야 하는 물질이다. 설탕과 액상과당은 화학적으론 작은 차이가 있어도 몸속에선 동일하다고 보면 된다. 그 외에도 미미한 차이가 있을 뿐 실질적으로는 설탕과 다르지 않은 물질들이 있다. 앞으로 식품을 구매할 때 원재료 목록에 다음의 항목이 있는지 확인하길 바란다.

- ☑ 설탕
- ☑ 액상과당
- ☑ 옥수수 시럽
- ☑ 고과당 콘시럽
- ☑ 기타과당

- ☑ ○○시럽
- ☑ 정백당
- ☑ 흑당
- ☑ 황설탕
- ☑ 덱스트로스
- ☑ 올리고당
- ☑ 비정제 + (원당, 사탕수수당 등)
- ☑ 유기농 + (원당, 사탕수수당 등)
- ☑ 마스코바도
- ☑ 사탕수수즙
- ☑ 코코넛 슈가, 코코넛꽃액즙
- ☑ 고과당
- ☑ 단맛 나는 거의 모든 소스

(2) 밀가루/글루텐

 우리가 곡물 중에서도 밀가루를 굳이 피하는 이유는 글루텐이 장에서 문제를 일으키기 때문이다. 그래서 밀가루와 글루텐을 모두 피한다. 원재료 목록에 다음 항목이 있는지 확인한다.

- ☑ 밀가루
- ☑ 소맥 : 소맥분은 밀가루의 다른 이름으로 밀가루 대신 표기되는 경우가 있다.

- ☑ 우리 밀 : 이것도 밀이다. 수입밀이 아닐 뿐이다.
- ☑ 유기농 밀 : 이것도 밀이다. 유기농은 화학 비료나 농약을 쓰지 않았다는 것을 의미할 뿐이다.
- ☑ 밀 글루텐, 활성 글루텐 : 밀가루를 쓰지는 않았지만 글루텐을 별도로 첨가하는 경우가 있다.

(3) 문제의 기름

기본적으로 올리브유, 코코넛유, 아보카도유가 아닌 식물성 기름일 경우 경계심을 갖고 문제가 없는 기름인지 확인해야 한다. 아마 대부분의 가정에서 사용하고 있는 식용유나 식당에서 가열하는 요리에 사용되는 기름은 문제의 기름 중 하나일 가능성이 높다. 그리고 탁하고 걸쭉한 질감의 소스도 문제의 기름을 베이스로 만들었을 가능성이 높으니 원료를 확인해야 한다. 확실하지 않다면 확인해줄 수 있는 사람에게 물어본다.

- ☑ 마가린 또는 식물성 버터 : 식물성 기름을 가공해서 만든 가짜 버터다. 가정에 있다면 버린다. 토스트 등 밖에서 파는 음식에서 버터가 쓰이는 경우 천연 여부를 확인할 필요가 있다.
- ☑ 쇼트닝, 부분 경화유 : 가공식품 뒷면에 '쇼트닝' 또는 '경화'라는 단어가 적혀 있으면 내려 놓는다. 식물성 기름을 고체로 만들기 위해 수소를 첨가하면서 트랜스지방이 생성된 기름이다.

- ☑ 완전 경화유 : 가공식품 뒷면에 '~에스테르화유'라는 단어가 적혀 있으면 내려놓는다. 트랜스지방이 없는 고체 유지를 만들기 위해 에스테르교환 과정을 거친 기름이다.
- ☑ 대두유(콩기름)
- ☑ 해바라기씨유
- ☑ 카놀라유
- ☑ 홍화씨유
- ☑ 면화씨유
- ☑ 식물성 유지 : 가공 식품 뒷면에 '식물성 유지'라고만 적혀 있는 경우가 많다. 이는 문제가 되는 기름을 사용했을 가능성이 높다. 식품 업체에서 좋은 기름을 썼는데 굳이 그렇게 표현할 가능성은 희박하다.
- ☑ 일반 참기름과 들기름 : 모든 참기름과 들기름이 문제가 되는 것은 아니지만 시중에서 쉽게 구할 수 있는 제품에는 몇 가지 이슈가 있다. 최대한 냉압착 방식으로 만든 참기름과 들기름을 선택해야 한다는 정도로 기억하자.

※ 세계적 샌드위치 프랜차이즈인 〈서브웨이〉 제품에 사용되는 많은 기름이 문제가 된다. 캐나다 서브웨이에서 전체 재료 목록을 공개한 자료가 참고할 만하다.

- 플랫 브레드, 이탈리안 브레드 : 대두유
- 허니오트 브레드 : 해바라기씨유

- 시저 드레싱 : 대두유

- 마요네즈 : 대두유

- 랜치 소스 : 대두유

- 올리브 오일 블랜드 : 카놀라유와 올리브유 10% 혼합

출처 : 캐나다 서브웨이 제품별 원재료 목록(우측의 QR 코드를 통해 원본을 확인할 수 있다)

※ 국내에서 시판되는 많은 소스가 문제가 되는 식물성 기름을 베이스로 한다. 시중에서 유명한 소스의 제조사, 제품명, 그리고 각각에 들어가는 기름의 종류를 아래에 정리했다.

- 오○○ 〈골드 마요네스〉: 식물성 유지(원재료 미기재) ⊕ 참치김밥이나 치킨마요와 같이 마요네즈가 들어가는 식품에도 들어 있을 수 있다.

- 풀○○ 〈참깨 흑임자 드레싱〉: 현미유 마요네즈

- 풀○○ 〈허니머스타드 드레싱〉: 현미유 마요네즈

- 청○○ 〈코울슬로 드레싱〉: 대두유

- 오○○ 〈아일랜드 드레싱〉: 식물성 유지(원재료 미기재)

- 오○○ 〈허니머스타드〉: 식물성 유지(원재료 미기재)

- 하○○ 〈굿 마요네즈〉: 카놀라유

- 잇○○○ 〈잇츠베러 마요〉: 대두유

- 비○○○○ 〈비건마요〉: 대두유

- 이○○ 〈클래식마요네즈〉: 해바라기유

- 굽O 〈마블링/고블링 소스〉 : 대두유 마요네즈
- 페OOO 〈치킨 양념소스〉 : 대두유 마요네즈

(4) 튀긴 음식

시중의 많은 과자가 튀기는 방식을 통해 만들어진다. 튀긴 음식은 튀기는 과정에서 트랜스 지방이 생성되는 문제가 있고 튀길 때 사용하는 기름도 문제가 된다. 튀긴 음식의 성분을 확인해보면 아마도 앞에서 언급한 문제의 기름 중 하나일 것이다.

- 사람들이 의외로 튀긴 음식이라는 사실을 모르는 식품이 있다. 도넛, 핫도그(소시지를 꽂은 꼬지 주변으로 빵 튀김이 둘러싼 형태), 해시 브라운, 너겟이 그 예다.
- 제품 뒷면의 식품 유형 항목에 '유탕처리제품'이라고 적혀 있다면 기름(유)에 튀긴(탕) 음식이다.
- 과자의 식품 유형에 '유처리제품'이라고 적혀 있다면 기름을 표면에 묻힌 제품이라는 뜻이다. 이 경우에는 묻히는 기름이 문제의 기름 중 하나인 경우일 가능성이 높다. 확인해보자.

2) 금지 음식 리스트

기본적으로 끊어야 하는 물질은 설탕(액상과당), 밀가루(글루텐), 문제가 되는 기름이다. 그리고 어떤 음식이든 기름에 튀겼다면 거른다.

안 돼요	유지류	마가린/쇼트닝(부분 경화유), 식물성 가공 버터 에스테르화유, 대두유(콩기름), 카놀라유, 포도씨유/해바라기씨유, 면실유/홍화씨유/유채씨유 등 위 기름을 사용한 마요네즈/소스/드레싱 위 기름을 사용한 통조림 가공 식품에 "식물성 유지"라고 쓰여 있을 경우 확인 필요 발연점 이상 온도에서 가열한 기름, 튀긴 음식, 산패한 기름
	단백질	글루텐, 장 문제 있는 사람의 렉틴 섭취 독소 미제거 콩, 중금속 해산물(수은, 카드뮴, 납)
	채소/과일	독소 미제거 채소(생 케일, 생시금치, 생근대 등) 농약을 완전히 제거하기 어려운 농산물
	곡물/녹말	밀, 통밀, 호밀, 보리 위 곡물 사용 식품 베이커리류, 과자류, 도넛, 햄버거, 샌드위치, 토스트 면 요리(라면, 국수, 파스타), 일부 쌀국수, 일부 메밀국수(소바) 일반 씨리얼, 튀김, 전, 어묵, 밀 떡볶이, 일부 스프, 일부 소스, 맥주
	설탕/ 액상과당	가당(탄산/이온/과일) 음료, 가당 우유, 가당 요거트, 아이스크림, 가당 빵/디저트, 가당 과자, 가당 떡, 가당 커피(믹스), 초콜릿, 사탕, 대부분의 소스, 샐러드 드레싱, 당절임 과일, 가당 주류, 에너지바/프로틴바, 그래놀라, 가당 프로틴 음료
	숨은 설탕	○○시럽, 정백당, 올리고당, 비정제 원당/사탕수수, 마스코바도 유기농 사탕수수, 코코넛 슈가, 코코넛꽃 액즙, 올리고당 덱스트로스, 말토스, 고과당
	기타	아스파탐, 수크랄로스, 사카린, 개인별 알러지 식품

- ☑ 단맛 나는 대부분의 음료수 ⊕ 설탕/액상과당
  - 탄산음료
  - 가당 우유
  - 가당 과일
  - 가당 액상 요구르트
- ☑ 가당 요거트 ⊕ 설탕/액상과당
- ☑ 잼 ⊕ 설탕/액상과당
- ☑ 빵, 샌드위치, 피자, 토스트, 햄버거, 쿠키
  ⊕ 설탕/액상과당, 밀가루/글루텐, 문제의 기름
  - 반죽에 어떤 기름이 들어가는가
  - 가열할 때 어떤 기름을 뿌리고 가열했는가
- ☑ 과자, 시리얼 ⊕ 설탕/액상과당, 밀가루/글루텐, 문제의 기름, (일부)튀기는 방식
- ☑ 튀김, 치킨 ⊕ 설탕/액상과당, 밀가루/글루텐, 문제의 기름, (일부)튀기는 방식
- ☑ 코코넛슈가, 비정제원당, OO시럽 ⊕ 설탕/액상과당
- ☑ 초콜릿, 사탕 ⊕ 설탕/액상과당
- ☑ 라면, 파스타, 국수(순수한 쌀국수 제외)
  ⊕ 밀가루/글루텐, 문제의 기름, (일부)튀기는 방식
- ☑ 오일
  ⊕ 문제의 기름

- (부분) 경화유, 에스테르화유
- 카놀라유, 대두유, 면화씨유, 포도씨유, 해바라기씨유, 홍화씨유, 일반 참기름/들기름

☑ 대부분의 소스, 마요네즈 기반 소스(시중의 대부분의 소스)

● 문제의 기름
- 샐러드 드레싱
- 고기 소스
- 샌드위치 소스
- 햄버거 소스

☑ 수크랄로스, 사카린, 아스파탐 :
  장내 미생물군의 구성에 부정적 영향을 끼침

☑ 고 수은 해산물 : 주로 상위 포식자 어종이나 바닥에 붙어서 사는 생선 또는 해산물에서 농축된 수은이 고농도로 검출되곤 한다. 수은은 몸에서 문제를 일으키며 배출이 어려운 중금속이다. 어종별로, 국가별로 잡히는 해산물의 수은 측정치에 차이가 있는 것을 보인다. 체크할 필요가 있다.

☑ 농약, 제초제 사용 농산물 : 세척을 완벽하게 하지 않는 이상 완전히 제거하는 것이 어렵다.

☑ 밀, 호밀, 보리 등 글루텐 함유 곡물

☑ 햄버거 세트 : 빵, 소스, 패티를 구울 때 쓰는 기름, 감자튀김, 케첩, 탄산 음료까지 모두 위에서 언급한 문제 물질들을 함유하고 있다.

☑ 술 : 막걸리나 맥주는 독성도 문제지만 높은 탄수화물 함량도 문제다. 이런 술은 마시는 곡물이라고 보면 된다.

☑ 생 케일, 생 시금치, 생 근대 : 독소 또는 문제가 되는 물질을 가지고 있다. 독소를 제거하는 적절한 조리를 하지 않고 먹을 경우 몸에 문제가 될 수 있다. 채식을 하거나 샐러드를 많이 먹는 사람은 이점 유의 바란다.

3) 메시지

(1) 확인하는 것이 답이다

나쁜 음식을 끊기 위해서 가장 중요한 것은 확인하는 것이다. 가공식품이나 신선식품 몰에서 판매되는 상품은 포장재 뒷면 또는 상품 페이지에 성분 정보가 표기되어 있다. 여기에서 문제가 되는 성분이 있는지 눈으로 확인한다. 혹시 표기가 되어 있지 않거나 식당에서 음식을 먹을 경우에는 업체에 물어보자.

가장 좋은 방법은 직접 요리해서 먹는 것이다. 내 몸에 무엇이 들어가는지 직접 확인하고 통제할 수 있기 때문이다. 만약 현실적 여건이 되거나 건강 문제를 해결하는 게 중요한 상황일 경우 모든 끼니를 직접 해먹는 것이 현명할 수 있다. 그게 어렵다면 최소한 하루 1끼 이상을 직접 해먹는 것을 원칙으로 삼을 수도 있다.

다만 지나친 완벽주의나 강박은 내려놓았으면 한다. 나는 여러분이 각자가 가진 문제를 고치기 위해서 최선을 다했으면 하지만 모두가 완벽할 필요는 없다고 생각한다. 완벽하진 않더라도 실질적인 행동을 하는 게 더 중요하다. 한 번에 모두 바꾸는 것보다 꾸준하게 하나씩 바꿔나가는 게 더 중요하다.

지금 우리가 식단을 바꾸는 상황을 수능 공부에 비유해보자. 지금 대부분의 사람들에게 필요한 건 전 과목 만점을 받도록 공부하는 게 아니다. 공부를 하지 않았거나 잘못된 방식으로 공부하던 사람이 공부하는 습관을 새롭게 만들면서 기초를 다지는 것이다. 스스로 정한 원칙을 지키면서 하나씩 바꿔나가면 된다. 남과 비교하지 말고 어제의 나와 오늘의 나만 비교하면 된다.

가끔씩 이 분야에서 자신의 완벽한 식단을 남에게 강요하는 분들이 있다. 이미 모든 과목에서 1등급을 받고 있는 학생은 각자 만점을 위해서 공부하면 된다.

현재 식품 환경에서 문제가 되는 성분을 완전히 피하기는 쉽지 않다. 방법은 매 끼니를 직접 준비하는 것이지만 많은 이들이 바쁜 일상을 살아가고 있기에 그건 현실적으로 어렵다. 때로는 밖에서 다른 사람들과 식사를 하는 자리도 생긴다. 이렇게 상황상 문제가 되는 물질을 피하기 어렵거나 섭취되는 양이 미량일 경우에는 허용한다. 단, 이런 선택이 반복되거나 타협의 구실이 되어선 안 된다.

(2) 불편을 감수할 가치

여러분은 앞으로 식품을 구매할 때 상품 뒷면이나 상품 페이지에 표기된 원재료 목록을 확인하게 될 것이다. 이는 내 몸에 넣을 음식이 무엇인지 확인하고 선택하는 것이다. 굉장히 당연하며 멋진 행동이다.

주변의 누군가는 그런 여러분을 보고 이렇게 말할 수도 있다
"그러면 먹을 수 있는 게 없는데?"
"굳이 그렇게 유난 떨 필요가 있어?"
"어떻게 그렇게 평생 살아."

시중에는 먹을 수 있는 게 많지 않은 것도 맞고 유난 떠는 것도 맞다. 여기에서 소개한 대사 문제 유발 물질은 현재 우리가 먹고 있는 거의 모든 음식에 들어간다. 그래서 지금 환경에서 이 물질들을 섭취하지 않는 것은 불편하고 노력이 필요한 일이다.

그런데 잊지 말자. 모른 척한다고 해서 위에서 언급된 물질의 문제가 달라지지 않는다. 삶은 실전이다. 우리가 어렵다고 불평한다고 해서 누가 와서 도와주진 않는다. 자신이 판단하고 선택하고 책임지는 것이다.

당장 눈 앞의 편의와 음식의 가격만 생각하는 것은 잘못된 계산 방식이다.

인생 전체를 놓고 판단해야 한다. 지금 당장의 불편과 비용을 감수하지 않으면 나중에 더 큰 비용을 지불하게 될 것이다. 그때는 병원비 뿐만 아니라 삶 전체를 통해서 비용을 지불할 것이다. 지금은 선택권이 있지만 나중에는 선택권조차 없다.

앞서 소개한 물질들이 야기하는 문제를 생각했을 때 이런 음식들을 피하는 노력은 충분한 가치가 있다. 여러분의 몸과 인생은 소중하다. 문제 유발 식품을 끊는 것은 불편을 감수하며 유난 떨 만한 일이다.

당신이 유난 떤다고 생각하는 사람이 있다면 굳이 힘들이지 말고 이 책을 소개해주길 바란다.

2. Time Restricted Eating 시간 제한 섭취

1) 기본 방법

(1) 평소 하루 16시간 이상의 공복

- 수면 시간이 8시간이라면 깨어 있는 16시간 중 8시간 이상은 칼로리가 있는 음식물을 먹지 않는다.
- 처음부터 16시간의 공복으로 시작하는 게 부담스러운 경우 12~14시간 공복부터 늘려나간다.
- 공복 시간에 어떤 음식을 허용할 지는 각자 맥락에 따라 선택한다. 아래 예시를 참고하길 바란다.
  - 물이나 차는 충분히 마시는 게 좋다.
  - 당이나 우유를 첨가하지 않은 블랙커피, 아메리카노는 허용 가능하다. 다만, 카페인을 과다 섭취하지 않도록 주의해야 하며, 위장 치료가 목적인 경우에는 커피도 제외하는 것이 좋다.
  - 대부분의 약이나 영양제는 공복 자체와 관련해선 큰 영향이 없다. 공복의 효과를 최대화하면서 약이나 영양제를 먹고 싶다면 식사 직후에 먹으면 된다.
  - 제로 음료, 무설탕 음료 : 추천하지 않는다. 시중의 제로 음료에 들어 있는 감미료(아세설팜칼륨, 사카린, 말티톨, 수크랄로스)는 장 미생물 환경을 해치는 이슈가 있다. 굳이 마신다면 식사 직전/중/직후가 낫다.

- 공복 시간에 대해 강박을 가질 필요는 없다. 가끔 16시간 미만의 공복을 가지는 것은 큰일이 아니다. 일상에서 루틴을 방해하는 일들이 생기는 것은 자연스러우며 이 또한 삶의 일부다.

(2) 평소 하루 1~2끼 섭취

- 식사를 하는 날은 하루 1~2끼를 섭취하고 간식은 먹지 않는다.
    - 식후 1시간 이상 지났을 때 먹는 음식물은 간식이다. 감량 효과를 최대화하고자 한다면 굳이 먹지 않는 게 바람직하다.
    - 선택에 따라 가끔은 3끼 또는 간식을 허용할 수 있다.
- 무언가를 먹어야 한다면 최대한 식사 직전, 중, 직후에 먹는다.
- 만약 신체 활동량(운동 또는 노동)이 많다면 끼니 수를 유지한 채 섭취량을 늘리거나, 끼니 수를 2~3끼로 가져갈 수 있다.

(3) 취침 4시간 전 취식 금지

- 이건 어떤 식단을 하든 공통으로 해당하는 사항이다. 취침 전 4시간은 음식을 먹지 않아야 좋은 수면을 가질 수 있다. 취침 3시간 전부터 금식하는 게 통상적인 권고안이긴 하지만 나는 3시간은 음식물을 완전히 소화하기에는 부족하다고 생각한다.
- 일정 상 어렵다면 취침 전 3시간 금식이라도 지키거나, 저녁 식사를 하지 않고 아침~낮 시간에 음식 섭취를 끝내는 것도 가능하다.

(4) 먹을 때 잘 먹기(양과 질)

- 섭취 횟수와 섭취 가능 시간을 제한하는 만큼 먹을 때 잘 먹는 게 중요하다.
- 섭취 시간에 제한을 두는 것은 먹는 양을 줄이기 위해서가 아니다. 우리가 얻고자 하는 것은 양질의 식사와 적절한 공복이 가진 효과를 균형 있게 누리는 것이다.

2) 루틴

(1) 기본 선택지

- 다음 3가지 중 하나 선택 가능하다.
    - 하루 16시간 공복
    - 하루 18시간 공복
    - 하루 23시간 공복(1일 1식)
- 예시
    - 18시간 아침 공복 : 18시 식사 → 다음 날 12시(정오) 식사
    - 18시간 저녁 공복 : 12시 식사 → 다음 날 06시 식사
    - 16시간 아침 공복 : 18시 식사 → 다음 날 10시 식사
    - 16시간 저녁 공복 : 14시 식사 → 다음 날 06시 식사
    - 개인적으로 가장 좋아하는 루틴 : 15시 식사 − (밤 9시 취침) − (새벽 5시 기상 후 집중력/창의성이 필요한 업무) − 09시 식사 − (업무) − (13시 운동) − 15시 식사
        - 🌐 약 18시간 제한

3) 팁

① 배가 별로 고프지 않고 컨디션이 괜찮거나 너무 바빠서 한 끼 밖에 못 먹는 날이 있을 수도 있다. 그럴 때 굳이 억지로 챙겨 먹지 않고 1일 1식으로 마무리한다. 대신 다음 날 더 잘 먹어주자.

② 식사 시점, 운동, 좋은 수면 모두 최적화하기 위해선 저녁을 건너 뛰는 게 효과적인 전략이 될 수 있다. 늦은 시간의 운동, 식사는 숙면을 방해할 수 있기 때문이다. 해가 떠 있을 때 활발한 활동이나 식사를 하고, 저녁 시간에는 안정적인 활동이나 휴식을 하는 게 우리 몸의 일주기 리듬에 적합한 것으로 보인다. 자연의 동물들과 인류의 선조들이 해가 뜨고 지는 것에 따라서 활동했듯 말이다.

③ 직장인이 늦은 저녁에 운동하는 경우 운동 후에 꼭 무언가를 먹지 않아도 된다. 대신, 운동을 하는 날 아침이나 점심에 미리 충분한 단백질과 영양소를 섭취해주자. 운동이 직업이 아니고 건강을 목적으로 운동을 하는 사람은 운동 전후 24~48시간 동안 단백질과 기타 영양소를 충분히 섭취해주는 것으로 충분하다.

3. Intermittent Fasting 간헐적 단식

1) 기본 방법

(1) 1회 단식 시 권장 시간 : 24~48시간

- 기본적으로는 36시간을 권장한다.
- 36시간 단식을 목표로 진행하다가 컨디션에 따라서 일찍 끝낼 수도 있고 48시간까지 연장할 수도 있다.

(2) 빈도 : 월 1~3회

- 대사 문제가 큰 경우 : 월 2~3회 추천(문제 정도에 따라)
- 대사 문제가 크지 않은 경우 : 월 1회 또는 분기 1~2회

(3) 섭취 가능 음식물

- 공복을 유지하는 시간에는 칼로리가 있는 음식물을 먹지 않는다.
- 장기 단식 중에는 오토파지의 효과를 제대로 누리기 위해서 음식물을 더 엄격하게 선택한다. 여기에 절대적인 답은 없지만 몇 가지 참고할 수 있을 내용을 정리했다.
  ◦ 24시간 이상의 단식 중에는 오토파지(세포 청소), 간 회복, 위장 휴식을 포함한 대사 회복 효과를 얻을 수 있다. 그러므로 조금 더 클린한 식단이 바람직하다.
  ◦ 공복을 24시간 이상 길게 이어가는 것 자체가 어려운 사람들은 배가 고플 경우 순

수한 지방만 들어 있는 사골 국물 같은 것들을 허용할 수도 있다.
- 물이나 차는 충분히 마신다.
- 대부분의 약이나 영양제는 공복 자체와 관련해선 큰 영향이 없다. 다만 생선 오일과 같이 순수한 지방이 미량 함유된 영양제의 경우 칼로리가 있기에 단식이 끝나고 먹는 것을 권장한다.
- 제로 음료, 무설탕 음료 : 단식을 방해할 수 있기 때문에 장기 단식 중에는 마시지 않는다.
- 커피
  - 당이나 우유를 첨가하지 않은 블랙커피, 아메리카노는 허용 가능하다.
  - 카페인을 과잉 섭취하지 않도록 주의해야 한다.
  - 단식의 목적 중 하나가 위장 치료인 경우 커피를 제외한다.
  - 커피를 허용할 경우에도 단식이 18시간 이상 진행된 상태에서는 커피를 마시지 않는다. 공복 시간이 길어지면 교감신경을 활성화하는 호르몬의 분비가 자극되기에 카페인까지 섭취되면 몸이 과활성화될 수 있다. 또한 카페인을 마시지 않는 것은 신장의 부담을 줄이는데도 의미가 있다.

(4) 물과 소금을 충분하게 섭취한다

긴 공복을 유지할 때는 물과 소금을 충분히 섭취해야 한다. 여기에는 3가지 이유가 있다.

① 음식의 섭취가 부재하기에 원래 우리가 음식을 통해서 자연스럽게 섭취하던 염분 섭취가 부재하다.

② 인슐린 수치가 낮은 상태가 길게 유지되면 몸이 붙잡고 있던 수분과 전해질이 어느 정도 빠져나간다.

③ 수분이 부족해지면 몸이 배가 고프다는 느낌을 키울 수 있다. 반대로 수분이 주는 포만감은 식욕 조절을 쉽게 만든다.

특히 단식을 처음 하는 경우 전해질 불균형 이슈가 발생할 가능성이 높다. 단식 초반의 부작용 중에서는 나트륨 섭취만으로 해결되는 것들이 많다. 이를 방지하기 위해 의식적으로 물과 소금을 적절하게 섭취한다. 물은 하루 2~3L 정도 마시고, 하루 1~2회 소금 0.5 티스푼 정도를 물에 타서 마시는 것을 권장한다. 그리고 단식 전 식사 때 음식에 간을 충분하게 하는 것도 좋다.

※ 소금(염화 나트륨)의 나트륨은 체액 균형, 물질 교환, 근육 수축 등에 중요한 미네랄이다.

(5) 충분한 휴식을 취한다

단식을 통해 몸이 치유되는 동안 몸에 어느 정도의 부하가 있을 수 있다. 이 기간 격렬한 신체 활동이나 과중한 업무는 피하는 게 좋다. 그렇다고 해서 가만히 누워 있거나 집에만 있으면 음식 생각이 너무 날 수 있고 밤에 잠이 잘 안 올 수 있다. 가볍게 산책을 하고, 사람을 만나서 차를 마시고, 소일거리를 하거나 취미 활동을 하면서 부지런하게 움직이는 것이 좋다. 개인적으로는 장기 단식 중 여행을 하거나, 가벼운 트래킹이나 등산을 하는 것을 추천한다.

2) 보식

(1) 소개

- 보식은 단식을 끝내고 먹는 음식을 의미한다. 단식을 끝내는 첫 식사뿐만 아니라 향후 24시간 정도의 섭취 내용을 아우른다.
- 보식을 통해 단식 중 세포 청소를 포함한 체성분(지방, 글리코겐, 단백질) 분해가 활발히 일어난 몸에 연료와 재료를 채워주고 미량 영양소(비타민, 무기질)도 충분하게 채워준다.
- 단식은 보식에서 완성된다. 보식은 매우 중요하다.

(2) 기본 원칙

- 메뉴의 기본 특징
  - 단백질이 풍부하다.
  - 부드러워서 소화하기 쉽다.
  - 포만감이 좋다.
  - 충분한 수분과 염분을 공급한다
- 식사를 통해 미량 영양소를 잘 보충한다.
  - 나트륨, 칼륨, 칼슘, 마그네슘, 비타민
  - 요오드 : 갑상선 호르몬의 재료로 김 등의 해조류에 풍부
- 본 식사 전 쉬고 있던 소화 기능을 천천히 깨워서 부담을 줄여야 한다. 첫 끼는 약간 아쉽게 먹고, 섭취량을 점진적으로 늘린다.
  - 추천 방법 : 단식 후 최초 식사의 30분에서 몇 시간 전에 포만감을 달래는 음식을

조금 먹는다. 이렇게 미리 살짝 포만감을 채워 놓음으로써 메인 식사 시간이 되었을 때는 이미 어느 정도 포만감이 올라와 있게 만든다. 이때 일반적인 에피타이저나 간식과 같이 식욕을 더 크게 만드는 음식들은 피하는 게 좋다.
  - 메뉴 예시 : 아보카도 + 올리브오일 + 소금, 두붓국, 사골국, 올리브 절임 등
- 장은 미리 봐놓는다.
  - 보식을 미리 계획해놓고 준비해놓자. 미리 준비하지 않으면 막상 먹어야 할 때 아무 음식이나 먹을 가능성이 높아진다.
  - 외식 메뉴는 좋은 보식 선택지가 많지 않으며, 경제적으로도 집에서 해 먹는 게 유리하다.
- 보식을 통해서 탄수화물을 어느 정도(끼니 당 밥 1공기 정도) 섭취해도 괜찮다. 이는 글리코겐 충전 및 회복에 효과적이다.

(3) 주의

- 소화관에 자극적인 양념(고추, 마늘, 파, 양파 많은 음식) 피하기
- 샐러드나 식이섬유가 너무 많은 음식은 소화하기에 부담스러울 수 있다
- 단식 후 몸이 충분히 회복할 때까지 며칠 이상은 금주
- 금지 음식은 이때 더욱 금지
- 보식을 할 때 체중이 증가할 수 있다. 이는 수분과 글리코겐이니까 너무 두려워하진 말자. 원래 있어야 할 친구들이 잠시 나갔다가 들어온 것이다. 체지방이 갑자기 그렇게 빨리 늘어날 수 없다.

(4) 추천 메뉴 예시

- 수육 : 부드러워서 소화하기 좋고, 포만감이 좋으며, 단백질과 지방도 풍부하다. 새우젓이랑 같이 먹으면 염분 섭취도 쉽게 할 수 있다.
- 사골국, 도가니탕, 국밥 : 다데기 없이 소금 간을 충분하게 한다.
- 닭 백숙, 삼계탕
- 생선구이, 생선찜
- 버섯 구이 : 기름을 충분히 두르고 버섯을 굽는다.
- 생선국 : 황탯국, 북엇국 등
- 미역국(해조류국) : 국에 소고기 또는 두부(두부면)를 추가해서 단백질을 추가한다
- 채소를 넣은 달걀찜
- 순두부찌개(양념 적게)
- (탄수화물 허용 시) 밀가루를 쓰지 않은 쌀국수
- 잘 익은 아보카도 + 올리브오일 + 약간의 소금
- 코코넛 오일/MCT 오일이 들어간 메뉴 : 케톤 생성을 위한 재료를 빠르게 공급하고, 세로토닌과 멜라토닌의 합성을 촉진한다.

3) 간헐적 회복식

(1) Dose 이슈에 대해

지난 5년간 간헐적 단식(공복) 및 저탄수화물 식단과 관련된 방법론들이 많이 나왔다. 적절한 공복 시간을 확보하고 탄수화물 섭취량을 조절하는 것이 대사 문제를 개선하는 데 효과적이라는 점은 명확하다. 이는 적절하게 실행될 경우 문제가 없다. 그런데 아직 인류는 간헐적 단식을 어떻게 실행하는 것이 정답인지 모른다.

그런데 세간에선 자신이 제안하는 저탄수화물 식단이나 간헐적 단식의 방법이 정답인 것처럼 이야기하는 경우가 있다. 또는 이런 식단 방법이 마치 만능 수단인 것처럼 이야기하거나, 많이 할 수록 좋다는 방식의 주장을 하는 사람들도 있다. 하지만 이는 사실이 아니다. 여전히 우리는 최적의 방법이 무엇인지는 알지 못한다.

건강한 습관이든 약물이든 적절한 사용량$_{Dose}$이 있다. 예를 들어 운동이 건강에 좋다고 해서 매일 3~4시간씩 하는 것이 몸에 좋은 게 아니다. 지나친 훈련은 오히려 몸에 문제를 만들고 훈련 성과를 떨어뜨린다. 적절한 운동의 강도와 분량이 있을 것이며, 운동을 하지 않는 시간에는 적절하게 휴식하는 것이 중요하다.

그리고 개인마다 상황과 조건이 다르다. A라는 사람에게는 맞는 게 B에게는 맞지 않을 수도 있다. 동일한 사람의 케이스에서도 몸 상태와 우선 순위가 다를 수 있다. 탄수화물 섭취량과 공복 시간을 조절하는 데 있어서 모든 사람에게 적용되는 양, 강도, 빈도에 대한 절대적인 답은 존재하지 않는다.

그래서 나는 간헐적 단식과 저탄수화물 식단을 실행할 때 조심스러우면서도 섬세한 접근이 필요하다고 생각한다. "해를 끼치지 말라 Do No Harm." 이건 의학의 기본 원칙이다. 어떤 의술이나 약물을 처방할 때 누구에게 문제를 일으키는 것을 조심해야 한다.

나는 간헐적 단식이나 저탄수화물 식단을 실행할 때 반드시 고려되어야 하는 것이 몇 가지 있다고 생각한다. 그중 하나는 '간헐적 회복식'이다.

(2) 간헐적 회복식이란?

다이어트 과정에서 가끔 총 섭취량 또는 탄수화물 섭취량을 늘려주는 것이다. 일정 기간 다이어트 행위가 몸에 주는 부담을 줄여주고 몸을 회복하는 시간을 갖는 것이다. 고강도의 운동을 하고 나서 하루이틀 푹 쉬는 것과 비슷한 목적이다. 이를 통해
- 글리코겐을 채워주고
- 인체 단백질을 재건하고
- 대사량을 끌어 올려주고
- 혹시 섭취가 부족했던 영양소가 있다면 더 채워준다.

장기 단식을 종종 하는 경우, 긴 단식 전후 상황, 저탄수화물 식단을 장기간(6개월 이상) 진행하는 경우 회복식은 더 중요하다.

간헐적 회복식을 가질 때는 글리코겐이 충전되고(이로 인해 체중이 증가할 수 있는데 이는 수분량이니 그렇게 걱정할 것은 없다) 체지방 분해 작용이 멈출 수 있다. 이는 단기적으로는 감량 속도를 늦출 수 있다. 하지만 우린 안전하고 건강하게 나아갈 것이다. 우린 회복식을 통해 다이어트를 하면서도 건강 상태를 최적으로 유지할 수 있으며, 요요 현상의 주 원인인 대사 적응을 방지할 수 있다.

(3) 회복식 가이드

- 식단 : 회복식 기간 동안 식단 내용(탄수화물 섭취량, 섭취 열량, 끼니수, 공복 시간)을 다소 여유롭게 조절한다. 예를 들어, 하루 1~2끼를 먹었다면 3끼를 먹어줄 수 있고, 하루에 밥을 한 공기만 먹었다면 2~3공기로 늘려줄 수 있을 것이다.
- 진행 기간 : 1일~3일
- 빈도는 각자 공복 시간, 탄수화물 섭취량을 조절하는 정도와 신체 활동량에 따라서 다음 중 선택한다.
  ⓐ 주 1회
  ⓑ 2주 1회
  ⓒ 월 1회
  ⓓ 분기 1회

- 추천 타이밍 : 가족 또는 지인과 식사 일정이 있거나 여행 중일 때처럼 식사를 자유롭게 가지는 게 의미가 있는 시간이 있다. 미리 그런 시기에 맞춰서 간헐적 회복식 일정을 가지면 좋다. 이렇게 사람들과 교류하고 즐기는 것 또한 삶에서 소중한 일부다. 인생에는 다이어트 외에도 소중한 게 많다.

❓ 이때는 나쁜 음식을 먹어도 되나요?

회복식은 좋은 음식을 충분하게(또는 그것보다 약간 많이) 먹는 것이다. 만약 정말 오랜만엔 '나쁜' 음식을 너무 먹고 싶다면 굳이 말리지는 않을 것이다. 식단 유지가 너무 어려운 사람이 이렇게라도 욕구를 해소해서 이후 여정을 잘 진행할 수 있다면 그게 나을 수도 있다. 단, 스스로 원칙을 명확하게 정하길 바란다. 여러분은 현명하게 판단할 수 있는 힘을 가지고 있고 결과에 대해서도 책임질 수 있다.

4) 주의점

(1) 장기 단식을 하면 안되는 사람이 있다

- 임신 준비, 임신, 모유 수유 중인 엄마, 모유 수유 중인 엄마 : 임신 전후는 비우기보다는 재우는 게 중요한 시기다.
- 성장기/청소년기 아이 : 성장기는 필요한 음식을 충분히 먹고 체성분을 합성하는 게 중요한 시기다. 다만, 미성년자가 비만의 정도가 심할 경우에 한해서 공복을 12~16시간 정도로 유지하는 식단을 실행해볼 수 있을 것이다. 24시간 이상의 공복의 경우 의료 전문가의 조언 하에서만 실행할 것을 권한다.
- 저체중인 사람 : 몸에 체지방량이 부족하기 때문에 단식을 하기에 적절한 조건이 아니다. 살과 근육을 조금 더 붙여서 건강할 때 시작한다.
- 식이장애 보유자 : 불가능하진 않지만 주의가 필요하다.
- 1형 당뇨를 포함한 기존 질병 보유자 : 의료 전문가의 동의와 조언 하에만 실시할 것을 권한다.

(2) 점진적 과부하의 중요성

하루 12~16시간 정도의 짧은 공복부터 시작해서 천천히 공복 시간을 조금씩 늘린다. 긴 공복이 어려운 사람은 하루 16~18시간 음식 섭취를 제한하는 것을 최소 3개월 동안 하면서 몸 상태가 나아지는 것을 체크한다. 이런 긴 공복이 몸에 충분히 편해졌을 때 단식을 시도해본다.

(3) 단식은 약이자 치유 방법이다.

단식은 단순히 열량 제한을 통한 다이어트 방법이 아니다. 몸의 대사적 문제를 해결하고, 질병의 위험을 낮추기 위해서 하는 치유 행위다.

(4) 잘못된 단식은 문제를 유발할 수 있다.

잘못된 단식은 문제를 일으킬 수 있다. 이 사실은 건강에 좋은 활동인 운동에 비유하면 이해하기 쉽다. 아래의 문장에서 운동이라는 단어에 단식을 대입해보길 바란다.

- 운동을 전혀 안 하던 사람이 처음 운동을 할 때는 정확하게 수행하기 힘들다. 적응하는데 시간이 필요하며 능숙해질 때까지 꾸준한 반복이 필요하다.
- 운동을 전혀 안 하던 사람이 갑자기 운동을 시작하면 운동 후 근육통이 더 심하다.
- 운동 자체뿐만 아니라 운동 이후에 잘 먹고 쉬는 것도 중요하다.
- 제대로 된 방법으로 수행하지 않으면 다칠 수 있다. 그래서 처음 하는 사람은 기본기부터 잘 닦아야 한다.
- 자신의 몸이 견딜 수 있는 것에 비해 지나치게 높은 부하로 수행하면 다칠 수 있다. 이는 숙련자에게도 예외가 아니다. 점진적으로 운동 강도를 올려나가야 한다.
- 운동을 지나치게 자주 하면 부작용이 있다. 무조건 많이 할수록 좋은 게 아니다.

- 준비 운동과 워밍업은 중요하다.
- 자신이 좋아하고 컨디션이 좋은 운동이 가장 좋다.

(5) 임신 전후가 아니더라도 여성의 탄수화물 제한과 간헐적 단식은 주의가 필요하다.

　남성과 여성의 몸은 다르다. 여성의 몸에는 생명 잉태를 위해서 갖춰진 시스템이 있다. 단식은 비우는 행위인 만큼 조금 더 보수적이고 안전하게 가져가야 한다.

(6) (폐경 이전) 여성은 생리 주기에에 맞춰서 단식을 하는 것이 안전하다.

(생리 주기 28일 기준)
- 생리 종료 ~ 배란일 전 : 큰 상관 없다
- 배란일(다음 생리 예정일 -14일)부터 일주일 : 시간 제한 섭취를 하되 18시간 이내로 진행하며, 긴 단식은 하지 않는다.
- 배란 이후부터 생리 전까지 : 큰 상관 없다
- 생리 기간 : 시간 제한 섭취는 가능하며, 긴 단식은 하지 않는다.

(7) 생활 습관 변화를 시작하기 전 몸의 상태를 기록한다.

단식은 몸에 어떤 부하를 줄 수 밖에 없다. 그러므로 습관 변화를 시작하기 전에 몸 상태를 점검할 필요가 있다. 내 몸에 문제가 없는지, 또는 조심해야할 부분이 있는지 체크해야 한다. 이때 확인한 결과를 잘 기록해두고 시간이 충분히 지나서 한번 더 건강 상태를 체크하고 과거와 비교를 할 수 있을 것이다. 그럼 식단이 몸에 어떤 변화를 만들어 냈는지 직접 확인할 수 있게 된다.

습관 변화 시작 전 실행 가능한 검사는 다음과 같다.
- (필수) 건강검진
- (필수) 체성분 검사(체지방량, 체중, 골격근량)
- 허리 둘레 체크
- 지연성 알러지 검사

(8) 길게 보고 시작한다.

간헐적 단식이 1~2주 또는 1달 만에 드라마틱한 결과를 만들어낼 거라고 기대하는 것은 욕심이다. 의미 있는 변화가 만들어지기까지 3달 이상 걸린다고 생각해야 한다. 망가진 대사 시스템이 하루아침에 바뀌지는 않는다. 우리는 천천히 제대로 바꿀 것이다.

(9) 각자의 몸이 가진 문제, 특징, 활동량, 그리고 개인의 일정에 따라서 단식의 정도와 빈도를 선택한다.

본 자료에서 전달하는 전반적인 가이드 안에서 자신의 상황에 맞게 디테일을 조정한다.

5) 입문자 추천 루틴 : 122 단식

(1) 끼니수

1주일(7일)을 주기로 끼니 수를 1 → 2 → 2 → 1 → 2 → 2 → R(회복식) 순서대로 가져가는 식단 조절 방법이다. 그날의 끼니 수만 지키면 충분한 공복 시간이 자연스럽게 만들어진다. 시간제한섭취와 간헐적 단식을 아울러서 안전하게 실행할 수 있다는 장점이 있다.

- 일정 예시
  - 월 : 1끼 ● 1일 1식
  - 화 : 2끼
  - 수 : 2끼
  - 목 : 1끼 ● 1일 1식
  - 금 : 2끼
  - 토 : 2끼
  - 일 : 좋은 식사 충분하게 ● 회복식

💡 많은 현대인이 3끼(또는 2끼와 간식)를 7일 먹고 있으니 주당 21끼를 먹고 있을 것이다. 위의 일정에서는 주당 12~13끼를 섭취하게 된다.

- 꼭 월요일부터 시작할 필요는 없다. 자신의 휴일이나 기타 스케쥴에 맞게 조정하면 된다.
- 각자의 맥락에 맞게 끼니 숫자를 조금씩 조정할 수 있다.
  - 예시 : 123123R

신체 활동량, 운동량 많은 사람들을 위한 팁

- 1안) 122에서 1끼씩 추가한다 → 233 단식
- 2안) 끼니수는 122에 맞추되 한 끼니에 많이 먹기
- 3안) 최적의 타이밍을 찾아서 간식 허용

---

(2) 7일차(R) 식단

- R로 표시된 7일차는 회복식을 가지는 날 Recovery Day 이다. 이날은 탄수화물 섭취량, 열량, 영양소의 질을 조금 더 충분하게 가져가도 괜찮다. 원할 경우 하루 3끼 식사도 가능하다.
- 단, 다음의 것들은 제한한다.
  - 첫번 째 S에서 설정한 나쁜 음식
  - 하루 탄수화물 210g(밥 3공기 분량) 이상 섭취

(3) 월 말일은 단식 실행

- 한 달의 마지막 날은 24시간 이상의 단식을 실행한다. 단식 전 마지막 식사 후 24~36시간 공복을 가진다. 월 1회 24시간 이상의 공복을 통해 세포 건강, 호르몬 민감도, 대사 유연성을 개선하고 질병 위험을 낮춘다.
- 예시 : 2022년 4월 30일은 토요일이다.
  - 토요일 12시(정오) 식사 → 일요일 12시(정오) 식사 ● 24시간 단식
  - 토요일 12시(정오) 식사 → 일요일 저녁 6시 식사 ● 30시간 단식
  - 토요일 저녁 6시 식사 → 월요일 아침 6시 식사 ● 30시간 단식
- 일정상 월 말일에 수행하기 어려운 경우 다른 날 단식을 실시해도 괜찮다.
- 해결해야 할 대사 문제가 큰 사람의 경우 월 말 단식 외에도 단식을 월 1~2회 추가할 수 있다. 단, 간헐적 단식 숙련자에 한한다.

4. Low Carb 탄수화물 섭취량 줄이기

1) 식재료 가이드

PB=프리바이오틱스(장내 미생물의 먹이)

괜찮아요

지질
- 올리브오일
- 아보카도 오일
- 코코넛 오일
- MCT 오일
- 달걀 노른자
- 육류 지방
- 생선 지방
- 크릴 오일
- 목초 비육 소의 버터
- 기 버터
- 카카오 버터
- 올리브유 마요네즈/소스
- 아보카도유 마요네즈/소스

단백질
- 적절한 조건에서 자란 가축의 고기
- 무항생제 달걀
- 수은 함량 낮은 생선/해산물
- 분리 유청 단백

채소/과일
- 아보카도 PB
- 아스파라거스 PB
- 양상추, 로메인 PB
- 샐러리 PB
- 미나리 PB
- 배추, 양배추 PB
- 발효된 백김치 PB
- 사워크라우트 PB
- 콜리플라워 PB
- 브로콜리 PB
- 당에 절이지 않은 베리류 과일 (딸기, 블루베리) PB
- 그린 바나나, 덜 익은 바나나 PB
- 코코넛(가루)
- 레몬, 라임
- 올리브

곡물/녹말
- 백미

기타
- 깨끗한 물
- 탄산수
- 히말라야 핑크솔트
- 천연 발효 애플사이다 식초
- 해조류(미역, 다시마, 김) PB
- 버섯 PB
- 커피, 방탄커피
- 허브차
- 코코넛 밀크
- 무설탕 다크초콜릿
- 피스타치오 PB
- 마카다미아 PB
- 아마씨, 햄프씨드 PB
- 차전자피
- 계피(시나몬)
- 강황
- 알룰로스
- 스테비아
- 허브
- 홀그레인 머스터드

나쁘지 않아요

지질
- 냉압착 들기름
- 냉압착 참기름

단백질
- 발효 콩(된장, 청국장, 낫또) PB
- 고온/고압 처리한 콩
- 두부(일반, 두부면, 포두부)
- 양/염소 유제품

채소/과일
- 양파 PB
- 대파 PB
- 쪽파 PB
- 발효된 양념 김치 PB
- 바나나
- 무화과 PB

곡물/녹말
- 당근
- 타피오카(카사바 전분) PB
- 고구마 PB
- 감자 PB
- 현미

기타
- 전통 방식 & 무첨가 간장 고추장
- 호두 PB
- 캐슈넛 PB
- 아몬드 PB
- 피칸 PB
- 헤이즐넛 PB
- 브라질넛 PB
- 나한과추출물
- 에리스리톨
- 후추

안돼요

유지류
마가린/쇼트닝
(부분 경화유)
식물성 가공 버터
에스테르화유
대두유(콩기름)
카놀라유
포도씨유/해바라기씨유
면실유/홍화씨유/유채씨유 등
위 기름을 사용한 마요네즈/소스/통조림
가공 식품에 "식물성 유지"라고
쓰여 있을 경우 확인 필요
발연점 이상 온도에서 가열한 기름
튀긴 음식
산패한 기름

단백질
글루텐
장 문제 있는 사람의
렉틴 섭취(글루텐 이외)
독소 미제거 콩
중금속 해산물
(수은, 카드뮴, 납)

채소/과일
독소 미제거 채소
(생 케일, 생시금치, 생근대 등)
농약을 완전히 제거하기
어려운 농산물

곡물/녹말
밀, 통밀
호밀, 보리
위 곡물 사용 식품
베이커리류
과자류
도넛
햄버거
샌드위치
토스트
면 요리
(라면, 국수, 파스타)
일부 쌀국수
일부 메밀국수(소바)
일반 씨리얼
튀김
전
어묵
밀 떡볶이
일부 스프
일부 소스
맥주

설탕/액상과당
가당 음료수
(탄산/이온/과일)
가당 우유
가당 요거트
아이스크림
가당 빵/디저트
가당 과자
가당 떡
가당 커피(믹스)
초콜릿, 사탕
대부분의 소스
샐러드 드레싱
당절임 과일
가당 주류
가당 에너지바
그래놀라
가당 스무디
가당 프로틴 음료

숨은 설탕
00 시럽
정백당
올리고당
비정제 원당/사탕수수
마스코바도
유기농 사탕수수
코코넛 슈가
코코넛 꽃 액즙
올리고당
덱스트로스
말토스
고과당

기타
아스파탐
수크랄로스
사카린
알러지 식품
술

주의가 필요하거나 논란이 있어요

유지류
항생제 사용 고기의 지방

단백질
콩류
유청농축단백
비정상 사육 동물성 식품

채소
GMO 농산물
가지
고추
오이
파프리카, 피망
토마토
생 새싹채소
마늘

곡물/녹말

기타
천연 버터를 제외한 유제품
말티톨
두유
MSG
생 꿀

2) 탄수화물 섭취 가이드

(1) 기본 정보

- 처음 저탄수화물 식단을 하면 그동안 포도당을 주 에너지원으로 쓰던 몸이 지방과 케톤 모두 에너지로 쓸 수 있는 대사 상태로 넘어간다. 탄수화물 제한 후 24시간을 전후로 이러한 연료 전환이 본격적으로 일어난다. 이런 과도기적 시점에서 지방 대사가 원활하지 않은 사람의 경우 컨디션이 최상이 아닐 수 있으며 특정 증상을 겪을 수 있다.

  ※ 이때 나타나는 증상 중 소금 부족의 문제인 것이 많다. 이 경우에는 소금 0.5~1 티스푼을 물에 타서 섭취해주면 빠르게 해결된다.

- 거의 모든 사람들의 몸은 대사 유연성이 떨어지는 상태일 것이다. 몸이 새로운 에너지 공급 체계에 적응하는 데 시간이 필요하다. 개인에 따라 2~7일 정도 지나면 어느 정도 적응이 되며, 대부분의 사람이 3~4주 정도면 키토시스에 충분히 적응한다.

- 저탄수화물 식단을 처음 하는 경우 첫 3달 정도는 탄수화물 제한을 꾸준히 해주면서 키토시스를 유지해주는 것을 권장한다. 이때는 키토시스와 키토시스가 아닌 상태를 오가는 과정이 다소 불편할 수 있다. 참고로 나는 저탄수화물 식단을 8개월 이상 지속했을 즈음 키토시스와 비키토시스 사이의 연료 전환이 편해졌다고 느꼈다. 식단 변화 후 6년이 지난 지금은 저탄수화물 식단과 일반 식단을 오가도 별 증상이 없다. (탄수화물을 많이 먹었을 때 약간 나른해지거나 설탕이나 밀가루를 먹었을 때 컨디션이 저하되는 증상은 있다)

- 탄수화물 섭취량은 순 탄수화물 섭취량을 기준으로 계산한다.
  - 순 탄수화물 = 총 탄수화물 – 식이섬유 – 0kcal 감미료
  - 순 탄수화물은 몸에 실제로 흡수되는 탄수화물의 양을 의미한다. 순탄수화물 계산이 필요한 이유는 식이섬유나 0kcal 감미료는 몸에 거의 흡수되지 않기 때문이다.
- 밥 200g은 탄수화물 200g이 아니다. 예를 들어 밥 210g(즉석밥 1공기)의 탄수화물 함량은 약 70g이다. 이를 기준으로 탄수화물량을 계산하면 편하다. 35g의 탄수화물은 밥 1/2 공기다.
- 탄수화물을 섭취하는 양, 빈도, 타이밍은 개인의 몸 상태와 생활 방법에 따라서 최적화할 필요가 있다. 일반적으로는 공복 시간이 길거나, 운동량이 많거나, 대사가 건강할수록 탄수화물 섭취 허용량을 올릴 수 있다. 아래의 내용은 비만한 상태에서 스타일스 다이어트를 실행하는 사람이 평소 하루 1~2끼를 먹는 상황을 기준으로 작성되었다.

(2) 섭취 가능한 탄수화물

① 채소와 해조류를 통해 식이섬유를 충분하게 섭취한다. 식이섬유는 장 내 미생물의 먹이가 되어 대사 개선에 유익한 효과를 제공한다.
  - ⓐ 잎 채소 : 샐러드에 들어가는 채소들
  - ⓑ 줄기 채소 : 아스파라거스, 양파 등
  - ⓒ 십자화과채소 : 브로콜리, 양배추, 배추, 컬리플라워 등
  - ⓓ 뿌리 채소(탄수화물 섭취량이 과하지 않도록 유의한다) : 고구마, 당근, 타피오카(카사바 뿌리), 당근, 무, 연근, 우엉, 마

ⓔ 해조류 : 김, 미역, 다시마, 매생이, 톳 등

ⓕ 참고) 일부 채소는 문제를 유발할 수 있으니 주의가 필요하며, 섭취 가능한 채소에도 적절한 조리가 필요한 것이 있다. 대표적으로 케일, 브로콜리, 양배추, 무순, 아스파라거스, 시금치, 콩(렉틴, 사포닌) 등이 있다. 이들은 적절한 조리가 필요하다.

② 백미 : 밥, 설탕/밀가루/문제의 기름을 모두 쓰지 않은 떡, 쌀국수, 쌀과자

③ 과일

 ⓐ 허용 가능 과일 : 당 함량이 높지 않은 과일들. 베리류 과일(블루베리, 딸기 등), 그린바나나, 덜 익은 바나나

 ⓑ 다이어터가 굳이 과일을 찾아 먹을 필요는 없다. 비타민은 양질의 단백질과 지방 공급원에 충분히 들어 있다.

 ⓒ 단, 채식인의 경우 미량 영양소 결핍에 대비한 섭취 전략이 필요하다.

④ 금지하는 탄수화물 : 설탕/액상과당, 밀가루(면, 빵, 과자), 당분 함량이 높은 과일

(3) 일일 권장 탄수화물 섭취량

여성 선택지
: 35g/ 70g/ 105g

탄수화물은 인슐린과 함께 몸이 에너지를 저장하게 만드는데 효과적인 조합이지만 이것이 무조건 나쁘다고 볼 수는 없다. 통제되지 않는 것이 문제이며 이것이 필요할 때가 있을 수 있다. 여성의 몸에서는 시기에 따라 에너지를 저장하도록 만드는 방향의 작용(식욕 증가, 탄수화물 섭취 욕구 증가,

체지방 합성)이 크게 일어난다. 이는 임신을 준비하고(배란과 그 이후) 생명을 잉태하기 위해서 몸이 충분한 에너지를 가지고 있는 것이 중요하기 때문이다.

그런데 다이어트는 에너지 저장과는 반대 방향의 행위다. 그래서 폐경기 이전 여성의 다이어트는 섬세한 접근이 필요하다. 몸의 리듬에 완전히 저항하는 것보다는 월경 주기를 중심으로 일어나는 몸의 변화에 맞추는 게 현명하다고 생각한다. 그러므로 저탄수화물 식단을 하더라도 평소 최소한의 탄수화물은 섭취해주고, 월경 주기에 맞춰서 탄수화물과 공복 조절을 전략적으로 실행할 수 있을 것이다. 대략적인 가이드를 전하자면 평소 식사를 하는 날에는 하루에 최소 밥 0.5 공기를 섭취하고, 배란기 즈음과 생리 기간에는 하루에 밥 1~1.5공기 정도의 탄수화물을 섭취하는 것을 권장한다.

여성은 특히 식단에 따른 몸과 컨디션의 변화를 주의 깊게 관찰하길 바란다. 답은 이 책이나 다른 전문가의 이야기가 아니라 여러분의 몸에 있다.

> **남성 선택지**
> : 0g / 35g/ 70g/ 105g/ 140g

- 0g(무탄수화물) : 남성은 단백질과 지질 섭취가 충분하다면 무탄수화물 식단도 무리가 없는 것으로 보인다. 키토시스에서는 케톤과 지방산이 에너지 공급의 많은 부분을 차지하며 필요한 포도당은 몸이 만들어 낼 수

있다. 무탄수화물 식단이 몸에 맞는 남성은 의식적으로 탄수화물을 섭취하지 않아도 괜찮다. 그리고 무탄수화물 식단을 의도한다고 해도 자연스러운 식사 맥락에서는 소량의 탄수화물이 함께 섭취될 가능성이 높다.
- 140g : 남성은 여성에 비해 필요한 열량이 더 많기에 밥 2공기 분량의 탄수화물까지 선택 가능하다.

3) 단백질 섭취 가이드

  스타일스 다이어트 중 양질의 단백질을 충분하게 섭취하는 것은 매우 중요하다. 우리는 적절한 공복을 통해서 세포를 청소하고, 주 2회 이상의 운동을 통해서 다양한 세포와 장기의 기능을 강화할 것이다. 이 과정에서 활발하게 분해된 단백질 조직을 원활하게 구축하기 위해서는 단백질 섭취가 중요하다.

(1) 기본 정보

단백질 권장량 산출의 어려움에 대해

일반적으로 권장되는 일일 단백질 섭취량에 대해 알려진 정보는 다음과 같다.
- 주류 영양학의 단백질 섭취량 관련 연구는 하루 3끼 탄수화물을 중심으로 먹는 식단을 중심으로 만들어졌다.
- 단백질은 몸의 재료이기에 각자 체성분 구성에 따라서 필요량이 달라

진다. 일반적으로 단백질 섭취량은 체중(kg)의 숫자에 0.8~2.5를 곱한 정도로 추천된다. 이 숫자는 권고안마다 약간의 차이가 있다.
- 하루 단백질 섭취량 상한선의 기준으로 1.6이라는 숫자가 종종 등장한다. 이는 근력 운동을 많이 하더라도 체중의 1.6배를 넘어가는 단백질 섭취가 추가적인 근합성에 기여하지 못함을 보여주는 데이터가 있기 때문이다.
- 누군가는 그냥 단백질을 많이 먹으면 되는 것 아닌가 하고 생각할 수도 있다. 하지만 단백질을 많이 먹는다고 그게 체성분 합성에 쓰이는 것은 아니다. 몸은 불필요한 단백질은 간과 신장에서 처리한 뒤 소변으로 내보낸다. 게다가 단백질의 과도한 섭취는 간과 신장에 부담을 줄 수 있고, 인슐린 자극을 지나치게 자극해서 감량을 방해할 수 있기에 적절한 양의 단백질을 섭취하는 게 필요하다.
- 다만, 어느 정도의 단백질 섭취량이 과한 것인지는 아직 논란이 있다. 건강한 사람의 경우 체중의 3배까지의 단백질 섭취도 문제가 없는 것으로도 보고 되지만 누군가의 몸에는 부담이 될 수도 있다.
- 우리 몸에는 단백질 창고가 있으며 단백질 배출량은 섭취량과 체내 활용 상황에 따라서 조절된다.
- 운동 직후에 단백질을 먹지 않는다고 해서 근손실이 일어나지는 않는다. 운동 후 근합성에 필요한 단백질은 단백질 창고에서 꺼내어 쓸 수 있다. 물론 체지방의 에너지를 제대로 쓰지 못하면서 저열량 다이어트를 하고 있다면 부족한 에너지를 근육에서 꺼내어 쓸 위험이 증가할 수 있다.

- 단백질은 급원별로 흡수율이 크게 다르다. 이는 실제 몸에 흡수 가능한 아미노산의 비율을 표현하는 DIAAS(Digestible Indispensable Amino Acid Score)값을 통해 참고 가능하다. 음식의 종류에 따라서 단백질 섭취량 대비 실제 흡수되는 양이 적을 수 있다.
- 일반적으로 식물성 식품의 단백질은 흡수율이 낮아서 단백질 섭취량의 25~50%, 동물성 단백질 급원은 100% 정도가 실제 흡수된다. 그러므로 오늘 단백질을 충분히 섭취했다고 생각해도 무엇을 먹었느냐에 따라서 실제로는 결핍 상황일 수 있는 것이다. 양을 떠나서 식물성 단백질은 류신과 같이 단백질 합성을 촉진하는 아미노산이 부족하다는 점도 반드시 고려해야 한다.

이런 배경 정보를 바탕으로 단백질 섭취량에 대해서 생각해보자.

가장 먼저 주목할 점은 스타일스 다이어트 식단의 맥락이 전통적 식단과 차이가 있다는 것이다. 스타일스 다이어트 중에는 공복 시간을 늘리고 탄수화물 섭취량을 조절한다. 이 경우 체내 생리적 반응이 전통 식단의 그것과 다를 수 밖에 없다. 스타일스 다이어트 중 몸에서 일어나는 변화는 체내 단백질 활용 양상에 큰 차이를 만든다.

한 달에 최소 한 번 이상 식사를 하지 않는 날이 있다는 점도 주목할 만하다. 예를 들어 체중이 60kg인 여성이 단백질을 3일 동안 매일 60g씩(체중의 1배수) 먹을 때와 90g씩(체중의 1.5배수) 2일 간 먹고 하루 단식을 하는 경우 3일간의 단백질 섭취량은 두 케이스가 동일하다. 단식의 내용에 따라서 배수 숫자가 바뀌어야 하는 이유는 여기에도 있다.

 단백질 섭취량에 있어서 하나의 정답을 찾는 것은 불가능하다. 모든 케이스가 다르며, 몸이 실제로 어떻게 반응할지 알 수 없다. 예를 들어, 간헐적 단식을 다룬 연구가 있어도 연구에 사용된 방법과 참가자들의 맥락은 우리가 실제로 행하는 방법 및 맥락과 차이가 있다. 공복의 내용과 방식이 다르고 식사 때 먹는 음식의 종류도 다르다. 운동을 하는지 여부와 운동을 한다면 얼마나 하는지도 필요한 단백질 섭취량에 영향을 미친다.

 그렇기에 나는 스타일스 다이어트 중에는 일반적 권고안보다 단백질을 조금 더 섭취하는 것을 권장한다. 각자가 진행하는 스타일스 다이어트의 세부 내용을 고려해서 단백질이 부족하지 않게 섭취하되 몸에 무리가 되거나 감량에 방해가 되지 않을 정도는 넘지 않는 것이다.

 다음 페이지의 단백질 섭취 권장안은 대략적인 감을 잡는 데 쓰길 바란다. 각자 식단을 이어나가면서 각자 몸의 변화와 반응을 주의 깊게 살펴보자. 여기에서도 결국 중요한 것은 탁상공론이 아니라 실제로 각자의 몸에서 어떤 일이 일어나느냐다.

> 💡 **대표 식품별 단백질/지방 함량**
>
> - 달걀 1개 : 단백질 6g / 지방 5g / 75kcal
> - 소고기 등심 100g : 단백질 20g/ 지방 14g/ 214kcal
> - 삼겹살 100g : 단백질 17g/ 지방 28g / 331kcal
> - 목살 100g : 단백질 23g/ 지방 19g / 269kcal
> - 고등어 100g : 단백질 19g/ 지방 9g / 167kcal
>
> 달걀 1개에는 6g, 육류/생선 100g에는 약 20g 정도의 단백질이 들어 있다고 기억하면 좋다.

(2) 권장 섭취량

아래의 권고안은 하루 1~2끼 식사를 기본으로 섭취 시간을 충분히 제한하며 월 1회 이상 장기 단식을 하는 사람을 기준으로 작성되었다. 각자의 상황과 맥락에 맞게 조정하길 바란다.

일일 단백질 섭취량

- 제안 : 체중 x 1.2~2g
- 예시 : 체중이 60kg인 사람의 단백질 권장 섭취량은 72g~120g이다.

제안 근거

- 우리는 동물성 식품을 통해서만 단백질을 섭취하지 않는다. 그런데 식물성 단백질은 흡수율이 상대적으로 낮다. 그러므로 우리가 아는 권장

량보다 단백질을 더 섭취해주는 것이 현명하다.
- 스타일스 다이어트 중에는 끼니 수가 줄어들고 월 1회 장기 단식을 실행한다. 이는 체성분(단백질, 글리코겐, 체지방) 분해를 활성화하기에 먹을 수 있을 때 조금 더 섭취한다.
- 특히 식단 변화 초반에는 단백질을 조금 더 섭취해주는 것이 의미 있다. 탄수화물 섭취가 줄어드는 만큼 단백질을 통한 당신생합성이 활발해지기 때문이다.
- 채식 주의자는 단백질 흡수율을 고려해서 위의 권장량보다도 넉넉하게 섭취해줘야 할 수 있다.

4) 지방 섭취 가이드

(1) 기본 정보

탄단지 섭취 비율을 통한 섭취량 계산 방식

많은 전문가가 영양을 이야기할 때 각자 나름의 탄수화물 : 단백질 : 지방의 섭취 비율을 권장한다. 이는 퍼센트 숫자 또는 몇 대 몇 대 몇의 방식으로 표현된다.

그동안 주류 전문가들이 이야기하는 영양소의 비율은 대부분 비슷했다. 전통적 영양학, 다이어트 패러다임에선 다량 영양소를 다음과 같은 비율로 구성한 식단이 '균형 잡힌' 식단이라고 주장한다.

　① 탄수화물 55~65%(2000년대 초반에는 70%까지도 권장했다)
　② 단백질 10~15%
　③ 지질 20~30%

저탄수화물, 키토제닉 다이어트 분야의 전문가는 전체 열량의 60~70% 정도를 음식의 지방을 통해서 섭취하는 것을 권장한다.

나는 고탄저지 식단이든 저탄고지 식단이든 탄단지 '비율'을 정한 뒤에 섭취하는 '양'을 계산하는 것은 큰 의미가 없는 행동이라고 생각한다. 우리가 사용하는 에너지를 어디에서 얻는지 보여주는 공식을 다시 떠올려보자.

　에너지 소모량 =
　음식 에너지 중 사용 가능한 E(탄수화물 + 단백질 + 지방)
　+ 체지방E 일부 + 글리코겐E 일부

우선, 단백질 섭취량은 체중을 기준으로 0.8~2.5배 사이에서 정할 수 있으니 양으로 고정 가능하다.

남은 건 탄수화물과 지방이다. 몸이 연료를 만드는 데 쓰는 주재료다. 그럼 이 둘을 각각 얼마나 섭취하는 게 좋을까? 그 비율은 어떻게 될까? 아직 인류는 여기에 대해서 정답을 내릴 만한 자료를 가지고 있지 않다.

탄수화물이 우월한 에너지원이라는 말은 편견을 가진 일부 사람들이 만든 착각이다. 인간이 탄수화물을 메인으로 에너지를 섭취해야 한다는 주장은 여전히 증명된 적 없는 가설이다. 심지어 탄수화물은 전혀 섭취하지 않아도 생존할 수 있지만, 지방과 단백질은 아예 섭취하지 않으면 몸에 문제가 생긴다. 그래서 필수 지방산과 필수 아미노산이라는 표현이 있는 것이다. 필수 탄수화물은 존재하지 않는다.

만약 저탄수화물 고지방 식단이 유해하다는 게 사실이었다면 지방 섭취량을 줄여야 하니 어쩔 수 없이 나머지를 탄수화물로 채워야 했을 것이다. 그런데 지방 자체는 유해하지 않다.

그리고 앞서 영양소 섭취 비율을 생각할 때 반드시 고려해야 하는 변수를 소개했다. 몸에 저장되어 있던 지방이다. 몸이 에너지로 쓰는 지방은 음식의 지방뿐만 아니라 이미 저장되어 있던 체지방에서도 나온다. 특정 시점에서 어느 정도의 체지방이 분해되는가에 따라서 몸에 공급되는 지방의 양은 바뀐다. 그럼에도 불구하고 우리가 먹는 지방의 양만 계산하고 조절하겠다는 것은 이상한 행동이다.

체지방이라는 변수를 고려한다고 해도 각자의 몸이 체지방에서 어느 정도의 에너지를 쓸 수 있을지는 예측하기 어렵다. 각자의 대사적 맥락에 따라서 체지방 분해량은 크게 달라지기 때문이다. 탄수화물 섭취량, 공복 내용, 활동 내용에 따라서 몸이 음식, 글리코겐, 체지방 중 어떤 에너지를 쓰는지는 크게 달라진다. 각자의 인슐린 저항성(세포가 포도당을 쓰는 효율을 보여준다)과 각자 몸의 체지방 대사 능력도 다르다(대부분 현대인의 몸은 제대로 못 쓴다) 이렇게 다양한 변수들이 크게 변할 수 있는 상황에서 체지방이 얼마나 분해될 지를 예측하는 것은 현실적으로 불가능하다.

예를 들어 지금 30시간째 공복을 유지 중인 사람의 몸은 '조금씩 여러 번 나눠 먹는 고탄수화물 저지방 다이어터'보다 더 많은 지방을 먹고 있을 수도 있다. 음식의 지방을 먹지 않는데도 다량의 지방을 공급받고 있을 수도 있는 것이다.

총 에너지 소모량의 변동성이 크다는 점도 문제가 된다. 탄수화물, 단백질, 지방의 섭취 비율을 정하는 것은 이 비율을 필요한 에너지의 총량 값에 곱해서 각각의 섭취 중량을 산출하기 위해서다. 그런데 총 대사량은 각자의 생활 습관과 대사 상황에 맞춰서 크게 바뀐다.

전통적 방식의 다이어터들의 몸에서 일어나는 대사 적응 효과를 다룬 논문에서 다이어트 중 대사량이 정상 대사량보다 300~500kcal 정도 떨어져 있었다. 이는 정상 대사량이 2,000kcal인 사람이 다이어트를 할 때 대사량이 1,500kcal까지도 떨어질 수 있다는 것을 의미한다. 더 큰 폭으로 대사 저하가 일어난 데이터도 존재하며, 다이어트가 끝났음에도 불구하고 대사량이 회복되지 않는 경우도 많았다. 반대로 에너지 섭취량이 많을 때는 오히려 대사량이 증가한다.

이렇게 대사량이 유연하게 변하면 탄수화물, 단백질, 지방의 비율이 고정되더라도 각 영양소의 섭취량은 너무 크게 변한다.

대사량이 달라진 2가지 상황을 가정하고 간단한 계산을 해보겠다.
- 설정한 영양소 비율 : 탄수화물 60%, 단백질 10%, 지방 30%
- 비교 상황 : 대사량이 1,500kcal로 떨어진 경우 vs 대사량이 2,500kcal로 올라간 경우
- 아래의 표에서 보이듯 2가지 상황에서 탄수화물 600kcal(150g), 단백질 100kcal(25g), 지방 300kcal(33g)의 오차가 생긴다.
- 탄수화물 오차 150g은 밥 2공기 분량의 탄수화물이며, 지방 오차 33g은 삼겹살 100g 분량의 지방이다.

총 칼로리	60% 탄수화물	10% 단백질	30% 지방
1500 kcal	900 kcal	150 kcal	450 kcal
2500 kcal	1500 kcal	250 kcal	750 kcal

이를 통해 탄단지 비율을 기준으로 영양소별 섭취량을 정하는 방식이 얼마나 불완전한지 확인할 수 있다.

이 상황을 20대 중반의 활동량이 적은 여성에게 적용해보겠다.

- 정상 상태에서 그녀의 총 대사량이 2,000kcal이더라도, 그녀가 과거에 했던 잘못된 다이어트 때문에 대사량이 1,500kcal 정도로 떨어져 있을 수 있다. ❇ 첫 번째 오차
- 그녀가 탄수화물을 어떻게 섭취하느냐에 따라서 체지방에서 어느 정도의 에너지를 태울지는 알 수 없다. 만약 탄수화물을 3끼로 충분히 먹는다면 깨어 있는 대부분의 시간 동안 체지방 분해가 어려울 것이다. 그러면 음식의 지방량만 계산에 넣어도 괜찮을 것이다. 그런데 그녀가 저탄수화물 식단을 하고 있다면 체지방 분해가 원활할 것이다. 이때는 체지방과 음식의 지방 모두가 지방 공급원이 된다. 이때 어느 정도의 지방을 먹어야 하는지 알 수 있을까? ❇ 두 번째 오차
- 탄수화물 섭취량과 별개로 인슐린 저항성이 어느 정도일지 알 수 없다. 인슐린 저항성이 높다면 제대로 쓰이지 못하고 살로 바뀔 지방량이 더 많을 것이다. ❇ 세 번째 오차

이런 상황에서 칼로리 계산, 지방 섭취량 계산이 정확할 수 없다. 그래서 나는 적정 칼로리 섭취량이나 지방 섭취량을 굳이 계산할 필요가 없다고 생각한다.

마지막으로, 우리가 탄단지 비율을 정하는 목적이 무엇인지 다시 떠올려봐야 한다.

전통 영양학을 믿는 사람이라면 설정 목적 자체가 모호하니 다시 고민해보길 바란다. 탄수화물을 전체 열량의 60% 정도로 섭취하며 지방은 상대적으로 적게 먹는 게 건강하다는 가설의 근거가 무엇인지 생각해봐야 한다. 차분하게 노트를 펼치고 앉아서 직접 확인한 팩트가 무엇이며 논리 체계는 어떻게 구성할 수 있는지 정리하는 시간을 가져보길 권장한다.

저탄수화물 고지방 식단을 따르는 사람이라면 탄수화물 섭취량을 충분하게 제한해서 체지방 대사를 원활하게 하고 키토시스가 주는 건강 개선의 효능을 누리기 위함일 것이다. 단, 이때도 음식의 지방을 많이 먹는 것 자체가 식단의 목적은 아니라는 것을 이해해야 한다. 지방 섭취 비율 70%와 같은 숫자는 인간의 머릿 속의 숫자일 뿐이지 몸의 실제 상황을 보여주지 못한다.

앞서 탄수화물과 단백질 목표 섭취량은 어느 정도의 근거를 가지고 정할 수 있었다. 하지만 이 또한 대략적인 값이며 정확하게 계산할 필요가 없다. 실제로 계산하는 과정에서 오차가 생기고, 실제 생활에서 정확하게 맞추는 것도 어렵기 때문이다.

결론

적절한 총 칼로리 섭취량과 지방 섭취량은 정하기 어렵다. 그러므로 다량 영양소별 섭취 비율과 양 또는 총 섭취 칼로리에 집착할 필요는 없다.

진짜 우리가 집중해야 하는 것은 다음과 같다. 대사를 망가뜨리는 생활 습관을 고치고, 좋은 음식을 먹으며, 적절한 공복을 갖는다. 그러면 몸이 알아서 적절하게 영양소를 처리할 것이다.

생활 변화에 따른 몸의 반응을 주의 깊게 관찰한다. 중요하게 관찰할 요소는 몸과 마음의 컨디션, 식욕과 포만감, 그리고 체지방량 변화다. 식욕이 안정화되고, 컨디션이 좋으며, 체지방이 감소하고 있다면 몸이 건강하게 작동하고 있다는 것을 알 수 있다. 반대로 컨디션이 떨어지고 문제 증상이 있다면 어딘가에 조정이 필요할 수 있다는 뜻이다.

여기에 더해서 1년에 한 번씩 건강 검진을 통해 몸의 상태를 확인한다. 검진 결과가 1년 전에 비해 나아졌다면 더 이상 고민할 게 없다. 약이나 수술 없이도 살이 빠지고, 건강해지며, 컨디션이 좋아지는 것보다 좋은 결과가 있을까.

(2) 에너지 공급/소모 시나리오 흐름

앞서 탄단지 비율과 칼로리 계산을 하는 게 큰 의미가 없는 이유를 설명했다. 하지만 정확하지 않더라도 다이어트를 시작하기 전에 한 번쯤은 자신의 식단과 신체 조건에 맞춰서 필요한 에너지량을 대략적으로 점검하는 것은 나름대로 의미가 있다. 이런 맥락을 이해한 상태에서 아래의 예시를 통해 설명한 흐름만 편하게 읽어보길 바란다.

① 전제는 무엇인가?
- 체중 : 현재 70kg이며 목표 체중은 60kg인 사람 (감량 목표 : 10kg)
- 간헐적 단식 : 2주에 한 번씩 36시간 단식
- 평소 끼니 : 하루 2끼
- 탄수화물 섭취량 : 하루 백미밥 1공기(저녁 식사에 섭취)

② 내 조건에 맞는 일일 대사량 평균값은 무엇인가?
- 여성 : 1,800~2,000kcal
- 남성 : 2,200~2,700kcal
- 참고 자료 : 에너지 권장량(2020년 한국영양학회 자료)

③ 대사 적응 효과를 반영한 실질 대사량(과 가장 유사할 것으로 보이는 값)은?
- (임의로 설정한 예시) 다이어트 중 예상되는 대사적응 효과 : 약 100~200kcal
- 실질 대사량(예상 대사량 − 대사적응 효과)
  i. 여성 : 1,800~1,900kcal
  ii. 남성 : 2,000~2,600kcal

④ 체지방 에너지는 어느 정도 쓸 수 있을까?(목표하는 체지방 분해량)

- 중요한 전제 : 탄수화물 섭취 내용, 공복 내용, 인슐린 저항성, 간 건강 상태
- 예시) 체지방 분해 칼로리 : 약 600~700kcal → 체지방 70~80g

※ 체지방 100g ≒ 870kcal

⑤ 총 섭취 칼로리를 얼마로 설정할까?

총 섭취 칼로리 = 실질 대사량 - 체지방에서 공급되는 에너지

(글리코겐은 계산 편의를 위해 제외)

목표 총 섭취 칼로리

- 여성 : 실질 대사량-(600 ~ 700) ▸ 1,800~1,900kcal-(600 ~ 700) = 1,100 ~ 1,300kcal
- 남성 : 실질 대사량-(600 ~700) ▸ 2,000~2,600kcal-(600 ~700) = 1,300 ~ 2,000kcal

⑥ 일일 탄수화물 및 단백질 섭취량

- 탄수화물 섭취량(칼로리) : 50g(200kcal)
- 단백질 섭취량(칼로리) : 체중의 1.2배 ⇒ 84g(336kcal)
- 지방 섭취 칼로리 : 목표 총 섭취 칼로리 - (200+336)
- 여성 : (1,100 ~ 1,300) - 536 = 564~764kcal
- 남성 : (1,300 ~ 2,000) - 536 = 764~1,464kcal

⑦ 나머지 에너지는 지방 섭취량으로 채우기

- 여성 : 63~85g(564~764kcal)
- 남성 : 85~163g(764~1,464kcal)

5) 탄단지 섭취량 (매우 대략적인) 설정 방식 요약

(1) 절차

① 실질 대사량 예측

② 신체 상태, 식단 목적, 체지방 분해 목표에 따라 탄수화물 섭취량 설정

③ 체중, 공복 유지 방식, 활동량에 맞게 목표 단백질 섭취량 설정

④ 남은 칼로리는 음식의 지방과 체지방으로 채운다.

(2) 탄단지

① 탄수화물 : 0~140g

② 단백질 : 체중 1.2~2배(g)

- 권장 배수 : 1.5배
- 최대 배수 : 2배

③ 지방 : 전체 목표 섭취 칼로리에서 탄수화물과 단백질의 칼로리를 뺀 값에 맞추기

6) 주의점/팁

① 탄수화물 섭취량을 줄이는 만큼 지방과 단백질을 잘 섭취해줘야 한다.

② 탄수화물을 무조건 적게 먹을수록 좋은 게 아니라 적절하게 섭취해야 한다.

- 상위 목적을 잊으면 안 된다. 스타일즈 다이어트의 4번째 요소인 L은 그 자체로 목표나 목적이 아니라 수단이다. 우리의 상위 목적은 대사 문제 개선과 함께 체지방을 충분히 감량하는 것이었다. 각자의 맥락과 목적에 따라서 섭취 내용과 빈도를 조절한다.
- 참고할 변수들
  - 식단 목적
  - 성별
  - 연령
  - 신체 활동(운동, 노동)
  - 체성분
  - 인슐린 저항성, 대사 활성도
  - 탄수화물 제한이 몸에 익숙한지
  - 탄수화물 제한에 대한 몸의 반응

③ 저탄수화물 식단을 항상 또는 평생 해야 하는 것은 아니다.

- 저탄수화물 식단은 몸을 치유하는 수단이다. 치유 기간 동안은 탄수화물 섭취량을 제대로 조절해주고, 몸이 충분히 회복되고 살이 어느 정도 빠졌다면 탄수화물 섭취량을 조금씩 늘려줄 수 있다.
- 이후에 탄수화물 섭취량을 어느 정도까지 늘리는 것이 최적인가에 대한 정답은 아무도 모른다. 어떤 사람에게는 여전히 저탄수화물 식단이 잘 맞고, 어떤 사람은 어느 정도 탄수화물을 먹어줬을 때 몸이 더 잘 기능하는 것으로 보인다.

- 이 또한 앞서 설명한 것과 동일한 변수들을 고려해야 한다. 참고할 변수들은 다음과 같다.
    - 식단 목적
    - 성별
    - 연령
    - 신체 활동(운동, 노동)
    - 체성분
    - 인슐린 저항성, 대사 활성도
    - 탄수화물 제한이 몸에 익숙한지
    - 탄수화물 제한에 대한 몸의 반응
- 계절이나 시기에 따라서 탄수화물 섭취량을 유동적으로 조절해주는 것도 의미가 있는 전략이 될 수 있다. 인류의 선조가 과거에 무엇을 먹었을지 한번 상상해보자. 당장 먹을 수 있는 것을 먹었을 것이다. 섭취할 수 있는 탄수화물의 양과 종류를 결정하는 것은 지리적 특성, 계절, 기후였을 것이다. 이는 약 2만 년 전 농경이 시작되고 발달하여 농업이 주 산업이었던 우리의 할아버지 세대까지도 마찬가지다. 농사가 가능할 때조차도 계절에 따라서 탄수화물이 풍부한 시기와 구하기 어려운 시기가 있었다.
- 내가 내리는 결론은 다음과 같다. 문제를 해결할 때 탄수화물을 확실하게 제한해주고, 가끔 충분히 먹어주기. 문제가 충분히 해결되고 나서는 각자 상황에 맞게 섭취량을 늘려주기. 섭취량을 늘려줬다고 해도 간헐적으로 탄수화물 섭취량을 충분하게 제한해서 인슐린 민감도를 적절하게 유지해주기.

④ **운동량에 대해**

- 현대인이 탄수화물 섭취량과 관련해서 중요하게 고려할 요소 하나는 신체 활동의 양과 내용이다. 스타일스 다이어트에서는 건강해지고 살이 빠지는 과정에서 운동

량을 늘릴 것을 권장한다. 운동량이 충분히 많아지고 인슐린 저항성도 정상화되었다면 어느 정도 탄수화물을 더 먹는 선택을 할 수도 있다. 반면, 활동량이 적거나 인슐린 저항성이 높은 사람들은 탄수화물 섭취량을 적게 유지할 필요가 있다.

- 나는 현재 최적의 건강 상태를 유지하는 것을 목적으로 주 2~3회 파워리프팅 기반의 운동을 한다. 운동 전날 저녁에는 의도적으로 탄수화물을 더 섭취해준다.
- 만약 운동을 전문적으로 하거나 운동량이 많은 사람이라면 이것보다 더 자주, 많이 먹는 선택을 할 수도 있다. 인슐린 민감도가 적절하고 간이 건강하다면 탄수화물을 적절하게 태우고 글리코겐 저장량을 조절하는 데 큰 무리가 없을 것이기 때문이다.
- 운동은 많이 하고 있지만 배가 나온 분들은 예외다. 이 경우에는 운동량은 충분해도 몸 내부가 건강하지 않을 가능성이 높다. (등산, 사이클, 또는 동호회 운동을 하는 중년 남성분들에게서 이런 경우가 많이 발견된다.) 혹시 운동을 끝내고 습관적으로 술을 마시고 있지는 않았는지 돌아보고 술과 탄수화물 섭취량 조절이 필요하다.

5. Exercise 운동
1) 기본 방법
(1) 내용

가벼운 산책과 메인 운동 2가지를 모두 실행한다

① **산책**
- 매일 최소 15분 이상 산책을 통해 혈액과 림프 순환을 활성화시킨다.
- 특히 이른 새벽이나 아침에 밖을 걸으면 대사 시스템을 일찍 깨울 수 있으며, 점심 시간 즈음에 걷는 것은 햇빛을 충분히 쐴 수 있다는 장점이 있다.
- 낮에 시간을 내기 어렵다면 하루 일과가 끝난 저녁에 편하게 산책로나 공원을 걷는 것도 스트레스 관리에 좋다.

② **메인 운동**
- 빈도
  - 최소 : 주 2회
  - 권장 : 3~4회
- 양 : 회당 20~45분(스트레칭, 웜업 시간 제외)
- 대사 개선을 위해선 근력을 동원하며 숨이 차고 땀이 많이 나는 운동을 추천한다.
- 대사 개선에 가장 효과적인 운동을 굳이 꼽자면 단시간(15~30분)의 '고강도 인터벌 운동'이다. 이런 운동은 대사를 활성화하는 호르몬을 충분히 자극하고, 글리코겐과 체지방 대사를 확실하게 열어주며, 대사 개선에 더 효과적이다.
- 이는 어디까지나 권장되는 내용일 뿐 각자가 좋아하고 꾸준히 할 수 있는 운동이 가장 좋다. 개별 운동의 효율을 따지는 것보다는 지속 가능한 운동 습관을 만드는 것이 중요하다.

2) 주의점/팁

① **잘 먹고 잘 쉬기**
- 운동의 효과는 운동 이후의 영양 섭취, 휴식, 수면에서 완성된다.
- 단식 중이 아니라면 운동 전후 48시간은 특히 더 좋은 음식을 섭취하자.

② **식단 변화 초기에는 산책 또는 가벼운 운동만**
- 탄수화물 조절이나 공복을 늘리는 식단 변화 초반 1~2주 정도는 운동을 하지 않는 것을 권장한다. 몸이 새로운 에너지 시스템에 적응하면서 어느 정도 부하를 겪고 있는 상태이기 때문이다.
- 쉬면서 몸이 잘 적응할 수 있게 육체적 부하를 줄여준다.
- 다만, 누워 있거나 집에만 있는 것보다는 산책이나 가벼운 활동들을 추가로 해주는 것이 낫다.

③ **다치지 않도록 조심하기**
- 운동은 건강에 좋지만 잘못 수행되었을 경우 다칠 수 있다. 몸에 좋자고 운동을 하는 것인데 다치는 것은 안된다.
- 특히 운동이 익숙하지 않은 과체중 또는 비만한 사람의 경우 러닝을 하지 않는다. 체중으로 인해서 관절을 다칠 수 있기 때문이다. 체중을 어느 정도 감량해서 관절 가동성을 높이고 나서 러닝을 시작할 수 있을 것이다. 지금은 가벼운 걷기 정도로 충분하다.
- 운동을 어느 정도 한 사람들도 운동 전 적절한 스트레칭과 웜업(5~10분 정도의 유산소 운동으로 몸 데우고 심박수 올리기)을 반드시 해주고, 운동의 강도를 높일 때 욕심내지 않도록 한다.
- 운동을 처음 배울 때 몸에 대한 이해도가 높은 선생님을 찾는 것이 중요하다.

④ 운동이 익숙하지 않은 사람들은 기본적인 신체 가동성과 기초 근력부터 키워야 한다.
- 가동성과 기초 근력이 부족한 상태로 높은 강도의 운동을 시작하면 다칠 가능성이 높다.
- 고도 비만인 경우 무리한 러닝이나 장시간의 걷는 행위가 하체 관절에 부담을 줄 수 있으니 주의한다.

⑤ 운동하기 좋은 시간은?
- 각자의 스케줄과 성향에 맞는 시간대가 가장 좋다.
- 단, 격렬한 운동은 대사를 활성화해 수면을 방해할 수 있으니 늦은 저녁이나 밤은 피하는 게 좋다.
- 만약 시간을 선택할 수 있다면 아침~이른 오후까지가 운동하기에 가장 적절하다. 코르티솔 농도가 충분히 높아 운동 효율이 좋다. 그리고 운동이 몸과 마음에 주는 긍정적 효과가 남은 하루 전반에 영향을 미칠 수 있으며, 야간 운동처럼 수면을 방해하지 않는다는 장점도 있다.
- 이른 새벽에 운동하는 경우 스트레칭과 웜업을 조금 더 충분하게 해줘서 부상을 예방한다.

3) 다양한 운동 선택지

운동은 처음 배울 때 좋은 선생님을 찾는 게 중요하다. 가능하다면 운동 시설에서 전문 교육자에게 배우는 것을 권장한다. 만약 그게 어렵다면 유튜브에서 운동 이름을 검색하고 좋은 선생님을 찾아보자. 요즘에는 유튜브에도 좋은 영상이 많다.

- 스트레칭
- 홈트레이닝
- 퍼스널 트레이닝(헬스, 필라테스, 기능성 운동)
    - 어떻게 좋은 선생님을 찾을까?
        - 내 몸 상태를 정확하게 이해하고 분석할 수 있으며, 좋은 운동 습관을 만들어 줄 수 있는 교육자를 찾는다.
        - 나쁜 PT 선생님을 거르는 방법은 온라인에서 조금 검색해보면 비슷한 이야기들이 많다.
        - 처음에 운동 목적을 물어보면 다이어트라고 하지 말고 좋은 운동 습관 만드는 것이라고 답하자. 다이어트 방법은 이미 이 책에서 설명했다.
    - 비용
        - 보통 20~40회를 기준으로 회당 5~8만 원 정도로 책정된다. 이 경우 2~4개월을 기준으로 100~300만 원 정도의 비용을 예상할 수 있다.
        - 비용이 부담될 수 있으니 첫 몇 달동안 열심히 배우고 이후에 혼자서 운동할 수 있는 습관을 만드는 것도 좋다.
        - 만약 예산에 여유가 있고 좋은 선생님을 찾았다면 조금 더 해도 괜찮을 것이다.
- 요가
- 걷기 30~60분(위의 운동이 부담스럽다면 충분히 걷는 것으로 시작하는 것도 괜찮다)

💡 운동을 배우는데 큰 돈을 지불할 만한 이유

- 운동 교습에 지출하는 비용은 저렴하지 않다. 하지만 이는 여러분의 인생에서 충분히 값어치 있는 투자다.
- 여러분이 앞으로 2~4개월 동안 운동을 배우는데 200만 원을 지출한다고 가정해보자. 여러분은 이 기간 동안 운동을 잘 배워서 평생 실행할 것이다. 이는 여러분이 앞으로 평생 건강하게 살 수 있게 만들 것이다. 이때 배운 운동이 향후 40년 동안 가치를 발휘한다고 가정하면 200만 원을 480개월(40×12개월)로 나눠서 지출한다고 생각할 수 있다. 이는 연 5만 원의 비용이다.
- 그리고 돈은 나중에도 벌 수 있지만 건강과 시간은 살 수 없다. 나이가 들어서 몸에 문제가 생겨서 병원에 가면 100~200만 원이 아니라 몇 천만 원이 쉽게 나간다.
- 한 번에 지출되는 금액이 크기에 부담스러울 수 있다는 것은 이해한다. 하지만 이게 인생이다. 자신의 인생이 소중하다면 어떻게든 방법을 찾아보자. 연 5만 원이다.

6. Sleep 잘 자기

1) 기본 방법

(1) 8시간 이상 자기

- 집중 감량 기간에는 대사 회복과 최적화를 위해 반드시 8시간 수면 확보
- 어려울 경우에는 최소 7시간 자는 것을 목표로 설정하고 점차 늘려나간다.

(2) 수면 방해 자극 줄이기

- 저녁 조명 관리 : 해가 진 이후에는 흰색 빛의 조명(백열등과 LED) 대신 주황색 빛(전구색)의 조명을 켜고 조도를 낮게 유지한다.
- 저녁 시간 전자기기 사용 조절 : 화면은 흰색 조명과 비슷한 원리로 수면을 어렵게 만든다. 전자기기를 사용해야 할 경우 블루라이트 차단 안경을 착용한다. 현재는 아마존에서만 구매할 수 있으며, 렌즈의 색이 투명한 것이 아니라 주황색인 것을 구매해야 한다.
- 자극, 걱정, 스트레스 관리 : 늦은 시간에 교감 신경계가 활성화되면 수면에 방해가 된다. 취침 전 과한 업무 처리도 수면을 방해할 수 있다.
- 늦은 시간 운동 등의 격렬한 활동 피하기 : 늦은 시간 격렬한 활동은 수면을 방해한다. 저녁에는 차분한 활동이 추천된다.
- 카페인 : 숙면을 위해선 아예 마시지 않거나 섭취량과 빈도를 조절해야 한다. 커피를 마시는 경우 오후 2시 전에 섭취를 마치는 게 좋다.

- 술 : 술은 쉽게 잠들게 해주지만 수면의 질을 떨어뜨리므로 주의한다.
- 수면 리듬을 깨는 일정 : 생체 시계를 중심으로 작동하는 일주기 리듬을 최대한 흩뜨리지 않는다.
- 낮잠 : 낮잠을 자면 수면 압력이 해소되어 밤에 깊게 자는 것을 방해한다. 잠은 밤에 충분하게 자고 낮잠은 최대한 피한다. 다만, 당장의 휴식이 더 중요한 경우 15분 정도 쪽잠을 자는 것은 괜찮다.
- 취침 전 2~3시간 사이에는 침대에 편안하게 눕지 않기. 잠들기 전까지는 피로를 지나치게 해소하지 않는다. 피곤하면 차라리 일찍 잔다.
- 취침 직전 수분 조절 : 자다가 소변 때문에 깨지 않도록 밤의 수분 섭취를 조절한다.
- 수면제/수면유도제 : 최대한 먹지 않거나 점차 끊을 수 있도록 노력해야 한다. 지금까지 나와 있는 대부분의 수면제는 효과가 미미하며 문제를 악순환시키면서 나타나는 부작용이 크다. 수면 개선 과정에서는 비약물적 습관을 고치는 것이 중심이 되어야 한다.
- 동거인과의 생활 조율 : 동거인이 있다면 저녁 시간부터 밤까지의 활동과 자극에 대해서 서로 합의하고 조율할 필요가 있다.
- 따로 자기 : 동침하는 사람이 있다면 각자의 방이나 침대에서 따로 자는 것을 권장한다. 둘은 같은 몸이 아니기에 수면 전이나 수면 중에 서로에게 방해가 될 수밖에 없다. 이는 수면 최적화를 위한 것이다.

(3) 숙면 유도 습관 따르기

- 낮에 최대한의 신체 면적으로 20~30분 햇빛 쐬기
- 낮에 충분한 활동으로 에너지 발산하고 적절한 피로 쌓기 : 하루에 에너지를 잘 쓰고 저녁에는 피곤해지는 게 정상이다. 운동량이나 빈도를 높여주는 것도 좋다.
- 좋은 영양 섭취
- 저녁 시간 따뜻한 샤워
- 취침 직전 릴랙스 루틴 : 명상, 차 마시기, 일기 쓰기, 스트레칭 등
- 수면 환경 최적화

    ① 빛 : 어둡게

    ② 온도 : 18~21도

    ③ 소리 : 없애기

    ④ 습도 : 30~50%

- 밤에 잠에 드는 게 어려울 경우 저녁에 탄수화물 섭취량을 조금 늘려주는 것도 도움이 된다.

(4) 일주기 리듬에 맞춰서 규칙적 수면 리듬 유지하기

　해가 뜨고 지는 것에 맞춰서 빛과 음식을 포함한 다양한 자극과 생활 습관을 관리한다. 생체 리듬을 일주기 리듬에 맞추는 게 안정적인 숙면에 가장 효과적이다.

안정적인 생활 리듬의 사례를 들자면 이렇다.

- 아침에 알람 시계 없이도 기분 좋게 일어난다.
  (+일어났을 때 에너지나 의욕이 넘친다)
- 아침 햇살을 충분히 받으며 몸이 자연스럽게 깨어난다.
- 낮에는 활발하게 활동하며 세상과 교류한다.
- 좋은 음식을 충분하게 섭취한다.
- 저녁이 되면 조금씩 졸리기 시작한다.
- 저녁에는 차분하고 평안한 시간을 보낸다.
- 하루를 정리하고 편안하고 쉽게 잠에 든다.
- 한 번도 깨지 않고 깊게 8시간을 잔다.
- 다시 아침에 기분 좋게 일어난다.

(5) 참고 자료

카페인 섭취 주의가 필요한 이유 4가지

① 뇌 아데노신 수용체 방해

우리가 졸리게 만드는 조건 중 하나는 앞서 살펴본 뇌 아데노신 농도의 축적이었다. 카페인은 아데노신과 분자 형태가 비슷하여 뇌의 아데노신 수용체에 결합할 수 있다. 카페인이 뇌 아데노신 수용체에 결합하게 되면 피로 물질인 아데노신이 신호를 주지 못하여 졸음이 억제된다. 이는 카페인이 졸음을 물리치는 원리다. 그리고 잠에 들더라도 카페인이 뇌의 깊은 수면을 방해해 다음 날의 생활에도 지장을 줄 수 있다.

카페인이 잠과 피로를 쫓는 원리

Ⓐ 아데노신
Ⓒ 카페인

카페인

아데노신 수용체

② 아데노신 폭풍

  카페인의 각성효과는 어디까지나 일시적인 현상으로 근본적인 피로 해결책이 아니다. 카페인으로 뇌를 속여도 뇌의 아데노신 농도는 증가한다. 카페인의 영향력이 사라지고 나면 다량의 아데노신이 폭풍처럼 아데노신 수용체에 결합하여 강한 피로감을 느끼게 된다. 이때 다시 카페인의 도움을 받으면 잠시 피로감이 해소되지만 헤어나오기 힘든 악순환에 들어가게 된다.

③ 코르티솔 분비 촉진

④ 도파민 분비 촉진

　도파민은 강심 작용, 호흡 및 중추신경 흥분작용, 이뇨작용을 일으킨다. 이는 커피가 기분을 좋게 만드는 이유 중 하나로 보인다. 다만, 이런 생리적 효과가 수면을 방해할 수 있다.

> 💡 **커피에는 어느 정도의 카페인이 들어 있을까?**
>
> 　2018년 한국 소비자원의 조사에 따르면 대표 커피 전문점의 아메리카노 카페인 함량은 평균 125mg이었다. 참고로 디카페인 커피에도 어느 정도의 카페인이 있는데 그 함량은 약 10mg 이하다.

2) 수면에 대한 생각

　어렸을 때 시골에 갔을 때가 생각난다. 저녁에 해가 산 너머로 지고 나면 바깥이 정말 깜깜했다. 그래서 야외에서는 할 수 있는 일이 없었다. 내가 할 수 있는 것은 가족들과 대화를 주고 받거나, 집에서 가져온 책을 읽거나 숙제를 하는 것 밖에 없었다.

　농사일을 마치고 돌아오신 할아버지와 할머니는 일찍 저녁 식사를 하셨고, 밤이라기보다는 저녁에 더 가까운 시간에 주무셨다. 그리고 4시즘 일어나서 그날의 농사를 준비하셨다. 어쩌면 이때 할아버지의 습관은 인류의 선조의 생활 방식과 조금 더 가까웠을 것이다.

오늘의 도시는 잠들지 않는다. 현대인은 늦은 시간에 수면을 방해하는 다양한 자극에 노출되어 있다. LED 조명, 스크린, 콘텐츠 속 자극적인 이야기, 음식, 스트레스 자극, 야간 업무, 격렬한 운동, 커피, 알코올 등. 어쩌면 저녁 시간 이후로 우리를 둘러싼 모든 자극이 우리의 숙면을 방해하는 것으로 보인다.

요즘 많은 현대인이 불면증이나 우울증을 겪는 것은 그다지 이상한 일이 아닐 수 있다. 이런 상황에서 깊고 안정적으로 자기 위해선 악착 같은 노력이 필요하다.

나는 수면 결핍과 수면 리듬 교란이 비만 외에도 다양한 대사 질환과 깊은 관련이 있다고 생각한다. 잠과 관련해서 특히 주목하는 것은 당뇨, 암, 뇌 퇴행성 질환(알츠하이머, 파킨슨 병 등의 뇌 신경과 관련된 문제), 그리고 우울증이다. 수면이 몸에 주는 효과를 생각해본다면 비정상적 수면이 장기간 이어졌을 때 이런 질병들의 위험이 증가하는 것은 명확하다. 이는 연구 데이터로도 증명이 되고 있다.

누군가가 암에 걸리는 이유가 잠 때문일 수도 있다.
잠의 중요성을 무시하고 세월이 흘러 후회할 때는 이미 늦다.

지금은 많은 사람이 수면의 중요성에 대해서 잘 모르고 있다. 특히 한국에는 잠을 아끼면서 부지런하게 사는 게 미덕인 것처럼 여기는 문화도 있다. 나는 고등학교 3년간 새벽 1~2시에 잠들고 6시에 일어나서 공부했다. 돌아보면 이는 굉장히 어리석고 위험한 행동이었다. 수면의 과학을 이해한다면 현재 학생들이 잠을 줄여가며 공부하고, 의료 현장에서 생명을 다루는 의료 전문가들이 잠을 제대로 못 자는 것이 비극이라는 것을 이해할 수 있을 것이다.

많은 사람이 잠이 보약이라고 '말'은 한다. 하지만 중요한 건 '행동'이다. 실제로 잠을 제대로 자려고 최선을 다하는 사람은 많지 않다. 잠이라는 것을 그냥 때가 되면 불을 끄고 눕는 정도로 생각하는 것이다. 며칠 잠을 못 자고 나서 휴일에 몰아서 자는 습관도 건강하지 않다.

지금은 거의 모든 사람이 자기 전에 핸드폰을 만지고, 컴퓨터를 하고, TV도 본다. 가끔은 늦은 시간에 음식도 먹는다. 건강 관리를 위해서 운동을 하는 사람들도 늦은 시간에 격렬한 운동을 하면서 깊은 잠을 방해한다. (심지어 근손실을 방지한다면서 늦게 무언가를 먹는다) 이 모든 게 우리가 수면의 원리와 중요성을 제대로 이해하지 못하고 있다는 것을 증명한다.

다시 한번 강조한다. 잠은 대사를 건강하게 유지하는 데 매우 중요하다. 건강하게 살고 싶다면 잠을 잘 자기 위해서 최선을 다해야 한다. 이는 이 책에서 가장 중요한 문장 중 하나다.

아마 10년 뒤에는(다이어트 사이언스 2032가 나올 즈음) 나뿐만 아니라 모든 다이어트 전문가들과 건강 전문가들이 수면을 '제대로' 다루고 있을 것이다. 내가 이렇게 자신 있게 말하는 이유는 최근까지 나온 수면 연구 데이터에 있다. 다이어트는 과학이다.

물론 현실적으로 불가피한 요소들이 있다. 예를 들면, 가족 또는 지인과 저녁 약속이 있거나 오늘 밤까지 끝내야만 하는 일이 있을 수 있다. 그럴 때는 어쩔 수 없다. 이런 것들도 삶의 소중한 일부다.

평소에는 수면 리듬이 너무 깨지지 않도록 노력하되 어느 날 리듬이 흔들렸다면 다시 바로 잡으면 된다. 그리고 저녁에 누구를 만난다고 해도 반드시 늦게까지 함께 있어야 하는 것도, 같이 음식을 먹어야만 하는 것도 아니다. 늦은 시간에 만났다면 따뜻한 차를 함께 마시면 되고, 식사를 하고 싶다면 되도록 휴일 아침과 낮에도 만날 수 있다.

특히 여러분은 스타일스 다이어트를 통해서 대사 문제를 집중적으로 고치는 과정에 있을 것이다. 지금 잠을 잘 자서 내 건강부터 회복해야 소중한 사람들을 오랫동안 건강하게 볼 수 있다는 점도 잊지 말자.

여기까지 오느라 고생 많았다. 오늘부터 평안한 밤 되길 바란다.

에필로그

에필로그 |

   나는 이 책을 통해서 전통 다이어트 패러다임의 오류를 증명하고, 새로운 다이어트 패러다임을 제시했다.

   가장 먼저 비만이라는 문제를 이해하는 데 필요한 정보들을 소개했다. 기본적인 생리학과 영양학 정보를 소개하고, 비만이라는 문제를 새롭게 정의했다. 이어서 〈다층 호르몬 연결망〉 모델을 통해 비만이라는 복합적인 문제 상황을 설명했다. 문제의 중심에는 다양한 호르몬과 효소가 있었다.

   나는 이런 대사적 문제의 해결 방법으로 〈STILES 다이어트〉를 소개했다. 스타일스 다이어트는 6가지 습관을 중심으로 대사 문제를 개선하고 불필요한 체지방을 분해한다.

- S : 대사 문제를 유발하는 음식 제한하기
- T : 적절한 공복 시간을 확보하고 먹을 때 잘 먹기
- I : 가끔 24시간 이상 단식하기
- L : 탄수화물 섭취량을 줄이고(140g/일 이하) 양질의 단백질과 지방을 충분하게 섭취하기
- E : 매일 산책하고 주 2회 이상 격렬한 운동하기
- S : 8시간 푹 자기

이중에서 중심을 잡고 있는 T와 I는 많은 사람이 간헐적 단식이라고 알고 있는 개념이다. 이 2가지는 대사 문제 개선과 체지방 분해 활성화에 중요한 역할을 한다.

몸이 건강하게 기능하려면 반드시 음식을 통해 좋은 연료와 재료를 섭취해야 한다. 특히 스타일스 다이어트 중에는 공복 시간을 늘리고 탄수화물 섭취량을 줄이기에 잘 먹는 것이 더욱 중요해진다. 탄수화물, 단백질, 지방 모두 중요한 에너지원이며, 음식의 질도 양 못지 않게 중요하다는 점을 잊지 말자.

간헐적 단식이나 탄수화물을 줄이는 식단을 처음 시도한다면 당연히 어려울 수 밖에 없다. 우리 모두는 365일 탄수화물 중심으로 3끼를 먹는 생활을 수십 년 동안 해왔다. 우리의 몸과 마음은 이런 생활에 맞춰져 있고, 여기에서 만들어진 대사적 리듬은 강력하다. 심지어 우리 주변의 식품 환경도 그렇게 맞춰져 있다. 이런 맥락에서 식단을 바꾸는 데는 충분한 노력과 시간이 필요하다.

우린 천천히, 하나씩 바꿔나갈 것이다. 긴 공복이 익숙하지 않다면 하루 공복 시간을 14시간부터 시작해서 점차 늘려본다. 저탄수화물 식단이 어렵다면 기존에 먹던 밥의 양만 조금씩 줄여나가 본다. 첫 3개월은 급하게 가지 않고 이런 변화에 점진적으로 적응한다. 3개월이 지나면 많은 게 편하고 익숙해질 것이다.

내가 여러분에게 요청하는 시간은 1년이다. 지금부터 1년 동안 점진적으로 습관을 하나씩 고쳐나갈 것이다. 1년 뒤 여러분은 다이어트에 성공할 뿐만 아니라 몸과 마음도 더 건강해져 있을 것이다. STILES 다이어트는 여러분이 과거부터 오랫동안 해왔던 다이어트 여정의 마지막이자 새로운 시작이 될 것이다.

앞으로 여러분은 우리가 하루하루 내리는 선택이 얼마나 큰 힘을 가지고 있었는지 깨닫게 될 것이다. 자신의 몸이 얼마나 큰 잠재력을 가지고 있었는지 발견하게 될 것이다. 이걸 직접 확인하고 나면 더 건강하고 행복하게 살고 싶어질 것이다.

STILES, 이 6가지 습관에 답이 있다. 내가 지금 이 순간에도 식단, 수면, 활동의 최적화를 통해서 누리고 있는 삶의 느낌을 여러분도 경험해보길 바란다. 오늘이 당신의 인생에서 중요한 분기점이 되길 바란다. 마치 나의 2016년이 내게 그랬듯.

나는 이 책을 세상에 내놓는 것을 시작으로 내 책상 밖으로 나아가려고 한다. 나는 아직 모르는 게 많고 부족한 것이 많다. 너 많은 사람을 만나서 더 많은 이야기를 듣고 배우려 한다.

언젠가 우리가 만나는 날이 있을 것이다. 혹시 그날이 온다면, 당신에게서 이런 말을 들을 수 있다면 좋겠다. 덕분에 삶이 조금 나아졌다고.

나는 그거면 됐다.

2022년 2월, 하나의 끝이자 새로운 시작점에서

겸

부록 I
자주 묻는 질문

? 간헐적 단식으로 다이어트를 하면 요요 현상이 일어나지 않는가? 대사량이 떨어지지 않는가?

이 책에서 설명한 STILES 다이어트 방법의 가이드와 주의 사항을 적절하게 따를 경우 요요가 발생할 리스크가 현저히 낮다. 대표 근거는 4가지다.

① 인슐린 저항성을 개선한다.
- 인슐린 저항성은 우리 몸에서 막힌 배수구와 같다. STILES 다이어트는 이 배수구를 뚫어서 대사를 원활하게 만든다.
- 인슐린 저항성을 개선하면 세포가 에너지를 효율적이고 활발하게 쓸 수 있게 된다. 에너지가 더 잘 타는 것이다.
- 그리고 세포에 적절한 에너지가 전달되며 혈당과 인슐린이 요동치면서 일어나는 식욕 롤러코스터가 없어지기에 식욕 조절이 더 쉬워진다. 섭취량 조절이 더 쉬워지는 것이다.

② 랩틴 저항성을 개선한다
- 랩틴 저항성도 우리 몸에서 막힌 배수구와 같다. STILES 다이어트는 이 배수구를 뚫어서 대사를 원활하게 만든다.
- 랩틴 저항성을 개선하면 대사량이 적절하게 늘어나며, 식욕과 포만감을 적절하게 느끼게 된다.

③ 건강 전반을 개선한다.
- STILES 다이어트는 렙틴 저항성과 인슐린 저항성 외에도 다양한 대사적 문제를 해결하고 에너지 대사를 더 원활하게 만든다. 몸이 더 건강해지게 되는 것이다.
- 전통적 다이어트는 단기적으로 살은 빠져도 건강은 오히려 나빠지는 경우가 많았다. 다음은 전통적 다이어트의 대표적 증상이다.
  - 대사량 저하
  - 컨디션 저하, 기력 저하
  - 예민함, 감정 문제, 우울증
  - 식욕 이상(식이장애), 식욕 조절 어려워짐, 음식 정보나 콘텐츠에 집착하게 됨
  - 안색이 나빠짐(보디빌딩이나 바디프로필을 준비하는 사람들에게서 자주 발견된다)
  - 장기 문제 발생
  - 체온 저하, 수족 냉증
  - 생리 불순, 난임, 불임
- 이렇게 건강이 나빠지게 만들고 식욕 조절 능력에 문제를 만드는 다이어트는 요요 현상이 일어날 수밖에 없다. 잠시 버티더라도 지속 불가능하다. 이는 STILES 다이어트가 대사 건강과 지속 가능성을 강조하는 이유이기도 하다.

④ 공급되는 에너지를 충분하게 만들어 대사량 저하를 방어한다.
- 실제로 우리 몸에게 의미 있는 건 우리가 입으로 넣는 에너지가 아니라 실제로 사용 가능한 에너지다. 우리의 몸은 최근에 먹은 음식의 에너지뿐만 아니라 기존에 저장되어 있는 에너지도 함께 쓴다.
- 전통적인 다이어트는 체지방을 분해하고 싶었지만 인슐린 자극을 제대로 조절하지 못했다. 탄수화물과 끼니에 대한 편견을 내려놓지 못했기 때문이다. 그래서 체지방 에너지를 제대로 꺼내 쓰지 못하는 상태에서 음식 섭취량을 줄이고

- 운동량을 늘렸다.
- 이때 몸에 공급되는 에너지는 극도로 부족할 수 밖에 없었고, 몸은 대사량을 크게 떨어뜨리는 반응을 한 것이다. 그리고 이런 에너지 공급 이상 상황이 장기간 이어졌을 때 떨어진 대사량이 다이어트 종료 후에도 회복되지 않는 결과가 발생하곤 했다.
- 반면, STILES 다이어트는 6가지 전략을 통해 체지방 분해 가능성을 높이거나 활성화한다. 이를 통해 몸은 체지방의 에너지를 충분하게 먹을 수 있게 된다. 충분한 에너지를 공급받기에 대사량 저하가 발생할 가능성은 낮아진다.
- 물론 STILES 다이어트 과정에서도 대사량이 줄어들 수 있다. 이때 중요한 건 해당 대사량 변화가 일시적인가 또는 장기적인가다. 단기적으로 대사량이 떨어질 수 있지만 문제가 될 정도가 아니면 걱정하지 않아도 된다.
- 그리고 한 가지 더 생각해볼 것은 '대사량은 높을수록 무조건 좋은가?'다. 나는 그렇지 않다고 생각한다. 대사량이 많은 몸은 연비가 높은 대형 트럭과 같다. 더 큰 자동차는 더 많은 연료를 사용하며 내부 자원을 더 빠르게 마모시킨다. 이건 활성산소와 관련된 내용을 알고 있는 분이라면 이해가 어렵지 않을 것이다. 체구가 작고 마른 일본 오키나와의 노인이 근육질의 보디빌더보다 더 건강하게 오래 사는 케이스를 떠올려볼 수 있다. (이 부분은 논리적 증명은 아니다)
- 자연의 동물들에게 필요한 건 무조건 많은 대사량이 아니라 상황에 맞게 적절한 대사량이었을 것이다. 이게 바로 대사 유연성이다. 각자의 몸마다 적절한 대사량이 있을 것이다. 몸은 우리가 대사를 교란하지 않고 건강을 회복시킨다면 적절한 대사량 지점을 찾을 것이다.

(?) 굶으면 기아 상태가 된다는 이야기에 대해선 어떻게 생각하는가?

구독자의 질문 : "제가 만났던 헬스 트레이너분들은 식단에 대해서 물어보면 너무 굶거나 주기적으로 식사를 하지 않으면 몸이 지방을 에너지를 비축해놓는 기아상태?!로 바뀐다고.. 꼭 세 끼를 규칙적으로 먹고 굶으면 장기적으로 안 좋다고 하시는 분들이 많았어요.. 이게 진짜 몸이 그렇게 인식하는지 궁금해요"

구독자의 질문 : "아직도 제 주변에는 간헐적 단식을 평생 할 게 아니라면 애초에 하지도 말아라, 세 끼를 건강하고 가볍게 먹는 것이 맞다고 하는 사람들이 너무 많아요ㅠㅠ 제가괜찮은데도 밥을 안 먹으면 쯧쯧거리는.. 시간이 되면 그들보다 더 잘 챙겨 먹는데 ㅋㅋㅋ 어떡하면 하루 한끼 하는 식사를 더 알차게 구성할 수 있는지 방법이 지금 최대 관심사입니당"

여기에 대한 답변은 앞의 답변과 궤를 같이한다.

(?) 부작용 증상(손 떨림, 쥐, 경련, 핑 도는 증상, 두통, 무기력)은 어떻게 해결하는가?

탄수화물 섭취량을 줄이거나 공복 시간을 늘렸을 때 일부에게서 나타나는 부작용에는 전해질 불균형 또는 결핍에 의한 것들이 많다. 이때 소금을 충분하게 섭취하면 증상이 빠르게 해결된다. 이와 별도로 음식 또는 영양제를 통해 칼슘, 마그네슘, 비타민D, 칼륨 섭취를 충분하게 해준다. 낮에는 햇빛을 충분하게 쐬어 비타민D를 충분하게 합성하는 것도 권장된다.

문제 발생 시 실행 프로토콜
- 물에 1-2티스푼 정도의 소금을 타서 마시고 15분 이내에 문제가 호전되는지 살펴본다.
- 혹시나 이렇게 해도 1시간 내로 증상이 사라지지 않을 경우 바로 단식이나 저탄수화물 식단을 중단하고 식사를 한다.

❓ 공복 시간이 길어지면 잠에 들기 어렵습니다. 심장이 콩콩 뛰고 깨어 있는 느낌. 어떻게 해야 하나요?

나도 30시간 이상의 단식을 할 때 이런 증상을 경험할 때가 있다. 이상한 상황은 아니다. 이는 단식이 아드레날린, 노르아드레날린과 같은 교감신경활성화 물질의 분비를 자극해서 발생하는 현상이다. 몸이 우리가 음식을 구하고 생존하는데 성공할 수 있게 각성시키는 것으로 보인다. 자는 게 중요한 상황이 아니라고 생각하는 것이다.

장기 공복으로 인한 수면 방해 증상이 지나치다면 몇 가지 조정이 필요하다.

- 기본 제안
  - 장기 단식 중에는 수면을 방해하는 자극을 확실하게 제거한다.
  - 장기 단식 중에는 숙면을 유도하는 루틴을 확실하게 지킨다. 특히 낮에 햇빛을

충분히 쐰다. 햇빛을 쐬면 합성되는 세로토닌은 잠이 오게 만드는 멜라토닌의 재료가 된다.
- 낮에 충분히 에너지를 소모하는 활동을 한다. 저녁에 몸이 피곤하게 만든다.
- 단식을 정오 전후에 시작한다.
  - 이 경우 밤 시간은 아직 깊은 단식에 들어간 상황이 아니라서 수면 문제가 생길 가능성이 낮아진다.
  - 예시 : 월요일 12시 식사 ~ 화요일 18시 식사 ⇒ 30시간 단식

• 위의 방법으로도 해결이 안된다면 단식 시간을 24시간 정도로 줄이고, 저녁 식사부터 단식을 시작한다. 잠을 잘 자는 게 중요하기에 단식 스케줄을 어느 정도 조정해도 괜찮다.
- 예시 : 월요일 18시 식사 ~ 화요일 18시 식사

• 위의 방법으로도 어렵다면 단식 중이더라도 저녁에 소량의 탄수화물을 먹어준다. 단식을 잠시 깰 수 있지만 양이 많지 않고, 수면 시간 동안 다시 장기 공복이 시작될 것이라 문제가 크지 않다. 잠을 잘 자는 것도 중요하기에 타협하는 것이다.
- 탄수화물 섭취량 : 5~25g
- 종류 : 고구마, 백미
- 예시 : 월요일 06시 식사 ~ (월요일 저녁 탄수화물 5~25g 섭취) ~ 화요일 18시 식사

• 자기 위해 누웠지만 15분 이상 잠이 안 올 경우
- 자리에서 일어나서 어두운 조도를 유지한 채 노랗고 어두운 조명(스텐드)을 킨다.
- 그 아래에서 독서, 노트에 생각 끄적이기, 명상, 차 마시기 등 차분하고 평안한 행동들을 해주는 게 좋다.

- 전자기기 사용은 금지한다.
- 취침 시간이 조금 늦어지더라도 이렇게 나를 위해 정돈하는 시간으로 조금 더 쓴다고 생각하자. 조급한 마음을 버리면 머지않아 잠은 찾아올 것이다.

❓ 장기 단식의 시간은 어느 정도가 적당한가?

목적과 맥락에 따라 다르며 정답은 아무도 모른다. 다만 나는 이렇게 36시간 단식을 월 1~3회 또는 분기 1~2회 정도로 나눠서 하는 것을 권장한다.

일부 해외의 단식 전문가들은 대사 문제가 큰 환자들(비만, 당뇨, 심혈관 질환 등의 정도가 큰 경우)에게 3~7일까지 단식을 처방한다. 하지만 문제는 국내에는 이렇게 긴 단식을 옆에서 지켜봐줄 전문가가 거의 없다는 것이다. 안전을 위해서 전문가 모니터링 없이 48시간 이상의 단식은 권장하지 않는다.

48시간 이내의 단식의 경우에는 기존에 몸에 문제가 있었던 사람이 아닌 경우 큰 무리가 없는 것으로 보인다. 단, 앞에서 언급했듯이 갑자기 긴 공복을 가지는 것은 바람직하지 않다. 하루 공복 시간을 14시간부터 점차 늘려보면서 최대 36시간 정도까지 늘려보는 것을 권장한다. 36시간 이상의 단식은 간헐적 단식이 최소한 1년 이상 익숙해졌을 때 시도해볼 수 있을 것이다.

❓ 교대 근무/ 야간 근무 종사자는 간헐적 단식을 어떻게 하면 좋을까?

쉽지는 않지만 최대한 깊고 안정적인 패턴으로 잘 수 있는 조건을 만드는 게 중요하다. 밤 9시에 출근하고 아침 6시에 퇴근하는 상황을 전제로 기본적인 가이드를 제안해보겠다.

① **퇴근 후 최대한 일찍 자고 일찍 일어나기**
- 예시) 07~15시 취침(8시간 수면)
- 예시) 08~16시 취침(8시간 수면)
- 예시) 09~17시 취침(8시간 수면)

② **수면 직전 햇빛 및 전자기기 노출 최소화**
- 퇴근 중 선글라스를 끼는 것도 가능하다. 여러분은 곧 자러 가야 한다.

③ **취침 4~5시간 전부터는 음식물 섭취하지 않기**(섭취는 근무 중간 또는 이전에)

④ **기상 후 해가 지기 전에 햇빛 충분히 쬐기**

⑤ **비타민D 영양제 섭취 : 부족한 비타민D 보충**

⑥ **출근 전 운동**
- 운동하지 않는 날은 산책

⑦ **일어나서 일찍 식사하기**
- 빛 뿐만 아니라 음식도 몸을 깨우는 자극이다. 기상 후 식사를 통해 몸이 하루의 시작임을 알도록 한다.

⑧ 아침에는 암막 커튼으로 빛을 확실하게 차단하고 기상 직후에는 최대한의 햇빛에 노출되기

식사 스케쥴은 다음과 같이 가져갈 수 있을 것이다. 핵심은 퇴근이 가까워지기 전이나 퇴근 후에는 식사를 하지 않는 것이다.
- 2끼 스케줄 : 기상 ▸ 운동 ▸ 식사 ▸ 출근 ▸ 근무 중 휴게 시간에 식사
- 1끼 스케줄 : 출근 전 또는 근무 중 1끼
- 3끼 스케줄 : 출근 전 2끼 + 근무 중 1끼

❓ 단식 후 폭식하는 습관을 고칠 수 있는 방법

단식 후 과식 또는 폭식이 일어나는데는 여러가지 이유가 있을 수 있다. 가장 중요한 것은 원인을 찾는 것이다. 원인이 무엇일지 스스로 한 번 찾고 해결하는 게 가장 먼저다.

그리고 폭식을 방지하기 위해서 도움이 될 만한 조치들을 몇 가지 소개한다.

- 단식을 잘 마무리하는 것이 중요하다. 단식 종료 시간 3시간 전 즈음에 가볍게 포만감 줄 수 있는 음식을 섭취하는 것을 권장한다. 그리고 본 식사 때는 탄수화물을 제한하고 단백질과 지방을 충분히 포함

해서 포만감이 좋은 음식을 든든하게 섭취하는 것을 추천한다. 이런 음식들의 포만감은 양적으로 질적으로 높다.
- 단식을 혼자 하지 않고 다른 사람들과 같이 하는 것도 도움이 될 수 있다. 보식도 다른 사람과 함께 먹는 것을 추천한다.
- 단식 수면과 스트레스 관리는 매우 중요하다. 스트레스가 통제가 안 되는 상황에서 식욕을 조절하는 것은 매우 어렵다.
- 식사 후 가만히 앉아 있거나 화면을 보지 말고, 밖으로 나가서 산책을 하거나 대외적인 활동을 한다.
- 도심을 벗어나서 평온하게 여행이나 트래킹을 하는 중에 단식을 하는 것도 추천한다.
- 식사 후 바로 양치질을 하거나 샤워를 하는 것도 식욕 조절에 효과적이다.

혹시 이로서도 개선이 안되면 단식의 정도와 빈도를 낮춰주고 조금 더 점진적 습관 조정이 필요하다.

만약 과거에 폭식증이나 거식증 등의 식이 장애를 경험한 적이 있다면 24시간 이상의 공복은 특히 조심스럽게 시작하길 바란다. 비교적 짧은 공복을 수 개월 동안 가져보면서 익숙해진 다음에 조금씩 늘리면 된다. 우리의 목적은 공복 시간을 늘리는 게 아니라 대사 문제를 고치는 것이다.

❓ 단식에 대한 연구가 충분한가? 신뢰할 수 있는가? 안전한가?

이 질문은 "비만 관련 대사 문제를 개선하기 위해서 공복 시간을 충분히 확보하고 가끔씩 24시간 이상의 단식을 하는 것이 타당한가?" 라는 질문으로 바꿔보겠다. 답은 그렇다.

우선, 이런 질문을 하는 사람들의 걱정은 2가지일 것이다. 동물 연구만으로 사람에게도 유익하다고 판단할 수 있는가? 사람을 대상으로 진행한 연구가 충분한가?

한 운동 생리학 유튜버가 쥐와 사람은 다르다고 말하면서 간헐적 단식을 비판하는 영상을 본 적이 있다. 인간과 쥐가 다른 존재인 건 맞는데 그런 주장은 과학의 접근 방법 자체를 부정하는 것이다. 원래 생물 연구는 (방식의 도덕적 옳고 그름을 떠나) 동물 연구에서 인체 연구로 넘어온다. 이건 과학 분야에서 생물학적 답을 찾을 때 사용되는 기본 방법이다. 대부분의 동물, 척추동물, 나아가 포유류가 공유하는 생물학적 공통점이 있기 때문에 과학계는 이런 식으로 답을 찾아간다.

그리고 사람을 대상으로 공복의 효과를 확인한 연구는 상당히 많다. 우리가 어떤 결론을 내리는데 필요한 데이터가 충분히 존재한다. 가지고 있는 정보를 바탕으로 어떠한 결론을 내리는 게 바로 논리적 추론이다.

확인된 사실은 무엇인가? 적절한 공복을 만들었을 때 인간의 몸은 인슐린 민감도를 유지하고, 저장된 체지방을 적절하게 분해할 수 있으며, 세포 안에서 문제가 되는 단백질을 분해할 수 있다. 특히 오토파지는 우리의 몸에 쌓인 단백질 쓰레기나 노폐물, 고장 난 기관들을 분해할 수 있게 만들어 체성분을 재건할 수 있게 만든다.

그럼 여기에서 얻을 수 있는 인사이트는 무엇인가? 인간이 살아가면서 적절한 공복을 만드는 것이 건강에 유익하다는 것이다. 나아가 이것이 질병에 걸릴 위험이나 수명에 미치는 영향도 어느 정도 유추할 수 있다.

현재 간헐적 단식을 중심으로 확보된 정보를 토대로 주류 영양학의 리스크도 추론해볼 수 있다. 나는 그동안 영양 패러다임이 권고해온 대로 하루 3끼와 간식을 365일 먹는 행위에 대한 리스크를 말하는 것이다.

오토파지만 놓고 이야기해보자. 주류 영양학의 제안을 따를 경우 세포 안에 단백질 쓰레기나 고장난 소기관이 생겨도 처리하는 게 어렵다. 특히 신경계에 쌓인 문제 요소들은 적절하게 분해되기 어렵다. 왜냐하면 끼니를 거르지 않고 하루 3끼 이상 다량의 탄수화물을 섭취하면 오토파지 활성화에 필요한 화학적 조건을 충족할 수 없기 때문이다. 이는 대부분의 현대인의 몸에서 깨어 있는 대부분의 시간동안 세포 내부 청소가 제대로 이루어지기 어려웠을 것이란 사실을 암시한다. 이런 상황이 장기간 이어졌을 때 비만, 당뇨, 암, 심혈관질환, 퇴행성 뇌질환 등의 리스크가 증가할 수 있다는 가설도 논리적으로 추론 가능하다.

그리고 내가 제안하는 것은 무분별한 절식이 아니며, 달성하고자 하는 목적과 근거가 명확하다. 나는 대사 문제를 개선하기 위해서 단식을 제안했다.

❓ 단식을 깨는 음식은 무엇인지?

질문자가 내리는 단식의 정의와 목적이 무엇이냐에 따라 다르다.

- 소화계 휴식 및 치유가 목적이다 → 물, 차 등을 제외한 물질 모두 안된다. 커피도 위와 장을 자극할 수 있어서 안된다
- 체내 문제 요소를 분해하고 청소하는 게 중요하다 → 인슐린 분비를 자극할 수 있는 것들 모두 최소화하는 게 좋다.
- 전반적인 건강을 위해서 한다 → 물, 차, 칼로리가 있는 음식, 제로 음료 정도 제한하는 게 일반적인 제안으로 적절할 것이다.
- 단식이 부담스럽다 → 장기 공복 중 건더기가 없는 사골 국물을 마시는 것도 괜찮다.

- 나는 완벽주의자다 → 물과 소금만 허용한다.

각자 상황에 따라 적절하게 선택할 것을 권장한다.

❓ 간헐적 단식을 하는데 살이 빠지지 않는 이유는?

다음의 항목들을 점검해볼 수 있다.

- ☑ 어떤 방식의 간헐적 단식을 하고 있는가?
  - 이런 질문을 하는 사람 중 많은 사람이 음식의 종류를 포함한 공복 이외의 습관 변화 없이 16시간 또는 18시간의 공복 유지만으로 살이 빠질 것이라고 기대하는 것을 볼 수 있다.
  - STILES 6가지 항목에 대해서 어떤 행동을 하고 있었는지 점검해보면 좋을 것이다.
- ☑ 나도 모르게 공복을 깨고 있진 않는가?
- ☑ 음식을 먹을 때 어떤 음식을 먹는가?
- ☑ 섭취하는 탄수화물의 양이 너무 많지 않은가?
- ☑ 전체 섭취량이 너무 많지는 않은가?
  - 체지방 분해가 가능한 조건이더라도 체지방을 꺼내어 쓰려면 섭취 에너지가 너무 많지 않아야 한다.
- ☑ 스트레스 또는 수면 관리는 적절한가?

위의 것들에 문제가 없는데도 오랫동안 문제가 해결되지 않는다면 단순히 단식만으로 해결할 수 없는 대사 문제일 것이다. 병원에서 전문가를 만나보길 권한다.

❓ 단식 중 면역력이 떨어질 때는?

외부 에너지 공급이 중단된 상황이 길어지면 몸은 당장 생존에 필요하지 않은 데 쓰는 에너지를 먼저 아낀다. 대표적인 요소가 소화, 생식, 면역이다. 단식은 장기적으로는 면역력을 올릴 수 있지만 단기적으로는 떨어뜨리는 경우도 있다.

혹시 면역력 저하 문제가 크게 느껴진다면 무리하지 말고 너무 길지 않은 단식으로 강도를 낮출 것을 권장한다. 몸이 조금 더 건강해졌을 때 다시 공복 시간을 늘리는 게 타당할 것이다.

❓ 단식 중에 영양제를 섭취해도 되는지?

칼로리가 없는 영양제라면 괜찮다. 굳이 당장 먹어야 하는 게 아니라면 식사 전후에 섭취할 것을 권장한다.

(?) 처방 받고 있는 약이 있는데 단식을 해도 되는지?

　　의료 전문가의 처방에 따를 것

(?) 강박이 생겨요

　　나도 이점에 대한 우려 때문에 본 자료도 강박을 갖지 않는 것을 중요하게 말해왔다. 간헐적 단식에 대한 세간의 이야기들이 그런 강박을 만들 가능성이 있다고 생각한다.

　　우린 지금 100m 단거리 달리기를 하는 게 아니다. 평생 가져갈 습관을 만들고 건강을 고치고 있는 중이다. 조급해할 것 없다.

　　식단을 바꾸기 이전의 생활 습관을 한번 떠올려보자. 그때와 지금은 무엇이 달라졌나? 많은 게 바뀌었다. 그때도 잘 살지 않았는가? 지금도 노력하고 있는데 완벽하지 못했다고 해서 스트레스 받을 것은 없다.

　　지금 우리는 몸을 치료하기 위한 무언가를 하고 있는 것이다. 그것을 덜 하는 것은 그냥 효과를 덜 보는 것 뿐이다. 심지어 진짜 효과가 그렇게 부족해지지 않았을 수도 있다.

　　간헐적 단식을 운동이라고 생각해보자. 운동을 40분 하고 싶었는데

20분 밖에 못했다고 잘못한 게 아니다. 운동을 주 3회 하기로 했는데 일주일 동안 일이 생겨서 못했다고 해서 무슨 일이 나는 것은 아니다. 다시 천천히 원래 루틴으로 돌아가면 된다.

참고로, 나는 한 달에 한두 번 정도 술을 마신다. 분명 나는 술이 독이며 몸에 어떻게 문제가 되는지도 알고 있다. 그럼에도 불구하고 가끔 술을 마신다. 왜냐면 한 달에 한두 번 정도는 주변의 소중한 사람들과 맛있는 음식을 먹으면서 느슨하게 대화하는 시간을 '스스로 선택했기' 때문이다. 그런 시간을 선택하면서 발생하는 리스크는 내가 감당하는 것이다.

또 다른 예로 가끔 손님과 식사를 할 일이 있다. 상대방이 내가 무엇을 먹지 않는지 모를 때가 있고, 많은 사람들이 모이는 자리에서 그 자리를 방해하고 싶지 않다. 그럴 때는 그냥 그날 내가 선택할 수 있는 메뉴 중 최선의 것을 분위기를 해치지 않을 양만큼만 먹는다. (대신, 다음 날 운동을 하거나 단식을 조금 더 넣어서 해당 물질이 내게 준 영향을 빠르게 줄여준다)

완벽할 필요가 없다는 것을 설명하기 위해 이런 예시를 들었다. 만약, 그래도 여전히 강박이 느껴진다면 식단을 잠시 멈추거나 아니면 멈추진 않더라도 조금만 느슨하게 만들 수 있는 것들이 무엇인지 생각해보자.

❓ A라는 사람의 ~라는 의견에 대해서 어떻게 생각하시나요?

어느 영역에나 완벽주의자들이 있다. 특히 한국 사회에서 크고 자라다 보면 무언가마다 정답이 있을 거라고 생각하는 분위기가 있다. 인생은 이렇게 살아야한다는 둥 말이다. 간헐적 단식 영역에서도 이건 이렇게 해야만 하고 저렇게 하면 틀린 것이라는 이야기하는 사람들을 종종 볼 수 있다.

그분들의 지식과 완벽주의는 존중하지만 그걸 굳이 다른 사람에게 강요할 필요는 없다고 생각한다. 결국 각자가 자신을 위해서 내리는 선택이다. 여러분이 판단해서 옳다고 생각하는 것을 하면 된다. (나는 사람들에게 간헐적 단식을 추천하긴 하지만 강요하진 않는다)

❓ 단식이 처음입니다. 단식 중인데 배가 너무 고파요

처음에는 배가 고플 수 있다. 그렐린 분비 체계가 이전의 습관에 맞춰져 있기 때문이다. 그리고 체지방 대사가 원활하지 않아서 연료 공급이 원활하지 않은 것도 원인이 될 수 있다.

혹시 공복을 참는 게 어렵다면 건더기 없는 사골 국물을 따뜻하게 데우고 소금을 조금 타서 포만감이 다소 느껴지도록 마시는 것을 권장한다. 완벽한 공복은 아니지만 이것도 괜찮다. 중요한 것은 완벽주의가 아니라 각자에게 적절하고 안전한 실행이다.

ⓘ 단식 중 운동은 언제하는 게 좋나요?

16시간 이내의 공복이라면 큰 상관이 없으니 자신이 편한 시간에 하면 된다. 만약 그 이상의 공복이라면 공복 초반에 운동하는 것을 권장한다. 운동 직후의 끼니를 마지막 식사로 하고 단식을 시작하는 것도 괜찮다.

- 예시
  - 1안) 마지막 식사 잘 해주고 단식 시작 → 운동 → 단식 지속
  - 2안) 운동 → 단식 전 마지막 식사 → 단식 지속

단식 초반에 운동을 해주면 단식의 대사 상태로 더 쉽게 들어갈 수 있다. 대사를 활성화하는 호르몬의 분비가 자극되고, 간 글리코겐 저장량을 일찍 줄여줌으로써 체지방 분해를 더 쉽게 열 수 있기 때문이다. 그 결과 식욕 조절도 조금 더 쉬워진다.

그리고 글리코겐이 상대적으로 많은 단식 초반이 운동 수행(퍼포먼

스)에도 유리하다.

다만, 여러 조건에서 해보면서 각자에게 가장 좋았던 시간에 각자의 스케줄에 맞게 하는 게 정답이다. 개인적 인사이트로는 전날 저녁을 잘 먹고 다음날 정오 즈음에 (16시간 정도의 공복 상태에서) 운동할 때 운동 수행력이 좋다고 느낀다.

48시간 단식 중 36시간 시점에서도 리프팅 기반의 운동을 해본 적이 있었는데 의외로 컨디션이 나쁘지 않았던 것을 확인했다. 다만, 여러 횟수를 반복하는 동작의 수행 능력은 상대적으로 떨어졌고 운동 시간이 길어질 때 일찍 지친다는 단점이 있었다.

이는 어디까지나 나의 개인적 경험이니 각자 여러 가지 방법을 실험해보길 바란다. 공유하고 싶은 이야기가 있다면 내 이메일(gyumchoi@gmail.com)로 이야기를 들려주면 연구에 참고할 것이다.

❓ (시간 제한 섭취 방식의) 간헐적 단식 중 운동을 저녁에 하면 식사는 어떻게 하나요?

우선 순위가 무엇이냐에 따라 답이 달라질 것이다. 우리가 원하는 건 단순히 몸을 크게 만드는 게 아니라 대사를 개선하는 것이다.

앞서 취침 4시간 이전의 식사는 바람직하지 않다고 말씀드린 바 있다. 건강을 위해서, 그리고 운동과 운동에 이어지는 공복의 대사적 효과를 생각한다면 운동 직후 한 끼 정도 공복을 유지하는 것은 걱정하지 않아도 된다.

그리고 운동 직후에 꼭 음식을 먹어야 하는 것도 아니다. 특히 단백질의 경우 운동 직후의 섭취만 의미 있는 게 아니라 운동 전후 약 24~48시간 정도의 단백질 공급이 의미가 있는 것으로 보인다.

그렇기에 보디빌더나 전문적으로 운동을 하는 사람이 아니라면 운동 직후에 반드시 먹어야 한다는 강박을 내려 놓아도 좋다. 대신 운동 전 24시간과, 운동 다음날 24시간 동안 잘 먹으면 된다.

- 저녁 운동과 영양 섭취 사례
  - (운동 전날) 저녁 잘 먹기 ▸ (운동 당일) 아침과 점심 잘 먹기 ▸ 저녁 운동 ▸ 저녁 먹지 않고 숙면 ▸ (다음날) 1~3끼 잘 먹기

만약 근육을 키우는 것 못지 않게 건강을 개선하고 질병을 예방하는 게 중요하다면 운동은 최대한 아침이나 낮에 하시고 식사를 하는 게 현명하다.

❓ 식사 가능한 시간이 짧을 때 2끼를 먹어야 하는지 3끼를 먹어야 하는지 궁금합니다

크게 상관 없다고 생각한다. 나는 대부분의 사람들은 2끼를 잘 먹는 것을 권장한다. 하지만 2끼에 음식을 충분히 먹는 게 어렵다면 2끼에 간식을 추가하거나 3끼를 먹는 선택을 하는 것도 괜찮다. 정답은 없다.

(?) 단식 중간에 배가 고파서 음식을 먹었을 경우엔 어떻게 하는지?

무슨 일이 나는 것은 아니고 그냥 단식이 종료된 것이다. 계획했던 것은 실천하지 못했겠지만 이어서 살아가면 된다. 다만, 이런 일이 반복되지 않도록 다음 번 단식을 하기 전에 계획과 전략을 세우는 작업이 필요할 것이다.

(?) 제 다이어트도 다이어트지만, 어린 자녀에게 어떠한 식습관을 심어주면 좋을지 더 잘 알고 싶습니다. :)

① 가장 중요한 것은 설탕, 밀가루, 나쁜 기름 끊어주는 것이라고 본다. 어린 아이가 이것만 잘 지켜도 성공이라고 생각한다. 평생 건강하게 살아가는데 좋은 습관이 될 것이다.

② 탄수화물이나 공복 시간을 제한하려 하지 말고 조금 더 다양한 음식을 경험하면서 다양한 영양소를 충분히 섭취하게 할 것을 권장한다.

③ 간식 없이 평소 2~3끼를 먹을 때 충분히 먹이는 게 현명할 것이다.

④ 식사 시간이 되었지만 배가 고프지 않아 할 때 굳이 억지로 먹일 필요 없을 것이다. 정말 몸의 에너지가 충분하다는 뜻일 가능성이 높다.

⑤ 몸에 좋은 음식을 맛있게 먹는 경험을 많이 할 수 있게 해주길 바란다. 외식보다는 집에서 되도록 많이 먹는 것을 권장한다. 이때 부모와 생활하면서 만들어지는 식습관이 평생 갈 가능성이 높다.

❓ 간헐적 단식을 하면서 운동과 업무 시간 조율이 힘들어 운동 끝나고 식사하는 대신 BCAA같은 아미노산을 운동 중에 섭취하려 합니다. 간헐적 단식에 해가 될까요?

참고로 BCAA는 아미노산 중 류신, 이소류신, 발린이 해당한다. 운동 중에 빠르게 에너지로 쓰일 수 있고, 근성장에 도움이 되고 운동 회복에 도움이 되는 아미노산이다.

간헐적 단식의 목적과 개인의 우선순위가 무엇이냐에 따라 다를 것이다. BCAA 섭취가 단식의 상태를 약간 방해할 수는 있지만 굳이 해가 된다고 할 것까지는 아닐 것이다. 그리고 만약 앞에서 언급한 '간헐적 단식'이 하루 중 공복 시간을 조금 늘리는 정도라면 그렇게 걱정하지 않아도 될 것이다.

다만, 개인적으로는 운동 선수나 운동 전문가가 아니라면 BCAA를 먹는 것보다는 음식을 섭취할 때 해당 아미노산이 풍부한 음식을 잘 먹는 것이 낫다고 생각한다. 운동의 효과를 작게나마 덜 볼 수 있더라도 그 차이가 엄청 크진 않을 것이다. 이게 한두 번이 아니라 평생 반복할 습관이라는 것을 생각한다면 건강한 게 더 낫다.

❓ 단식 시간을 세는 시작 시점은 마지막 식사부터인가요 아니면 소화가 되고 나서 부터인가요.

사실 진정한 단식은 소화가 충분히 되고 나서지만 그렇게 까지 계산 하긴 힘들다. 그래서 편하게 이야기하기 위해서 마지막 식사부터 시간을 표현한다.

❓ 정체기 어떻게 돌파하나요?

구독자의 질문 : "전에는 살이 잘빠졌었는데 정말 많은 노력(키토식단과 격일단식)을 하면서 참아가며 힘들게 다이어트를 하는데도 불구하고 살이 정말 잘 안빠지고 심지어 금식후 식사를 하면 몸무게가 늘어나서 줄지가 않습니다. 유투브를 보며 공부한 결과로는 일시적으로만 체중이 증가해야하는데 그렇지가 않더라구요 남들과 다른 이런 상황이 대사 문제인지 잦은 다이어트로 인한건지 궁금하고 이것을 개선해서 좀 무난하게 감량하려면 어떻게 해야하는지 궁금합니다 감량률이 너무 저조하다보니 너무 힘들어서요 기운빠져요"

① **문제 정의**

- 정체기 : 다이어트를 하고 있지만 예전에 비해 변화가 없는 것(예전에는 변화가 있었다는 전제 있음)

② 문제의 원인 후보
- 대사 저하 : 낮아진 휴식 대사량, 낮아진 혈중 렙틴 농도, 갑상선 기능 저하
- 실행 자체의 문제로 지방 분해를 제대로 못하고 있는 것
  - (대사량에는 문제가 없으나) 칼로리 과잉 섭취
  - 음식 종류의 문제
  - 술, 간 건강
- 지금이 몸이 적정하다고 판단하는 에너지 저장 상태(세트 포인트)일 수도

③ 문제 해결 방법 후보
- 36~48시간 장기 공복 → 지방 분해 뚫어주고, 대사 활성화 호르몬 크게 자극
- 20~30분 동안 근력을 동원하는 고강도 운동 주 3회 이상 실행하기
- 회복식 → 대사량 올려주기
- 회복식 → 에너지 공장(미토콘드리아)에 필요한 재료 조금 더 공급

❔ 속 쓰림, 배고픔

이는 그렐린을 중심으로 한 몸의 패턴 때문이다. 대부분의 사람들이 하루에 3~6번 음식물을 섭취했기 때문에 어쩌면 자연스러운 현상이다. 혹시 장기 공복 중 속이 쓰린 현상이 지속된다면 약간의 조치가 필요하다. 단식 중이더라도 사골국 같은 순수한 지방과 수분으로 구성된 음식물을 마셔주는 것을 권장한다. 이는 단식을 크게 깨지 않으면서 위장

부담은 줄여줄 것이다. 그리고 조금씩 공복에 적응하면서 식사 패턴을 점진적으로 바꿔나갈 필요가 있다.

Q 간헐적 단식을 하면서 운동을 꼭 해야 하나요? 운동이 필수인 것을 아는데 컨디션이 저하되니 하기가 힘드네요. 이런 것에 대해 극복 노하우가 있으시면 공유부탁드려요.

이는 자연스러운 현상이다. 몸에 대사 문제가 있다면 활력이나 컨디션이 떨어지기에 운동을 결심하는 게 쉽지 않다. 그리고 식단 개선 자체도 몸에 부하가 어느 정도 가는 활동이다. 처음부터 운동까지 함께 바꿀 필요 없다. 식단을 통해서 컨디션과 대사를 개선하는 것에 먼저 집중해보자.

당분간은 적극적인 운동 대신 20~30분의 산책과 같이 가벼운 활동만 하는 것을 권장한다. 음식 잘 먹어주고, 쉴 때 잘 쉬어주면서 몸이 건강해지면 조금씩 활력이 올라갈 것이다. 그러다 어느 날 운동을 해도 되겠다는 생각이 드는 날이 오면 그때 시작하면 된다.

❓ 가장 효과적인 단식은 무엇인가요?

없다. 각자가 찾아야 한다. 자신에게 가장 좋은 효과를 주고 하기 쉬운 게 답일 것이다.

❓ 이것(간헐적 단식)도 어떻게 보면 칼로리 섭취량이 줄어들 것 같은데 일반 저칼로리 다이어트와의 차이는?

스타일스 다이어트의 제안과 일반 저칼로리 다이어트의 핵심적인 차이는 다음과 같다.

① 체지방 분해를 제대로 열어서 몸에 충분한 에너지를 안정적으로 공급한다.
② 탄수화물의 양과 종류를 조절해서 인슐린 저항성을 개선한다.
③ 먹을 때 음식을 통해서 몸에 충분한 에너지를 넣어준다.
④ 적절한 공복을 통해 세포와 장기가 회복할 수 있는 환경을 만든다.
⑤ 대사 전반을 개선한다.
⑥ 식욕과 포만감을 안정화한다.

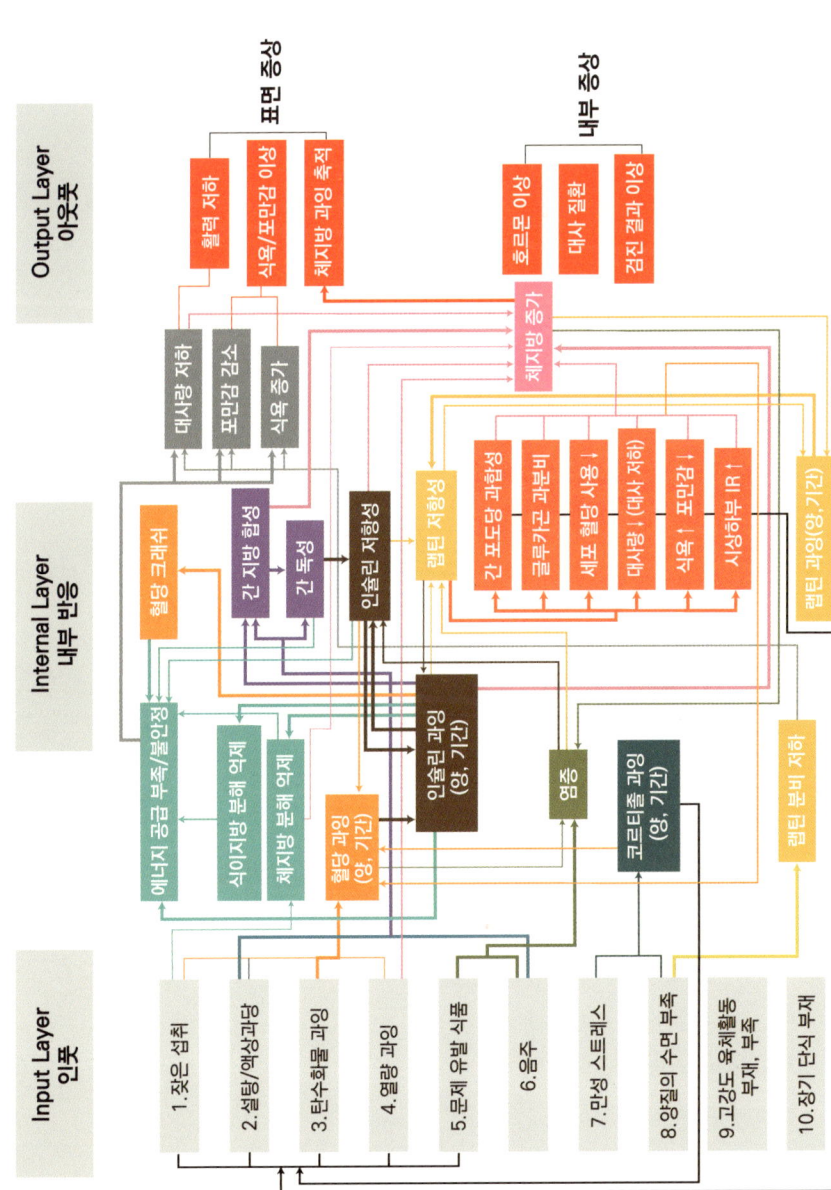

다이어트 사이언스 2022
비만의 알고리즘, 간헐적 단식과 저탄수 식단의 과학

초판 1쇄 발행 2022년 3월 23일
초판 2쇄 발행 2022년 7월 9일
초판 3쇄 발행 2022년 8월 8일
초판 4쇄 발행 2022년 11월 8일
초판 5쇄 발행 2022년 11월 18일
초판 6쇄 발행 2022년 12월 22일
초판 7쇄 발행 2023년 4월 6일
초판 8쇄 발행 2023년 7월 9일
초판 9쇄 발행 2023년 8월 8일
초판 10쇄 발행 2023년 10월 20일
초판 11쇄 발행 2024년 6월 28일
초판 12쇄 발행 2025년 2월 27일

지은이 최겸
펴낸곳 주식회사 린 체인저스
주소 서울특별시 서대문구 신촌로 25, 2층 2268호
출판등록 2022년 3월 16일 제 2022-000024호
ISBN 979-11-978342-0-2

네이버 커뮤니티 https://cafe.naver.com/gyumi
유튜브 다이어트 과학자 최겸
인스타그램 @TheDietReader
이메일 gyumchoi@gmail.com

이 책에 대한 의견이나 오탈자 및 잘못된 내용에 대한 수정 정보는 gyumchoi@gmail.com으로 알려주십시오.

저작권법에 의해 한국 내에서 보호를 받는 저작물이므로 무단 복제와 무단 전재를 금합니다. 이 책의 콘텐츠 활용을 희망하실 경우 사용 목적과 내용을 담아서 위의 메일로 알려주시길 바랍니다. 검토 후 문제가 없는 것은 동의해드리겠습니다.

책값은 뒤표지에 있습니다. 잘못된 책은 바꿔드립니다.

Diet Science 2022 : The Algorithm of Obesity, the Science of Intermittent Fasting and Low Carb Diet

Copyright © 2022 by Gyum Choi

All rights reserved.